KLICK IM KOPF

BEENDE ABENDLICHE ESSANFÄLLE, STÄNDIGES NEUANFANGES UND DEN JO-JO-EFFEKT UND WERDE DIE SCHLANKSTE UND GESÜNDESTE VERSION DEINER SELBST!

TIM GELHAUSEN

INHALT

EINLEITUNG

Das wahre Problem beim Abnehmen 9
Warum dieses Buch anders ist 14

TEIL I: ABNEHMEN VERSTEHEN

Warum weniger essen und mehr bewegen nicht funktioniert 21
Der „neue Weg“ abzunehmen 24
Die 7 Gesetze gesunden und dauerhaften Abnehmens 28
Warum Diäten immer zum Scheitern verurteilt sind 32
Der Diät-Kreislauf 34
Die Waage lügt 36
Die wichtigsten Punkte 39

TEIL II: DIE GEISTIGE TRANSFORMATION

Der große, böse Wolf 43
Dein Selbstbild 48
Der Klick im Kopf 55
Was ist dein „Warum“? 58
Schuhe in Afrika 62
Die 2 Personen in dir 65
Eine neue Person werden 69
Praktische Umsetzung 71
Praktische Übung: Briefe schreiben 78
Ziele setzen 80
Person B ist dein bester Freund 82
Momentum aufbauen und halten 84
Routinen 86
Lausche nicht den Sirenen 88
Energievampire 91
Glaubenssätze 94
Vergangenes loslassen 98
Selbstliebe erlernen 101
Die wichtigsten Punkte 105

TEIL III: MINDSET

Millionär werden	109
Warum Veränderung notwendig ist	111
Denke in Lösungen, nicht in Problemen	113
Verantwortung	116
Langzeitdenken	119
Zeit hat man nicht, man nimmt sie sich	121
Über Komfortzonen und Veränderung	123
Über Verzicht und Disziplin	126
Konzentriere dich auf das, was du ändern kannst	128
Das Problem sitzt zwischen deinen Ohren	130
Die wichtigsten Punkte	133

TEIL IV: DIE BEZIEHUNG ZUM ESSEN

Das gestörte Essverhalten	137
Zurück zur Normalität	138
Die Sucht nach Essen	140
Die Bedeutung von Essen	142
Passives und aktives Essen	144
Aufhören, wenn man satt ist	146
Ernährungsgewohnheiten, die dick machen	149
Ernährungsgewohnheiten, die schlank machen	151
Körperliche und geistige Gesundheit	153
Die Abwärtsspirale	155
Wie man Essanfälle stoppt	157
Die wichtigsten Punkte	162

TEIL V: DIE KÖRPERLICHE TRANSFORMATION

Es ist kein Kampf, sondern eine Reise	167
Meine Empfehlung	169
Alles über Kalorien	170
Ernährung verstehen	181
Die Ernährung umstellen	187
Die 10 Säulen einer dauerhaften Ernährungsumstellung	190
Lebensmittelauswahl	193
Die 80/20 Regel	195
Ernährungsgewohnheiten ändern	197
Die Ernährungsumstellung durchhalten	200
Fortschritt richtig dokumentieren	207
Sport	209
Womit du zu rechnen hast, wenn du abnimmst	213

Die 9-Punkte-Checkliste, wenn du nicht abnimmst 216
Die wichtigsten Punkte 218

TEIL VI: DAS LEBEN DANACH

Das Gewicht auf Dauer halten 223
Dauerhaft am Ball bleiben 225
Außerhalb essen: Was tun? 228
Intuitives essen lernen 230
Was zu tun ist, wenn man wieder in alte Gewohnheiten verfällt 232
Mein Ziel für dich 234
Die wichtigsten Aussagen des Buches 236

Die „Klick im Kopf" Produkte 239

EINLEITUNG

DAS WAHRE PROBLEM BEIM ABNEHMEN

Hast du jemals den Entschluss gefasst, abzunehmen, was dann auch 2, 3 oder sogar 4 Wochen lang funktioniert hat ...

... aber im Endeffekt bist du doch wieder in alte Gewohnheiten verfallen?

Genau das ist das Problem. Das Durchhalten. Diäten scheitern, weil sich niemand auf Dauer an sie halten kann. Sie enden unweigerlich im Jojo-Effekt. Meist folgt auf eine kurze Zeit der Disziplin ein regelrechter Essanfall inklusive schädlicher Selbstgespräche, wie beispielsweise: *„Ich wusste doch, dass du es nicht schaffst"*.

Schaut man sich im Fitness-Markt um, präsentieren durchtrainierte Sixpack-Models mit strahlendem Dauergrinsen alle paar Wochen eine neue Trenddiät, mit der man mühelos sein Traumgewicht erreichen können soll. Voller Hoffnung testet man die neue Diät, weil einem das Blaue vom Himmel versprochen wurde, nur um dann festzustellen, dass es wie immer abläuft: Man nimmt 10 Kilo ab und 15 wieder zu.

Diäten sind nicht die Lösung, sondern das Problem. Nachdem ich 70 Kilo abgenommen habe, kann ich dir eines versichern:

Abnehmen ist nicht schwierig. Nicht wieder zunehmen ist die wahre Herausforderung. Jeder von uns hat schon mal abgenommen. Vielleicht 5, vielleicht 10 oder sogar 20 Kilo. Das ist leicht. Aber wer hat es geschafft, das Gewicht nicht wieder zuzunehmen? Wer hatte die 20 Kilo auch noch 5 Jahre später nicht wieder auf den Rippen? Wer hatte den Klick im Kopf? Genau diese Erkenntnis, dass man das Gewicht dauerhaft verlieren und seinen eigenen Weg finden muss, ist Grundlage dieses Buches. Hier wirst du keine magische Wunderdiät finden. Ich werde dir nicht den einen Weg vorstellen, der für jeden funktioniert.

In diesem Buch werden wir die wahre Ursache für Übergewicht bekämpfen und dafür sorgen, dass du nicht nur abnimmst, **sondern auch nie wieder zunimmst.** Wir werden dir wieder die Kontrolle über dein Essverhalten zurückgeben und die Blockaden lösen, die dich immer wieder zunehmen lassen, sodass gesunde Ernährung und Bewegung ganz normal für dich wird. Was das genau bedeutet, erfährst du später noch.

Ich bin Tim und vor einigen Jahren zeigte die Waage noch 140 Kg auf 1,76m an (um ehrlich zu sein: Sie zeigte nur maximal 140 an und schlug sofort voll aus. Es war vermutlich noch mehr). Der BMI bei über 45: krankhaft fettleibig. Ich war der typische Zocker. Nur Fast Food, kein Sport, den ganzen Tag vor dem PC und am Wochenende Party und Alkohol. Es wundert mich, dass ich nicht auch noch Raucher war.

Selbst Kleinigkeiten wie Schuhe binden waren unangenehm, weil der Bauch im Weg war. Nach wenigen Treppenetagen hechelte ich wie ein Hund und an warmen Sommertagen war ich quasi am Dauerschwitzen. Über die Jahre hatte sich der Klamottenschrank mehr und mehr mit schwarzen, großen Pullovern gefüllt, denn da zeichnete sich die Plauze nicht ab. Und wenn doch, sah man es nicht sofort. Ich hatte es immer mal wieder mit Sport versucht, aber das Joggen musste ich nach wenigen Minuten aufgeben, weil mir die Füße schmerzten. Irgendwann hatte ich mich einfach mit dem Gewicht abgefunden ...

... Bis zum Oktober 2012. Ich war an einem Oktoberwochenende bei meinen Eltern zu Besuch, als das Telefon unten klingelte. Ich dachte mir nichts dabei, als meine Mutter den Hörer abnahm. Kurze Zeit später kam sie auf mich zu und rang nach Worten. Man sah ihr deutlich an, dass irgendetwas passiert war. Ich schaute in ihr entgeistertes Gesicht und fragte nur: *„Was ist los?!"*. Sie antwortete;

„Tim, Papa hatte einen Herzinfarkt auf dem Arbeitsausflug". Schlagartig gefror mir das Blut in den Adern.

Wir machten uns sofort auf den Weg in das Bonner Krankenhaus. Dort angekommen zog mir sofort der krankenhaustypische Geruch von Desinfektionsmittel in die Nase. Das ständige Piepen der Maschinen dröhnte in meinen Ohren und trieb mich regelrecht in den Wahnsinn. Als wir vor der Türe seines Zimmers standen, musste ich kurz schlucken. Ich hatte das gar nicht verarbeiten können. 2 Stunden vorher war das Leben noch vollkommen in Ordnung. Und jetzt stehe ich vor dieser Türe und weiß nicht, was mich dahinter erwartet.

Ich sah zuerst die aufgeschnittenen Klamotten, da mein Vater auf der Stelle not-operiert werden musste. Als ich dann einen Arzt an seinem Bett stehen und mit ihm sprechen sah, fiel mir ein Stein vom Herzen. Überlebt. Für den Moment war alles in Ordnung. Alle Ärzte sagten uns allerdings, dass mein Vater nicht hätte überleben dürfen und er „tierisches Schwein" hatte. Er schaffte es nur dank seines Arbeitskollegen, welcher bis zum Erscheinen des Krankenwagens erste Hilfe Maßnahmen durchführte. **Wäre sein Arbeitskollege nicht vor Ort gewesen, hätte er nicht überlebt.** Hätte er diesen Tag wie so oft alleine im Wald verbracht, um Holz zu fällen oder Laufen zu gehen, hätte ihn niemand gefunden.

Es stand noch eine riskante Bypass-Operation bevor. Die Zeit seit dem Herzinfarkt bis nach der OP belastete mich und meine Familie sehr. Man war sich nie sicher, was wirklich passiert und wann man wieder aufatmen kann. Kurz vor der OP bat mein Vater mich, eine Patientenverfügung auszudrucken. Ein Dokument, das zum Einsatz kommt, falls er nicht überlebt. Beim Ausdrucken war mir schon mulmig, aber als ich es dann aus der Druckerklappe nahm und anschaute, wurde mir sofort flau im Magen. Mir wurde heiß und Schweißperlen traten auf meiner Stirn auf. Es wurde alles so real. Das Blatt Papier, das ich in Händen hielt, zwang mich dazu, mich mit den Konsequenzen meines Gewichts auseinanderzusetzen.

„Patientenverfügung". Das Wort schien mich bedrohlich anzuschauen und lies mein Herz auf einmal ziemlich schnell schlagen. Obwohl sie für meinen Vater war, kam es mir so vor, als wolle mir jemand zu verstehen geben, dass das auch meine Zukunft sein könnte, wenn ich nicht etwas ändere.

Herzinfarkte liegen in unserer Familie. Mein Großvater und Ur-Großvater sind beide in relativ jungen Jahren aufgrund von Herzinfarkten von uns gegangen. Ich hatte ohnehin ein erhöhtes Risiko. **Langsam war es an der Zeit, dass ich Verantwortung für mein Handeln übernehme.** Wenn ich das Gewicht nicht verliere, war es nicht mehr eine Frage ob, sondern nur noch **wann** ich einen Herzinfarkt bekomme. **Das war der Moment, in dem es „Klick" in meinem Kopf machte.** Wenn ich jetzt nicht abnehme, lande ich früher oder später im Rollstuhl.

Die OP verlief ohne Komplikationen. Er war über den Berg. Und auch wenn es seltsam klingt, weil diese Zeit keine Einfache war, bin ich ein wenig dankbar für den Herzinfarkt. Es war ein eindeutiger Weckruf, den ich dringend brauchte. Wer weiß, wie viel ich heute wiegen würde, wenn ich diese Patientenverfügung niemals in die Hand genommen hätte. 160 Kilo? 180? 190?

Wäre all das nicht passiert, würdest du diese Worte nicht lesen. Durch diesen Herzinfarkt habe ich 70 Kilo verloren und herausfinden dürfen, wie viel besser das Leben ohne stetige Angst im Nacken ist oder wenn man sich nicht mehr im eigenen Körper eingesperrt fühlt. Und genau diese Erkenntnis hat mich dazu bewogen, so vielen Menschen wie nur möglich zu einem schlanken, schmerz- und medikamentenfreien Körper auf Dauer zu verhelfen.

Ich möchte Übergewicht in Deutschland bekämpfen – und dieses Buch ist der erste Schritt zu diesem Ziel. Niemand sollte über 100 Kilo wiegen, Angst vor Diabetes, Bluthochdruck oder einem Herzinfarkt haben. Wir haben nur einen Körper und sollten unser Leben nicht eingesperrt verbringen, sondern genießen.

Falls du die Dinge in diesem Buch umsetzt, wirst du ein glücklicheres, gesünderes Leben führen, dich wieder wohler in der Haut fühlen, keine Angst mehr vor Krankheiten oder Ausflügen zum Strand haben und auch mehr Energie im Alltag haben. Übergewicht wirkt sich nicht nur auf den Körper aus, sondern auch auf den Geist. Mit jedem einzelnen Kilo verliert man auch seelischen Ballast. Abnehmen macht dich im wahrsten Sinne des Wortes freier.

Hier ist mein Versprechen: **Mit diesem Buch erreichst du auf Dauer den schlanken, vitalen und gesunden Körper, den du dir wünschst. Ganz ohne dubiose Diäten, Abnehm-Pulver und ohne wieder in alte Gewohnheiten zu verfallen.** Ich weiß, dass es ein großes Versprechen ist, aber es ist die Wahrheit. Dieses Buch ist absolut alles, was du brauchst, um langfristig Gewicht zu verlieren. Denn es ist das Einzige, das auf echten Erfahrungen beruht und an der wahren Ursache von Übergewicht ansetzt: deinem Kopf. Egal wie alt du bist, wie hoch dein Ausgangsgewicht ist oder welche Einschränkungen du hast. Dieses Buch wird dir dabei helfen, das Gewicht ein für alle Mal zu verlieren. Garantiert.

Ich möchte allerdings eine Warnung aussprechen: Je länger du wartest, desto schwieriger wird es. In einer Woche hast du ein bisschen mehr Gewicht auf den Rippen, als jetzt. In einem Monat vielleicht 1-2 Kilo mehr. In einem Jahr sind es vielleicht 10. In 5 Jahren kommt vielleicht eine Verletzung hinzu. In 15 Jahren bist du vielleicht an einem Punkt angelangt, wo du dich nicht mehr motivieren kannst. Das heißt aber nicht, dass es schon zu spät ist. Das ist es niemals. **Es ist nie zu spät, um anzufangen. Aber es ist immer zu früh, um aufzuhören.** Merk dir das. Sieh es eher als Motivation an, sofort anzufangen. Mit diesem Buch bist du den ersten Schritt gegangen.

Eines möchte ich noch betonen: **Ich werde dir sagen, was du hören musst. Nicht, was du hören willst.** Bei manchen Worten in diesem Buch wirst du dich vielleicht angegriffen fühlen oder denken, dass ich ganz schön überheblich bin. Ich habe dieses Buch geschrieben, um die Menschen wachzurütteln und nicht, um Ihnen Mitleid zu schenken. Mitleid fühlt sich zwar gut an, hilft aber nicht weiter. Das kann nur die Wahrheit. Auch, wenn diese manchmal wehtut oder anmaßend klingt.

Die folgenden Strategien und Informationen sind getestet und basieren auf der Realität, nicht irgendeiner Wunder-Diät. Jedes neue Kapitel wird dich deinem Wunschgewicht näher bringen. Wenn du es befolgst, kannst du nicht anders, als abzunehmen und nie wieder zuzunehmen. Es ist genau das Buch, was ich damals mit 140 Kilo gebraucht hätte. Das hätte mir eine Menge Ärger, Zeit und Geld erspart. Sieh es als Abkürzung zu deinem persönlichen Wohlfühlgewicht an.

WARUM DIESES BUCH ANDERS IST

Dieses Buch ist anders, als alles andere, was du bisher zum Thema abnehmen gelesen hast. In diesem Buch geht es gar nicht darum, abzunehmen. Das klingt vielleicht seltsam, aber es stimmt. Versteh mich nicht falsch, du wirst mit diesen Methoden eine Menge Gewicht verlieren, aber das ist nicht der Fokus. **Wir kümmern uns um das eigentliche Problem: nicht wieder zunehmen.**

Sonstige Diätbücher verraten dir, wie du mit irgendeinem wundersamen Trick 10 Kilo in 21 Tagen verlieren kannst. Sowas wirst du hier nicht finden. In diesem Buch erfährst du, wie du deine Ernährung langfristig umstellen kannst, um einen schlanken und gesunden Körper auf Dauer aufzubauen. Das mag nicht so sexy klingen, wie „in 3 Wochen zum Sixpack mit meiner neuen Super-Diät", aber es ist einzige Methode, um abzunehmen und nie wieder zuzunehmen.

An den anderen Diätbüchern störte mich, dass sie immer von Menschen geschrieben wurden, die entweder seit ihrer Kindheit super sportlich waren oder in ihrer Jugend 10 Kilo zu viel hatten, diese abspeckte und auf einmal zum Abnehm-Experten wurden.

Im Fernsehen werden pummelige Ernährungsberater oder spargeldürre Universitätsprofessoren als Autorität angesehen, weil sie eine Lizenz oder einen Titel haben und zu wissen glauben, wie abnehmen funktioniert. Und das, obwohl sie noch nie selbst viel Gewicht verlieren mussten. Das war weltfremd für mich. Das ist nicht die Realität. Ich habe mich immer gefragt, warum nie jemand, der selbst viel abgenommen hat und mit all den Problemen kämpfen musste, über seine Erfahrungen berichtet. Ist das nicht der wahre Experte?

Ich habe keinen Doktortitel und bin auch kein Sixpack-Model. Ganz im Gegenteil: Wie du auf dem folgenden Bild siehst, ist mein Körper mit Dehnungsstreifen übersät:

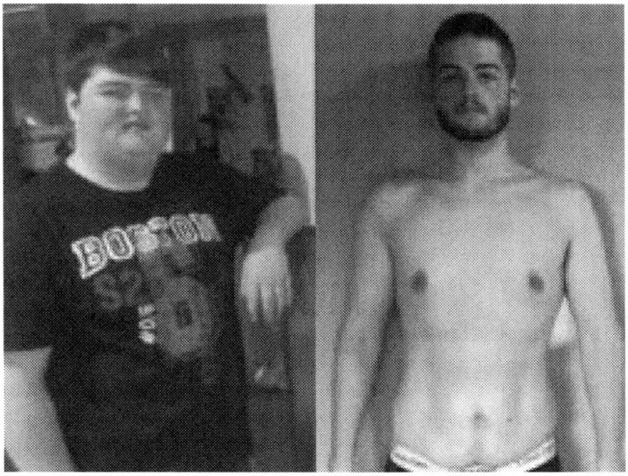

Mit denen werde ich wohl den Rest meines Lebens zurechtkommen müssen. Es sind die Überbleibsel und die Konsequenzen meines starken Übergewichts, die ich auch heute noch mit mir rumtrage. Auf der einen Seite wünschte ich, dass die Streifen weg wären, auf der anderen Seite erinnert sie mich auch daran, was ich geschafft habe. Mein gezeichneter Körper symbolisiert die Praxiserfahrung und hat mir wesentlich mehr gelehrt, als jeder Ernährungsberaterschein.

Es dauerte etwas mehr als ein Jahr, bis ich mein Gewicht von 140 auf knapp 70 Kilo halbiert hatte. Die Themen Sport, Ernährung und abnehmen wurden meine neue Leidenschaft. Ausgerechnet ich, der sich sein Leben lang nicht bewegt hat, war nun der Sport-Fanatiker. Für mich war klar, dass ich in diesem Bereich beruflich Fuß fassen wollte. Also machte ich eine Fitnesstrainerlizenz.

So eine Lizenz ist zwar schön und gut, aber sie ist nicht der Grund, warum du mir Glauben schenken solltest. So eine Lizenz kann sich jeder holen, der bereit ist, knapp 1.000€ und ein paar Wochenenden zu investieren. Sie lehrt dir theoretisches Wissen, bereitet dich aber nicht auf das reale Leben vor.

Abnehmen ist Praxis, keine Theorie. Die meisten „Abnehm-Gurus" oder „Ernährungsexperten" erwerben eine Lizenz, lesen sich haufenweise Studien durch, aber schaffen es seltsamerweise nicht, echte Ergebnisse zu liefern. Sie schaffen es nicht, echten Menschen in der realen Welt beim Abnehmen zu helfen. Ihr theoretisches Wissen zerschellt an der harten Realität. Du würdest dich vermutlich auch lieber von jemanden operieren lassen, der schon 25 Jahre Erfahrung hat, als von dem jungen Chirurgen, der zwar noch nie operiert hat, aber dafür immer die neuesten Medizinbücher und Studien liest, oder?

Wie behandelt man eine Esssucht? Wie ändert man Essgewohnheiten, die man über die Jahre aufgebaut hat? Wie findet man heraus, warum sich jemand 50 oder 60 Kilo innerhalb eines Jahres anfrisst? Wie sorgt man dafür, dass man nicht wieder zunimmt? Warum hat sich jemand einen Fettpanzer angefressen? Antworten auf Fragen wie diese, lernt man in keiner Theorieprüfung dieser Welt. Nur in der Realität, indem man mit echten Menschen zusammenarbeitet und ihnen weiterhilft.

Erwarte also nicht, dass in diesem Buch Studien diskutiert und ausgewertet werden. **Dieses Buch basiert auf der Praxis, nicht der Theorie.** Denn das ist abnehmen: Praxis. Es geht hier weniger darum, welche Lebensmittel verboten sind, welche schlank machen oder welcher Sport am meisten Fett verbrennt. In diesem Buch graben wir etwas tiefer und ergründen die Ursache für Übergewicht.

Warum essen wir? Wie gewöhnt man sich Essgewohnheiten ab? Was führt zum Übergewicht? Warum nimmt man wieder zu? Warum hat man immer abends nach der Arbeit Heißhunger? Wie hält man eine Ernährungsumstellung durch? Warum hält man immer nur wenige Wochen durch, bis man wieder in alte Gewohnheiten verfällt? Warum greift man bei Wut, Frust oder Stress zum Essen? Wieso kann man sich nicht beherrschen und stopft immer mehr in sich rein, wenn man einen Essanfall hat?

All das sind Fragen, die in diesem Buch beantwortet werden. Wir werden nicht das Symptom behandeln, sondern das Problem an der Wurzel packen. In Klick im Kopf wirst du auch keine Strategie für den „Kampf" gegen die Kilos finden, denn das ist Abnehmen nicht. **Es ist eine Reise mit dem Körper, kein Kampf gegen ihn.** Ja, du wirst dein Wunschgewicht erreichen und halten, aber es wird kein Kampf sein. Abnehmen bereitet viel mehr Freude (und ist beständiger), wenn man mit der Strömung schwimmt, nicht dagegen.

Ich habe eine letzte Bitte an dich. Wenn du dieses Buch liest, dann sei offen gegenüber dem, was du liest. Dieses Buch ist anders, als andere „Abnehm-Bücher" und es wird dir ein Weg gezeigt, den niemand sonst anspricht.

Klick im Kopf

Anfangs werden meine Worte vermutlich befremdlich wirken. Aber nur, wenn du offen gegenüber dem bist, kann sich etwas in deinem Leben ändern. Sei also unvoreingenommen.

TEIL I: ABNEHMEN VERSTEHEN

DIE ÜBERRASCHEND SIMPLE WAHRHEIT ÜBER DAS ABNEHMEN AUF DAUER, DIE JEDOCH KAUM JEMAND VERSTEHT.

WARUM WENIGER ESSEN UND MEHR BEWEGEN NICHT FUNKTIONIERT

Falls du jemals nach einer Woche Diät auf die Waage gestiegen bist und wenig bis gar kein Gewicht verloren (oder gar zugenommen) hast, weißt du, was danach kommt.

Panik.

„Das kann doch nicht sein! Ab sofort nur noch 500 Kalorien und ich gehe 5x die Woche Joggen!", beschließt man wild entschlossen. Das sollte das Problem doch lösen, oder nicht? Schließlich sagen das doch alle. Mehr Sport und weniger essen.

... Aber irgendwie funktioniert es nicht. Die Waage streikt weiterhin und noch

mehr Panik macht sich breit. Warum nur?

Verstehe mich nicht falsch: Natürlich sind mehr Bewegung und weniger essen die Stellschrauben, an denen wir drehen müssen, um abzunehmen. Aber wäre es so einfach, hätten wir nicht so ein drastisches Übergewichtsproblem. Es muss also an irgendetwas anderes liegen.

Stell dir das Abnehmen wie eine Autofahrt vor. Du sitzt im Auto, trittst auf das Gaspedal, aber irgendwie fährt das Auto nicht los. Es ist angeschaltet, vollgetankt, kommt frisch aus der Werkstatt, aber es bewegt sich keinen Meter. Leicht genervt gibst du noch mehr Gas. Nichts.

Auch alle Außenstehenden geben dir den Rat, mehr Gas zu geben. Das Auto ist in Ordnung, fährt aber nicht nach vorne. Es muss am fehlenden Gas liegen, oder nicht?

Die Lösung liegt genau vor deiner Nase. Sie ist direkt neben dir, aber du siehst sie einfach nicht. Es ist die angezogene Handbremse. Du kannst so viel Gas geben, wie du willst. Du kannst den Treibstoff wechseln, so oft du möchtest. Das Auto wird sich nicht bewegen, solange die Handbremse angezogen ist. Genau das Gleiche passiert im Alltag.

Wir nehmen nicht so viel ab, wie wir uns vorgestellt haben und reagieren damit, stärker auf das Gaspedal zu treten oder einen anderen Treibstoff zu wählen. Wir verdonnern uns zum Joggen 5 Mal die Woche für je eine Stunde und kürzen die Kalorien auf ein ungesundes Level. 2 Wochen später muss man mit ständigem Heißhunger, Kopfschmerzen oder Lustlosigkeit kämpfen. Und das Joggen hat man die letzten paar Male auch irgendwie ausfallen lassen.

Fehlendes Gas ist nicht das Problem, sondern die angezogene Handbremse. Die Handbremse symbolisiert unsere Essgewohnheiten und unsere Beziehung zum Essen. Unsere Essgewohnheiten lassen uns immer wieder in alte Gewohnheiten zurückverfallen.

Wer seit langer Zeit übergewichtig ist, dem muss klar sein, dass seine Beziehung zum Essen vermutlich gestört ist. Viel zu große Portionen werden als normal angesehen, die Kalorienaufnahme wird meist stark unterschätzt und Essen wird schon lange nicht mehr nur noch als Nahrung zum Überleben genutzt, sondern zum übermäßigen Genuss und Kompensation. Solange wir all diese Dinge nicht erkennen, annehmen und die Beziehung zum Essen grundlegend ändern, werden wir uns immer wieder unterbewusst selbst sabotieren.

Die Wahrheit ist, dass wir definitiv Gewicht verlieren, wenn wir wirklich nur 500 Kalorien aufnehmen und 5 Mal die Woche Sport machen. Wenn wir weniger Kalorien aufnehmen, als wir verbrauchen, nehmen wir ab. Das ist ein Naturgesetz und gilt für jeden Bewohner dieser Erde gleichermaßen. Wenn sich auf der Waage über Wochen und Monate nichts tut, sind wir schlichtweg nicht im Kaloriendefizit.

Oftmals *glauben* wir nur 500 Kalorien zu essen, aber sobald man eine Woche jeden Tag sein Essen abwiegt und genau aufschreibt, wie viele Kalorien man wirklich isst, wird schnell klar, dass man sich stark verschätzt hat. Das kleine Stück Kuchen auf der Arbeit wird geschickt ignoriert, die gerösteten Erdnüsse am Abend vor dem Fernseher nicht weiter beachtet und das Dressing im Salat als „gesund" abgestempelt. Ist ja immerhin ein Joghurt-Dressing. Und fettreduziert. Kalorien hat es trotzdem.

Die Chips, Flips oder Nüsse vor dem Fernseher am Abend gehören einfach dazu. In der Mittagspause mit den Kollegen etwas Fettiges zu essen ist Normalität geworden. Es sind genau diese Essgewohnheiten, die wir uns über Jahre hinweg antrainiert haben und dafür sorgen, dass wir auf lange Sicht beim Abnehmen scheitern.

Anstatt mehr Gas zu geben, sollten wir die Handbremse lösen. Wie genau das funktioniert, ergründen wir in den nächsten Kapiteln.

DER „NEUE WEG" ABZUNEHMEN

Gehe in einen Kiosk deiner Wahl und schlage ein beliebiges Frauen-Magazin auf. Dort findest du unzählige Tipps und Tricks, lästiges Bauchfett loszuwerden, 5 Kilo in 3 Wochen abzunehmen oder 2 Kleidergrößen zu verlieren. Magazine, Zeitschriften und diverse Bücher zeigen dir etliche Mittel und Wege, um möglichst schnell Gewicht zu verlieren. Die Abnehm-Industrie ist stetig auf der Suche nach einem neuen „effizienten" Weg, um eine körperliche Veränderung zu erzwingen. Typische Schlagzeilen lauten:

„Dieses Lebensmittel aus dem Dschungel lässt Fett schmelzen, wie Eis in der Sonne!"

„Ist DAS das beste Frühstück zum Abnehmen?"

„Arzt packt aus: So verlieren Sie in wenigen Tagen bis zu 5 Kilo. Ohne Sport!"

Das ist der „alte Weg", um abzunehmen: Man sucht möglichst schnelle Wege, um Gewicht zu verlieren. Es ist die Welt der Trend-Diäten und des Kurzzeitdenkens, welche sich nur eine Frage stellt: *„Wie verliere ich am schnellsten Gewicht?"* Hierbei konzentriert man sich rein auf die körperliche Veränderung. Durch scheinbare Wundermethoden wird versucht, denselben Menschen in eine neue, schlankere Hülle zu stecken.

Wenn du dich strikt daran hältst, verlierst du auch das Gewicht. Das Problem an der Sache ist, dass du es immer wieder zunehmen wirst. Immer und immer wieder. Du weißt schon, dass das nicht das Ziel ist. **Denn erfolgreich abgenommen hast du nur, wenn du nicht wieder zunimmst.** Was nützt dir eine geringere Zahl auf der Waage jetzt, wenn in 3 Monaten alles wieder drauf ist?

Das Ergebnis dieses Weges liegt auf der Hand: Das Übergewicht steigt. Immer mehr und mehr Menschen werden immer dicker und dicker. Ironischerweise erzielen all die Diäten genau das Gegenteil von dem, was sie bezwecken sollen.

Es muss ein neuer Weg her, der diesen alten Weg ablöst. Nicht eine neue Diät ist die Lösung, sondern eine komplett andere Herangehensweise. Diese neue Herangehensweise beinhaltet eine **geistige Transformation** zusätzlich zu der körperlichen Transformation.

Sich körperlich zu transformieren bedeutet, Gewicht zu verlieren bzw. eine andere, äußere Erscheinung anzunehmen, indem man sein Sport- und Ernährungsverhalten ändert.

Sich geistig zu transformieren bedeutet, ein neuer Mensch zu werden. Ein Mensch, für den es normal ist, sich gesund zu ernähren und sich bewegen zu wollen. Es bedeutet, jemand zu werden, der den inneren Schweinehund nicht durch irgendwelche Tricks überlisten muss, weil er keinen inneren Schweinehund mehr hat.

Dieses Buch beruht auf der Annahme, dass zwischen Körper und Geist eine Einheit besteht. Du wirst in deinem Leben weder zufrieden sein, noch auf Dauer dein Wunschgewicht halten, wenn du nicht beide Seiten – Körper und Geist – in Einklang bringst. Es reicht nicht aus, durch mehr Bewegung und weniger Kalorien ein neues Gewicht zu erreichen. Wenn du nichts an deiner Mentalität, deinem Geist änderst, wirst du immer wieder zunehmen. Es steckt eine Menge Wahrheit in dem Sprichwort *"einem gesunden Geist folgt ein gesunder Körper"*.

Nur, wenn du dir neue Ansichten, Gewohnheiten und Überzeugungen aneignest, kannst du dein Gewicht auf Dauer halten. Diese neuen Ansichten, Gewohnheiten und Überzeugungen unterscheiden sich stark zu deinen aktuellen. Bei der geistigen Transformation arbeiten wir an deinen Glaubenssätzen, deinem Kopf und erforschen die Gründe, warum manche Menschen wieder zunehmen, während andere es schaffen, ihr Gewicht auf Dauer zu halten.

Das Konzept der geistigen Transformation mag dir noch ein wenig nebulös erscheinen, aber sie ist für ein erfolgreiches abnehmen auf Dauer unabdingbar. Was passiert, wenn sich jemand nur körperlich verändern will, weißt du vermutlich genauso, wie ich. Man verliert Gewicht nur, solange man sich an die Diät und das Sportprogramm hält. Sobald man sein Ziel erreicht, lässt die Disziplin nach. Man fällt langsam, aber sicher zurück in alte Gewohnheiten, sodass man wieder zunimmt. Auch bekannt als Jojo-Effekt.

Hier sind ein paar Anzeichen, dass du dich nur körperlich transformierst:

- du hast extreme Schwierigkeiten dabei, dein erreichtes Wunschgewicht auf Dauer zu halten. Entweder, du isst drastisch zu wenig or drastisch zu viel (leben in Extremen).
- dir sitzt ständig die Angst im Nacken, dass du wieder zunehmen könntest, wenn du nicht aufpasst. Ein Urlaub oder eine Familienfeier sind eher Grund zur Sorge, als Grund zur Freude.
- Essen und dein Gewicht bestimmen ständig deine Gedanken und du kannst beim Essen von „Verbotenem" den Kopf einfach nicht ausschalten.
- ein schlechtes Wiegeergebnis wirft dich aus der Bahn. Du beginnst zu zweifeln und dir selbst Druck zu erzeugen.
- du hast schon mehrfach verlorenes Gewicht wieder zugenommen, weil du immer wieder in alte Muster verfallen bist.

Bei diesem neuem Weg des Abnehmens streben wir eine dauerhafte, langfristige Veränderung an. Für gewöhnlich hat man beim Abnehmen die Methode gewählt, von der man sich am schnellsten Ergebnisse erhofft. Schnelle Ergebnisse werden zugunsten von langfristigem, anhaltendem Gewichtsverlust geopfert. Die Folge ist, dass man später unweigerlich wieder zunimmt. Bei dem neuen Weg dauert die körperliche Transformation gegebenenfalls etwas länger, aber sie ist dafür von Dauer. Es hilft kein Gewichtsverlust, der nur für kurze Zeit anhält. Denk dran: Du hast nur dann erfolgreich abgenommen, wenn du nicht wieder zunimmst. Du verlierst das Gewicht, indem du dein Ess- und Sportverhalten änderst. **Du hältst es aber auf Dauer, indem du dich selbst änderst.**

Der letzte Punkt ist wichtig. Abnehmversuche scheitern, weil die meisten nicht an ihren Essgewohnheiten, Überzeugungen und Gewohnheiten arbeiten. Es ist nur logisch, dass sie wieder in die alten Muster zurückfallen. Du kannst nicht dieselbe Person bleiben und ein anderes Gewicht erwarten.

Hier ist eine Metapher, um das Konzept dieses neuen Weges besser zu verstehen:

Stell dir vor, du hast einen aggressiven, bissigen Hund vor dir, welcher eine Gefahr für die Menschen in deiner Umwelt ist. Bei dem alten Weg würden wir den Hund einsperren. Damit wäre das Problem für den Moment gelöst. Ist der Hund eingesperrt, kann er niemanden verletzen (genauso, wie eine strikte Diät das Gewichtsproblem kurzzeitig löst). Sobald der Hund aber wieder freigelassen wird, ist er wieder eine Gefahr für seine Umwelt (sobald wir die Diät beenden, nehmen wir wieder zu).

Der Neue Weg sperrt den Hund nicht ein, sondern erzieht ihn, sodass er keine Gefahr mehr ist. Egal, ob er eingesperrt ist, oder nicht. Sprich: Indem wir gleichzeitig eine neue Person werden und uns geistig verändern, nehmen wir nicht nur ab, sondern auch nie wieder zu.

Beim alten Weg wird lediglich das Symptom beobachtet und behandelt. Die Bissigkeit des Hundes ist nur ein Symptom eines größeren Problems. Die Lösung für die Bissigkeit lautet, den Hund einzusperren. **Beim neuen Weg wird die Ursache behandelt.** Statt das Symptom zu behandeln, wird nach der Ursache geforscht, warum der Hund überhaupt bissig ist. Wenn man die Ursache beseitigt, tritt das Problem nie wieder auf.

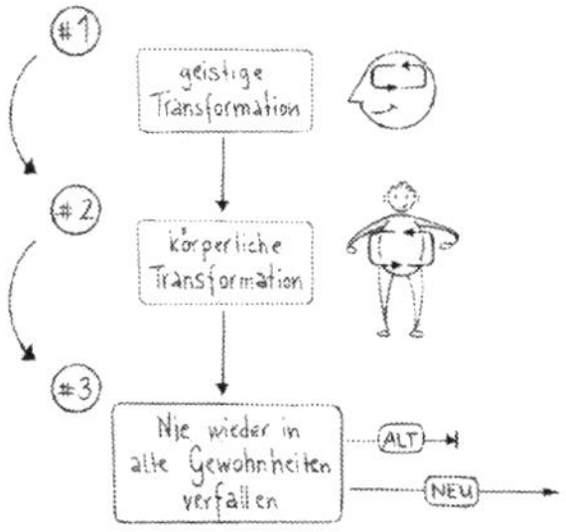

Es mag etwas seltsam klingen, aber **es ist gar nicht das Ziel abzunehmen, sondern eine gesunde Person zu werden.** Wenn du einfach mit mehr Sport und weniger Nahrung abzunehmen versuchst, behandelst du nur das Symptom. Arbeitest du jedoch an dir selbst und konzentrierst dich darauf eine neue, gesündere Person zu werden, gehst du dir Ursache an. Eine gesunde Person hat automatisch ein gesundes Gewicht. Es ist eine natürliche Konsequenz der neuen Gewohnheiten, Routinen und Glaubenssätze.

Dein Übergewicht ist lediglich ein Symptom eines größeren Problems. Es gibt eine Ursache für das Übergewicht. Vielleicht ist es fehlender Selbstwert, weil du in der Vergangenheit gemobbt wurdest. Vielleicht hast du den Tod eines Familienmitgliedes oder Freundes nie wirklich verarbeitet. Vielleicht hast du eine Partnerschaft hinter dir (oder steckst derzeit in einer), die dich negativ geprägt hat. Möglicherweise bist du generell unzufrieden damit, wie sich dein Leben entwickelt hat. In all diesen Situationen ist es einfacher, im Essen Trost zu suchen, statt sich mit den Problemen auseinanderzusetzen.

Genau deshalb sind Diäten immer zum Scheitern verurteilt. Sie bekämpfen das Symptom, aber nicht die Ursache. Dein Gewicht ist ein Symptom deiner Essgewohnheiten, Überzeugungen und Ansichten. Menschen verfallen immer wieder in alte Verhaltensmuster, weil sie den bissigen Hund einsperren, aber nie erziehen. Wie genau diese geistige Transformation vollzogen wird, besprechen wir in späteren Kapiteln.

DIE 7 GESETZE GESUNDEN UND DAUERHAFTEN ABNEHMENS

Bevor wir anfangen, müssen wir ein paar einfache Regeln klären, die jeder erfolgreichen Ernährungsumstellung zugrunde liegen. All das wird dir nicht neu sein, aber manchmal muss man die grundlegenden Dinge wiederholen.

Die Wahrheit ist: Abnehmen ist keine Raketenwissenschaft. Wir machen es nur oftmals zu einer, indem wir hunderte Diäten miteinander vergleichen, uns Erfahrungsberichte einholen und uns den Kopf darüber zerbrechen, welche Methode denn nun die Beste ist. Jede Methode funktioniert, welche die folgenden 7 Gesetze beachtet:

- **Iss weniger Kalorien, als du verbrauchst.** Das ist die Grundlage jedes Gewichtsverlusts. Ohne funktioniert es nicht.

Gewicht zu verlieren ist reine Mathematik. Wenn du am Ende des Tages weniger Kalorien aufgenommen hast, als du verbrauchst, wird dein Körper deine Fettreserven anzapfen. Jede Diät basiert auf einem Kaloriendefizit.

Manche Diäten versuchen ein Kaloriendefizit durch das Streichen bestimmter Lebensmittel zu erzeugen (Low Carb), manche durch die Portionsgröße (Friss die Hälfte) und wiederum andere durch bestimmte Essenszeiten (Intervallfasten). Es ist egal, welchen Ansatz du wählst: Solange du ein Kaloriendefizit erzeugst, wirst du abnehmen.

Um das zu beweisen, beschloss Mark Haub, ein Professor der Universität in Kansas, sich 10 Wochen lang täglich überwiegend von Schokoladenriegeln,

Donuts, Fast Food und Co. zu ernähren. Trotz dieser Ernährung achtete er darauf, nicht mehr als 1.800 Kalorien täglich aufzunehmen. Sein Kalorienverbrauch lag bei 2.600.

Das Ergebnis? Er verlor 12,3 Kilo in 2 Monaten und seine Blutwerte verbesserten sich massiv. Das heißt nicht, dass wir uns alle nur noch von Schokolade und sonstigen Süßigkeiten ernähren sollten, sondern soll etwas verdeutlichen: Wenn es darum geht Gewicht zu verlieren, musst du am Ende des Tages mehr Kalorien verbrannt haben, als du aufgenommen hast. Immer.

- **Abnehmen ist einfach. Nicht wieder zunehmen ist die echte Herausforderung.** Wie du siehst ist das Abnehmen im Grunde nur ein Zahlenspiel. Wenn du ein Kaloriendefizit erzeugst, wirst du abnehmen.

Das ist aber auch nicht das Problem, denn abnehmen an sich ist leicht. Vermutlich hat jeder von uns schon mal ein paar Kilo verloren. Diese aber nicht wieder zuzunehmen ist die wahre Herausforderung. Die meisten fokussieren sich nur darauf, eine bestimmte Menge Gewicht innerhalb eines bestimmten Zeitraums zu verlieren. Was danach passiert, ist Nebensache.

Es ist also schlauer, das Pferd von hinten aufzuzäumen und eine Ernährungsform zu wählen, die man dauerhaft durchhalten kann. Eine kurzlebige, radikale Ernährungsumstellung im Rahmen einer Diät sorgt immer für den Jojo-Effekt.

Frage dich also nicht, ob du mit Methode X abnehmen, sondern ob du das Ge- wicht damit dauerhaft halten kannst.

- **Nutze Sport, um den Fettabbau zu beschleunigen.** Wie du schon weißt, funktioniert das Abnehmen nur, wenn du ein Kaloriendefizit erzeugst. Das erreichst du entweder durch weniger essen (weniger Kalorien aufnehmen) oder mehr Sport treiben (mehr Kalorien verbrennen). Gerade für Schwergewichte ist Ersteres wichtiger, da man sich ein gesundes Essverhalten antrainieren muss, um später nicht wieder zuzunehmen.

Sport ist also theoretisch nicht notwendig um abzunehmen, aber trotzdem empfehlenswert. Je mehr Sport du treibst, desto mehr Muskelmasse wirst du aufbauen und erhalten. Wie du in späteren Kapiteln noch erfahren wirst, ist Muskelmasse sehr wichtig, um deinen Grundumsatz zu erhöhen und gesund zu bleiben.

Darüber hinaus verbrennt Sport eine Menge Kalorien. Dadurch erreichst du dein Wunschgewicht bedeutend schneller. Die gute Nachricht ist, dass schon wenig Sport eine große Auswirkung hat. 2-3 Mal 30 Minuten pro Woche Zirkeltraining, Fahrrad fahren, Laufband oder dergleichen ist nicht zu viel, von fast jedem umsetzbar und es wird deinen Kalorienverbrauch deutlich steigern.

- **Erhöhe deine Proteinzufuhr.** Wenn du mehr Protein in deine Ernährung einbaust, wirst du schneller, einfacher und angenehmer abnehmen. Da das Thema Protein in den folgenden Kapiteln noch intensiver behandelt wird, möchte ich an dieser Stelle noch nicht in die Tiefe gehen.
- **Wähle einen Ansatz, den du durchhalten kannst.** Der beste Ernährungs- und Trainingsplan der Welt wird dir nicht weiterhelfen können, wenn du ihn nicht durchhalten kannst. Wir können uns nur für kurze Zeit zu Dingen zwingen, die uns nicht liegen. Früher oder später werden wir jedoch das Handtuch werfen. Das ist menschlich.

Mit der Kohlsuppendiät wirst du in Rekordzeit Gewicht verlieren, aber wie lange kannst du sie durchhalten?

Vermutlich werden die meisten schon nach einer Woche schlechte Laune bekommen und sich wieder „normales" Essen zurückwünschen. Nach spätestens 3 Wochen kann man keine Kohlsuppe mehr sehen und wieder in alte Gewohnheiten zurückverfallen. Wer könnte es einem verübeln?

Um Gewicht wirklich dauerhaft verlieren zu können, musst du deine Ernährungsumstellung auch auf Dauer durchhalten können. Da führt kein Weg dran vorbei. Frage dich bei jedem neuen Abnehmversuch also immer zuerst *„Kann ich mir vorstellen, mich so auch in 3 Wochen, 6 Monaten, 8 Jahren, 20 Jahren noch zu ernähren?"* Nur, wenn die Antwort darauf *„Ja, definitiv!"* lautet, solltest du dieses Ernährungskonzept anwenden. Es ist niemals eine bestimmte Ernährungsform besser, als die andere. Wer behauptet, Low Carb sei besser, als alles andere, lügt. Wenn du dich dabei nicht gut fühlst, ist es nicht das Richtige für dich. Daher musst du alle Lebensmittel in deine Ernährungsumstellung integrieren, die du gerne isst. Dazu gehört vermutlich auch Schokolade oder die gelegentliche Pizza. Nur in geringeren Mengen. Denk immer daran: Du hast nur dann erfolgreich abgenommen, wenn du später nicht wieder zunimmst.

- **Die Grundlage muss stimmen.** Wenn du zu wenig schläfst, ständig Süßigkeiten naschst und den Sport öfter ausfallen lässt, musst du dich nicht wundern, wenn du nicht abnimmst. In Zeitschriften und

Internet-Foren wirst du hunderte „Geheimtricks“ finden, um angeblich ohne weiteres Zutun Fett zu verbrennen. Beispielsweise wurde in einem Artikel eine Mischung aus Honig und Zimt zum Abnehmen angepriesen. All diese kleinen Tricks sind kein Ersatz für die Grundlagen: gesunde Ernährung, Bewegung und ausreichend Schlaf. Zuerst musst du sicherstellen, dass diese Dinge stimmen. Erst dann kannst du dich um Optimierungen kümmern.

- **Kontinuität und Geduld sind nicht ersetzbar.** Du musst akzeptieren, dass es eine gewisse Zeit dauern wird, bis du dein Wunschgewicht erreichst. Wir alle haben uns das Übergewicht über Jahre angefuttert. Da können wir nicht erwarten, dass es in wenigen Tagen verloren ist. Es bedarf einer großen Portion Geduld und Kontinuität. Manchmal wirst du aufgeben wollen und manchmal wirst du dich fragen, warum du das alles überhaupt machst. Aber nur wer Geduld beweist und kontinuierlich am Ball bleibt, wird sein Ziel erreichen.

WARUM DIÄTEN IMMER ZUM SCHEITERN VERURTEILT SIND

Gisela war schon immer unzufrieden mit ihrem Gewicht. Über die Jahre hatte sie schleichend, aber beständig zugenommen. Mittlerweile zeigte die Waage 117,9 Kilo an. Zeit, etwas zu unternehmen.

In ihrer Freizeit stöberte sie in Foren und Abnehm-Blogs, um Inspirationen für eine neue Abnehm-Methoden zu finden. Eines Tages las sie von der neuen „Walnuss-Diät" und war hellauf begeistert. *„Das ist es! Damit schaffe ich es!"*, sagte sie sich. Wie von der Tarantel gestochen stand sie auf und erzählte ihrer guten Freundin Martina von ihrem neuen Vorhaben.

„Bis zu 11 Kilo weniger in 28 Tagen, indem man das Frühstück und Süßigkeiten durch eine Hand Walnüsse ersetzt! Klingt doch super, oder?"

Martina, wenig begeistert, antwortete nur: *„Hmm, meintest du nicht, dass du dich jeden Tag auf dein großes Frühstück mit Müsli und Beeren freust?"*

„Ach, das werde ich nicht vermissen. Ich schaffe das schon!", sprach Gisela zuversichtlich.

4 Wochen später fragte Martina: *„Und? Hat es geklappt?"*

Woraufhin Gisela antwortete: *„Das war nichts. Von einer Hand Walnüsse wird man nicht satt. War eine blöde Idee. Ich verzichte ab jetzt auf alle Kohlenhydrate. Das funktioniert garantiert."*

Martina, wenig begeistert, antwortete nur: *„Hmm, hast du das nicht schon mal versucht und bist fast wahnsinnig geworden, weil du kein Brot mehr essen konntest?"*

„Das war früher mal. Ich schaffe das schon!", sprach Gisela zuversichtlich.

4 Wochen später fragte Martina: *„Und? Hat es geklappt?"*

Woraufhin Gisela antwortete: *„Ach, ich bin einfach ein Kohlenhydrat-Mensch.*

Ohne kann ich nicht. Das Fett in den Lebensmitteln ist aber sowieso der echte Dickmacher. Das lasse ich ab sofort weg, damit funktioniert es garantiert!"

Ich denke wir wissen, wie diese Geschichte zu Ende geht. Gisela wird auch nach den nächsten 2 Diäten keinen Erfolg haben. Aber warum?

Das Problem von Gisela ist, dass sie all ihre Hoffnung in eine neuartige Wunderdiät steckt. Sie sucht „einen Schuldigen" und glaubt, dass ihr Übergewicht von einem bestimmten Lebensmittel oder einem Makronährstoff (Kohlenhydrate oder Fette) kommt. Insgeheim wusste sie, dass es an ihr lag. Sie wusste, dass sie sich ständig zu etwas zwingt, das sie hasst. Aber das wollte sie sich nicht eingestehen.

Sie versucht der Arbeit des Abnehmens zu entkommen. Sie klammert sich so sehr an die Wunschvorstellung, dass es ohne große Mühen und Verzicht funktioniert, indem man einfach irgendeinen geheimen Trick anwendet, wie beispielsweise Mahlzeiten durch eine Hand Walnüsse zu ersetzen.

Dabei denkt sie nicht weiter, als bis zum heutigen Tag. Was morgen oder in 2 Wochen sein wird, ignoriert sie. Sie zwingt sich zu einer Ernährungsweise, die sie hasst. Wie soll das auf Dauer funktionieren?

Das kann es nicht. Und genau das ist der Fehler. Wenn wir eine neue Diät testen, sehen wir nur das kurzzeitige Ergebnis, aber was passiert danach? In der Hoffnung, dass wir das Gewicht irgendwie verlieren und auch irgendwie nicht wieder zunehmen, blenden wir die Zukunft aus.

Obwohl wir ganz genau wissen, dass es nicht funktioniert.

DER DIÄT-KREISLAUF

Für gewöhnlich verlaufen alle Diäten nach demselben Muster:

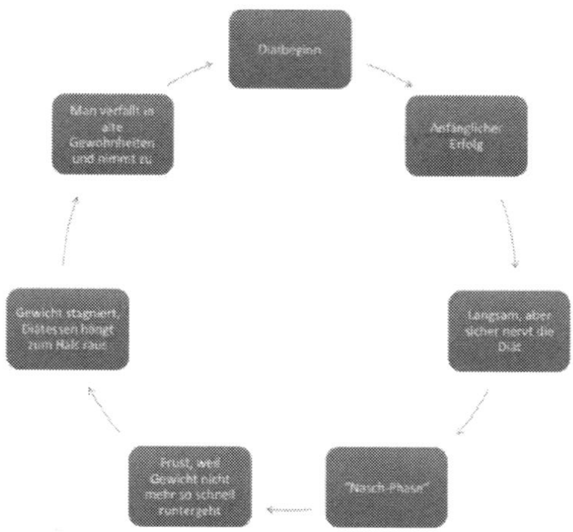

Wir fassen den Entschluss, eine neue Diät zu beginnen. Anfangs nehmen wir sogar tatsächlich ab, weil wir unsere Ernährung radikal umstellen und viel weniger Kalorien zu uns nehmen. So weit, so gut.

Aber schon nach 2-3 Wochen fängt die Diät an zu nerven. Man würde gerne mal wieder ein Stück Schokolade essen oder ausgiebig frühstücken. Aber das erlaubt die Diät nicht. Wir zwingen uns Regeln auf, die wir auf Dauer nicht durchhalten können. Und genau dann kommt es zur „Nasch-Phase".

Wir halten uns noch größtenteils an unsere Ernährungsvorgaben, aber sündigen hin und wieder. Vielleicht gibt es einen Anlass zum Feiern und isst dann mit Freunden oder man hat einfach noch mal Lust, abends in die Chipstüte zu greifen.

Dadurch entsteht Frust, weil das Gewicht nicht mehr so schnell runtergeht, wie erhofft. Es kommen Gedanken wie *„hätte ich mal lieber nicht gesündigt..."* auf. Der innere Schweinehund wird immer größer und größer. Sport haben wir die letzten paar Male auch irgendwie ausfallen lassen.

Mittlerweile hängt einem das Diät-Essen zum Hals raus und das Gewicht will auch nicht mehr runter. Schlimmer noch: Es geht womöglich wieder rauf. Frühstück, Mittagessen und sonstige Mahlzeiten werden mittlerweile zur Qual, weil man an einem Salatblatt mit fettreduziertem Dressing knabbert, während sich die anderen nach Herzenslust bedienen.

Die Ernährungsvorgaben der Diät sind nun eher die Ausnahme, als die Regel. Wir essen größtenteils wieder wie vorher, verfallen in alte Gewohnheiten und nehmen wieder zu. Ein paar Monate später wiederholt sich das Ganze.

Das große Problem ist, dass Diäten nur solange funktionieren, wie wir uns an sie halten.

Wenn du dich 2 Wochen lang nur von Kohlsuppe ernährst, wirst du Gewicht verlieren. Das verspreche ich dir. Du hast nur ein Problem, wenn du mal wieder etwas Anderes essen willst.

Die Frage lautet also: Wie können wir es besser machen und aus dem Diät-Kreislauf ausbrechen?

Ganz einfach. Anstatt uns mit dem Brecheisen von heute auf morgen eine Ernährung aufzuzwingen, die wir nicht durchhalten können, müssen wir unsere Ernährung auf Dauer umstellen. Weiterhin müssen wir unsere Essgewohnheiten hinterfragen und wieder eine gesunde, normale Beziehung zum Essen aufbauen. Das mag nicht so aufregend klingen, wie *„verliere bis zu 11 Kilo in 28 Tagen, indem du diese Walnüsse isst"*, aber es ist der einzige Weg, sein Gewicht auf Dauer zu verlieren.

Erinnere dich: Abnehmen ist leicht. Nicht wieder zunehmen ist die wahre Herausforderung. Und genau hier versagen Diäten. Alle. Sie stellen die Weichen von Anfang an so ein, dass wir mit Vollgas Richtung Jojo-Effekt fahren. **Diäten sind somit nicht die Lösung, sondern das Problem.**

DIE WAAGE LÜGT

Beim Autofahren ist es eines der schönsten Gefühle, wenn man ohne Geschwindigkeitsbegrenzung auf einer komplett freien, geraden Autobahn fährt. Ich liebe es: Musik an, Fuß auf das Gaspedal und durchheizen.

Wäre schön, wenn es immer so wäre. Nur leider sieht die Realität oftmals anders aus. Auf der Strecke sind Blitzer, nach wenigen Kilometern folgt eine Baustelle und irgendwie erwische ich jedes Mal den Moment, wo ein LKW-Fahrer den anderen mit scheinbar 81 zu 80 km/h überholt. Auf einer 2-spurigen Autobahn.

So ähnlich wird es dir beim Abnehmen ergehen. Du wirst deine Tage haben, wo du ohne Geschwindigkeitsbegrenzung über die Autobahn heizt. Du wirst viel Gewicht verlieren, dich großartig fühlen und glauben, dass du Berge versetzen kannst. Es werden aber auch die Tage kommen, wo du mit 30 km/h durch enge Baustellen hindurchfahren (oder einem LKW-Überholmanöver zuschauen) musst. Die Zahl auf der Waage wird sich dann trotz größter Bemühungen kaum bewegen.

Abnehmen verläuft also in Höhen und Tiefen und nicht gradlinig. Ich habe es noch nie erlebt, dass jemand nicht auch mal wieder zunimmt oder einen Essanfall hat. Gelegentliches stagnieren oder gar wieder zunehmen ist einfach Bestandteil des Abnehmens.

Hier ist ein fiktives Beispiel: Nehmen wir an, Melanie hat nach 10 Wochen 10 Kilo verloren. Es wäre zwar wünschenswert, aber es wird niemals so sein, dass sie jede Woche genau einen Kilo verliert. Realistischer ist folgendes Szenario:

- Woche 1: -2,4 Kilo
- Woche 2: -1,9 Kilo
- Woche 3: -1,2 Kilo
- Woche 4: +0,2 Kilo
- Woche 5: +0,1 Kilo
- Woche 6: -1,7 Kilo
- Woche 7: -0,8 Kilo
- Woche 8: -0,6 Kilo
- Woche 9: -0,9 Kilo
- Woche 10: -0,8 Kilo

Gerade zu Beginn wirst du das Gaspedal durchtreten können: Kein Gegenverkehr, keine Geschwindigkeitsbegrenzung (Woche 1-3). Du wirst allerdings recht schnell eine Baustelle auf der Autobahn vorfinden, wo du eine Zeit lang mit 30 km/h fahren musst oder gar im Stau steckst (Woche 4-5). Wenn du die Baustelle verlässt, kannst du wieder einen kurzen Zeitraum durchheizen (Woche 6), ehe du dich dann auf einer langen Strecke mit einigen Mitfahrern wiederfindest, wo das Tempolimit mal 80, 100 oder 130 km/h beträgt (Woche 7-10).

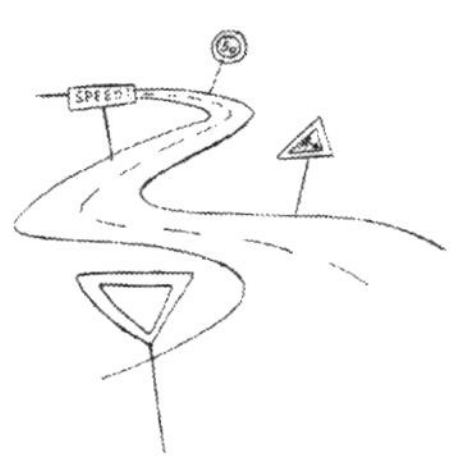

Betrachtet man die Ergebnisse aus Woche 1-3 isoliert, wird man schnell euphorisch und freut sich, wie schnell es doch vorangeht. Schaut man sich die vierte und fünfte Woche einzeln an, gerät man sehr schnell in Panik und fragt sich, was falsch läuft. Aber auch diese extremen Ergebnisse sind normaler Bestandteil des Abnehmens. Mal wirst du viel Gewicht verlieren, mal wieder zunehmen und mal im Soll liegen. Am Ende des Tages hat Melanie in diesem Beispiel aber trotzdem **durchschnittlich 1 Kilo die Woche verloren.**

Sofern du dich an deinen Plan hältst und am Ball bleibst, folgt in der Regel auf ein schlechtes Wiegeergebnis ein gutes (und andersrum).

Sei darauf vorbereitet. Ziehe daher immer die Zahlen der vergangenen Wochen oder Monate in Betracht, wenn du dein Wiegeergebnis beurteilst. Wenn es zu gut scheint um wahr zu sein, ist es vermutlich ein Ausgleich vergangener, weniger erfolgreicher Wiegetage. Ist es deutlich weniger, als erhofft, dann hast du vermutlich in der Vergangenheit sehr gute Wiegetage erlebt. Betrachte kein Ergebnis isoliert, sondern immer im Durchschnitt.

Dokumentiere daher jede Woche deine durchschnittliche Abnahme und betrachte den Durchschnitt als Richtwert, nicht das wöchentliche Wiegeergebnis. In den ersten Wochen wirst du immer mehr Gewicht verlieren, als normal ist. Nimm das nicht als Maßstab. Solange du durchschnittlich im Soll liegst (500g-1000g weniger pro Woche), ist alles in Ordnung. Auch, wenn du mal eine Woche zugenommen hast. Das ist vollkommen normal.

Ich möchte dir ohnehin ans Herz legen, dich nicht zu sehr auf die Zahl auf der Waage zu versteifen. Gewicht zu verlieren kommt mit einer Menge Vorteile einher, wie beispielsweise weniger Schmerzen, mehr Energie oder mehr Lebensfreude. Leider lassen wir oftmals im Lichte eines unverhofften Wiegeergebnisses all unsere bisherigen Erfolge außer Acht.

Sei also nicht enttäuscht, wenn die Waage sich ab und an querstellt. In den meisten Fällen werden schlechte Wiegeergebnisse durch Gute ausbalanciert – und andersrum. Am Ende des Tages zählt die durchschnittliche Abnahme pro Woche. Beurteile deine Ergebnisse nicht isoliert auf wöchentlicher Basis, sondern im Durchschnitt über 4-6 Wochen.

Wenn du von München nach Berlin fahren musst, ist es ganz normal, dass du Teile der Strecke ohne Tempolimit zurücklegen kannst. Hin und wieder musst du allerdings auch durch eine Baustelle fahren oder geduldig im Stau stehen.

DIE WICHTIGSTEN PUNKTE

- Es gibt einen „alten" und „neuen" Weg, abzunehmen. Beim alten Weg hat man sich nur darauf konzentriert, eine körperliche Veränderung durch radikale Diäten zu erzwingen. Die Folge davon ist, dass man sein Wunschgewicht zwar erreicht, aber immer wieder zunimmt, weil man nichts an seinen Essgewohnheiten ändert. Der neue Weg sieht neben der körperlichen auch eine geistige Transformation vor. Um dauerhaft abzunehmen, muss man sich auch geistig verändern, sprich: Eine neue Person werden, indem man an seinen Überzeugungen, Glaubenssätzen und Gewohnheiten arbeitet.
- Du verlierst das Gewicht, indem du dein Ess- und Sportverhalten änderst. Du hältst es aber auf Dauer, indem du dich selbst änderst.
- Du hast nur dann erfolgreich abgenommen, wenn du nicht wieder zunimmst. Und genau das ist die eigentliche Herausforderung: Nicht wieder zunehmen.
- Statt das Symptom zu behandeln, musst du die Ursache bekämpfen. Dein Gewicht ist nur ein Symptom eines größeren Problems.
- Essen ist eine Möglichkeit, sich nicht mit dem beschäftigen zu müssen, was einen bedrückt. Die meisten Menschen stopfen ihren Kummer und Sorgen im wahrsten Sinne des Wortes in sich hinein.
- Diäten scheitern, weil sie die geistige Transformation missachten und eine radikale Ernährungsumstellung vorsehen, die man auf Dauer nicht durchhalten kann. Somit nimmt man unweigerlich wieder zu.

- Abnehmen ist im Grunde sehr einfach. Die 7 Grundgesetze lauten:
- Erziele ein Kaloriendefizit
- Wähle eine Ernährungsform, die du auf Dauer durchhalten kannst
- Abnehmen ist nicht das Problem, sondern nicht wieder zuzunehmen
- Nutze Sport, um deinen Kalorienverbrauch zu erhöhen
- Erhöhe deinen Proteingehalt
- Die Grundlage muss stimmen
- Geduld und Kontinuität sind nicht ersetzbar
- Abnehmen verläuft in Höhen und Tiefen. Niemals gradlinig. Auf schlechte Wiegeergebnisse folgen häufig gute (und andersrum).
- Beim Abnehmen zählt der wöchentliche Durchschnitt über einen längeren Zeitraum, beispielsweise 4-6 Wochen. Betrachte deine Ergebnisse nicht auf wöchentlicher Basis, da du sonst zu euphorisch oder zu sehr enttäuscht wirst.
- Das Abnehmen geht mit vielen Vorteilen einher, die wir leider oftmals missachten: Mehr Energie, weniger Schmerzen und mehr Lebensfreude. Rufe dir immer wieder ins Gedächtnis, was du bereits geleistet hast.

TEIL II: DIE GEISTIGE TRANSFORMATION

DER SCHLÜSSEL, UM DEN NEUEN, ATTRAKTIVEN UND SCHLANKEN KÖRPER AUF DAUER ZU HALTEN.

DER GROSSE, BÖSE WOLF

Ein alter Indianer sitzt mit seinem Sohn am Lagerfeuer und erzählt: *"Mein Sohn, in jedem von uns tobt ein Kampf zwischen 2 Wölfen.*

Der eine Wolf ist böse. Er kämpft mit Neid, Eifersucht, Gier, Arroganz, Selbstmitleid, Lügen, Überheblichkeit, Egoismus und Missgunst.

Der andere Wolf ist gut. Er kämpft mit Liebe, Freude, Frieden, Hoffnung, Gelassenheit, Güte, Mitgefühl, Großzügigkeit, Dankbarkeit, Vertrauen und Wahrheit".

Der Sohn fragt: *"Und welcher der beiden Wölfe gewinnt?"*

Der alte Indianer schweigt eine Weile. Dann sagt er ...

... "Der, den du fütterst".

Wir alle verspüren negative und positive Gefühle. Diese sind aber nicht einfach da, sondern wir haben sie erschaffen. Und wir können sie auch beeinflussen. Wir „füttern" unsere Gefühle durch unsere Selbstgespräche und Gedanken. Seien es negative wie Ängste oder Ärger oder positive, wie Freude und Dankbarkeit. Durch unsere Gedanken und Glaubenssätze halten wir diese Gefühle am Leben.

Die Geschichte des Indianers enthält allerdings noch eine weitere Weisheit: **Worauf man sich konzentriert, das wächst.** Geben wir einem negativen Gefühl nach und steigern uns hinein, dann wächst es und wird immer größer. Das trifft auf negative und positive Gefühle zu.

Je mehr wir den negativen Gefühlen freien Lauf lassen, umso mächtiger und stärker werden sie. Je mehr wir unsere positiven Gefühle pflegen und nähren, umso stärker werden diese und umso häufiger spüren wir sie.

Über die Jahre hast du deinen bösen Wolf gefüttert. Jedes Mal, wenn du dir etwas negatives einredest, hast du dem bösen Wolf ein Stück Fleisch zugeworfen. Und jedes Mal, wenn dir jemand anderes etwas eingeredet hat, hat diese Person deinem bösen Wolf ein Stück Fleisch zugeworfen.

Wenn deine Eltern, dein Lehrer und deine Klassenkameraden dir eingeredet haben, dass du schlecht in Mathe bist, haben Sie deinen bösen Wolf gefüttert, der den guten Wolf vertrieben hat. Irgendwann redest du dir selbst ein, dass du schlecht in Mathe bist. So lebst du dein Leben in dem Glauben, du seist schlecht in Mathe.

Es gibt tausende Wolfspaare in uns. Jedes Mal, wenn dir gesagt wird, dass du schlecht in Mathe bist, wurde dein böser Wolf gefüttert.

Jedes Mal, wenn du dich selbst verurteilst, wenn du am Abend dem Heißhunger nachgibst, fütterst du den bösen Wolf.

Jedes Mal, wenn du in den Spiegel schaust und nur die Stellen an deinem Körper siehst, die dir nicht gefallen, fütterst du den bösen Wolf.

Jedes Mal, wenn du dir nach einem Essanfall einredest, dass du keine Disziplin hast und eine schwache Person bist, fütterst du den bösen Wolf.

Jedes Mal, wenn du dir einen Vorwurf machst, weil du nicht zum Sport gegangen bist, fütterst du den bösen Wolf.

du bist die Summe deiner Wölfe. Die Wölfe sind hier natürlich nur eine Metapher für deine Glaubenssätze. Was für ein Selbstbild hast du von dir? Was glaubst du über dich selbst? In welchem Bereich hast du den bösen Wolf über Jahre gefüttert, ohne es zu merken?

Glaubst du von dir, dass du kein durchhaltevermögen hast? Dann hast du kein durchhaltevermögen.

Glaubst du über dich selbst, dass du ein Stressesser bist? Dann bist du ein Stressesser.

Glaubst du über dich selbst, dass du ein Versager bist und egal, was du versuchst, nichts funktionieren wird? Dann bist du ein Versager, bei dem nichts funktionieren wird.

Glaubst du über dich selbst, dass du niemals von Süßigkeiten loskommen wirst? Dann wirst du niemals von Süßigkeiten loskommen.

deine Gedanken und Glaubenssätze bestimmen deine Realität. Das wiederum bedeutet, dass du deine Realität ändern kannst, denn du kannst deine Gedanken und Glaubenssätze ändern. Du kannst damit anfangen, den bösen Wolf verhungern zu lassen und den guten Wolf zu füttern.

deine Gedanken und Feedback-Schleifen

Was wir oft genug wiederholen und pflegen, das wird stärker. Worauf wir uns in Gedanken konzentrieren, rückt in unseren Fokus. Wenn wir bewusst unseren Blick auf erfreuliche und positive Dinge lenken, dann nehmen wir diese eher wahr. Umgekehrt gilt das Gleiche. Deine Gedanken, dein Selbstbild, deine Aktionen und deine Realität sind also Teile einer unendlichen Feedback-Schleife, die einander nähren. Lass mich das erklären:

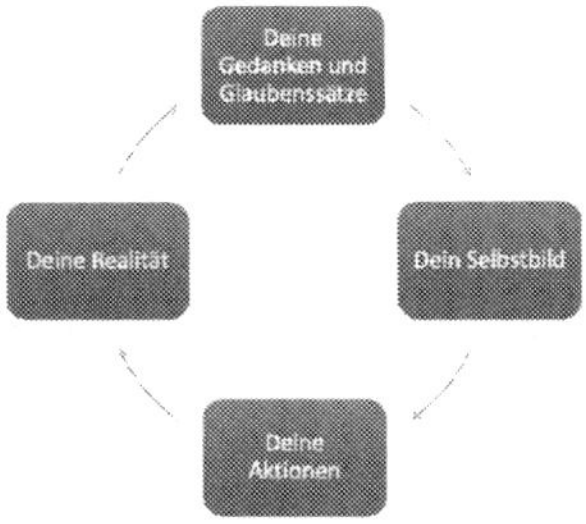

Deine Gedanken und Glaubenssätze bestimmen das Bild, das du von dir selbst hast. Wenn du dich als Versager bezeichnest, dich für zu dick für Sport hältst oder glaubst, zuckersüchtig zu sein, entsteht ein negatives Selbstbild von dir. Das Selbstbild, das du von dir hast, bestimmt deine Aktionen. Wenn du glaubst, dass du dich niemals von Süßigkeiten lösen kannst, wirst du immer wieder zu Süßigkeiten greifen (also Aktionen ausführen, die mit deinem Selbstbild übereinstimmen). Deine Aktionen bestimmen schlussendlich deine Realität: Wenn du dich für unsportlich hältst (Selbstbild), deshalb nicht zum Sport gehst (Aktion), dann wirst du unsportlich und dick (Realität).

Diese Feedback-Schleife wiederholt sich endlos. Jede einzelne Komponente hat Auswirkungen auf alle anderen. Deine Realität beeinflusst wiederum deine Glaubenssätze und so beginnt alles von vorne. Hast du positive Glaubenssätze über dich, beflügelt dich das, all deine Ziele zu erreichen. Egal, ob gesundheitliche Ziele, ein bestimmtes Gewicht oder persönliche Ziele. Negative Glaubenssätze werden dich immer limitieren und einsperren, sodass du Tag für Tag enttäuscht von dir bist und dich selbst verurteilst.

Die meisten Menschen versuchen ihr Wunschgewicht zu erreichen, indem sie einfach ihre Aktionen ändern (bspw. eine Diät anfangen) und hoffen, dass die gewünschte Realität eintritt (Wunschgewicht erreichen und halten). Sie überspringen quasi den Ursprung des Problems und setzen sich nicht mit ihren Glaubenssätzen oder dem Selbstbild auseinander. **Das kann nicht funktionieren, niemals.**

Durch veränderte Aktionen kann ich kurzzeitig erfolgreich sein. Ich kann 2 Wochen nur noch Kohlsuppe essen und werde Gewicht verlieren. Meine Aktionen haben meine Realität beeinflusst. Aber wie du schon weißt, ist Abnehmen nicht das Problem. Nicht wieder Zunehmen ist die wahre Herausforderung. Genau deshalb kann es nicht funktionieren, wenn du mit der Brechstange deine Aktionen änderst, ohne deine Glaubenssätze zu hinterfragen.

Leute nehmen wieder zu, weil ihre Glaubenssätze sie wieder einholen. Wenn du 40 Kilo durch eine radikale Diät abgenommen hast, dich aber immer noch für wertlos, dick und unsportlich hältst, wird genau dieses Selbstbild wieder eintreten. Früher oder später wirst du wieder zunehmen, um das zu werden, was du von dir selbst glaubst. **deine Glaubenssätze werden deine Realität – und dein Essverhalten ist ein Spiegel deines Inneren.**

Was ist die Lösung? Nun, anstatt diesen Kreislauf auf der Aktionen-Ebene zu beginnen – wie es alle Diäten tun – fängst du bei deinen Glaubenssätzen und Gedanken an. Du änderst **erst** deine Gedanken und deine Glaubenssätze über dich, damit ein neues Selbstbild entsteht. Du lässt erst den bösen Wolf verhungern und beginnst damit, den guten Wolf zu füttern.

Du fütterst den guten Wolf durch Dankbarkeit, positive Glaubenssätze, Lachen, Planung, Vorbereitung und Lösungsdenken. Den bösen Wolf fütterst du durch Enttäuschung, Versagen, negative Gedanken, Selbstmitleid, Selbsthass und Zorn.

Es ist schon paradox. Oft sehe ich Menschen in einem tiefen Loch stecken. Sie sind enttäuscht von sich, halten sich für Versager, unsportlich, undiszipliniert und quasi vollkommen ausgeliefert gegenüber Süßigkeiten. Sie graben sich schon in ein Loch, aber anstatt zu versuchen hinauszukommen, graben sie immer weiter. Jeden Tag reden sie sich auf's Neue ein, wie schwach sie seien und wie miserabel die Situation doch sei. Sie bestätigen ihre negativen Glaubenssätze und das Selbstbild immer und immer wieder.

Sich beschweren, anderen die Schuld zu geben oder sich zu bemitleiden macht die Situation erträglicher, da man die Schuld ein wenig von sich weisen kann. Dabei gibt es nur ein Problem: Es bringt überhaupt nichts. Ganz im Gegenteil. Du gräbst das Loch nur tiefer. **Wenn du schon in einem Loch steckst, dann hör auf zu graben.**

Erst, wenn die zweifelnden Gedanken abends auf der Couch aufhören… erst, wenn du keine Angst mehr hast, kein gutes Vorbild für deine Kinder sein zu können… erst, wenn dich abends im Bett keine Gedanken mehr, wie *"Wie wird es weitergehen? Wann schaffe ich es endlich? Warum habe ich das schon wieder gemacht?"* plagen… erst dann hast du die Grundlage dafür geschaffen, dauerhaft abzunehmen und dich von beklemmenden Diätgedanken zu befreien.

Erst dann, wenn du von der Haarwurzel bis in die Zehenspitzen davon überzeugt bist, dass du es schaffen kannst, Zweifel und limitierende Glaubenssätze loslässt, wirst du einen schlanken, gesunden, attraktiven Körper **auf Dauer** erhalten. Ein Körper, der frei von Krankheiten oder Schmerzen ist, in dem du dich wohlfühlst und dem all die Klamotten wie angegossen passen, die du gerne anziehen würdest – statt denen, die am besten kaschieren.

DEIN SELBSTBILD

Maxwell Maltz war ein plastischer Chirurg aus Amerika, der regelmäßig Patienten operierte, die unter äußerlichen Unstimmigkeiten litten. Er behandelte beispielsweise krumme Nasen oder verätzte Gesichter. Er glaubte, den Menschen durch seine Operationen neues Selbstbewusstsein verleihen zu können.

Das glaubten die Patienten ebenfalls. Oftmals klagten sie darüber, wie sehr sie unter ihrer überdimensionalen Nase leiden. Sie waren sich sicher, dass, sobald das äußerliche Problem beseitigt wird, sie endlich das Selbstbewusstsein haben werden, nach dem sie sich schon immer sehnten.

Maltz machte aber eine interessante Beobachtung, die er in seinem Buch „Psycho-Cybernetics" dokumentiert. Er operierte die Patienten, woraufhin ihr Selbstwert tatsächlich stieg. Eine Frau, die ihr Leben lang unter ihrer krummen Nase litt, bekam auf einmal eine völlig neue Ausstrahlung, als man die Nase verkleinerte. Der gesteigerte Selbstwert hielt allerdings nur kurze Zeit an. Es ist so, als kaufe man sich ein neues Auto: Für die ersten Wochen freut man sich, fährt viel damit herum und hütet es, wie seinen Augapfel. Aber nach ein paar Monaten ist die anfängliche Euphorie wieder verflogen.

Seine Patienten litten also nach kurzer Zeit wieder an niedrigem Selbstwert, obwohl ihre körperlichen Unstimmigkeiten beseitigt wurden. Diese Beobachtung verleitete Maltz zu der Annahme, dass es neben dem tatsächlichen, äußerem Gesicht noch ein „inneres" Gesicht innerhalb der Psyche gibt, das ebenfalls operiert werden muss. Dieses innere Gesicht sei der wahre Schlüssel zu einer neuen Persönlichkeit, die auch ein gesteigertes Selbstwertgefühl habe.

Das innere Gesicht nennt er Selbstbild („*self-image*"). Es verändert sich durch Erfahrungen, die wir machen. Erlebte Traumata oder Mobbing in der Schule sorgen beispielsweise für ein geringeres Selbstbild. Gleichermaßen führen positive Erfahrungen, wie beispielsweise eine Beförderung, zu einem gesteigerten Selbstbild.

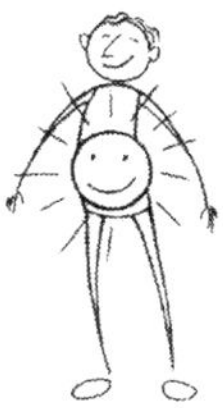

Das Selbstbild definiert unsere Person. Unsere Vergangenheit und Glaubenssätze formen unser Selbstbild, durch das wir uns selbst sehen. **Wir handeln im Einklang mit unserem Selbstbild.** Sehen wir uns als Versager, werden wir in unseren Vorhaben auch versagen. Die gute Nachricht ist, dass das Selbstbild verändert werden kann.

Laut Maltz kann das Hirn nicht zwischen einem echten und einem imaginären Ereignis unterscheiden. Das bedeutet: Jedes Mal, wenn du alte, schmerzhafte Erinnerungen erneut im Kopf abspielst, ist das so, als ob du sie tatsächlich erlebst. Diese Erfahrungen hinterlassen emotionales Narbengewebe in der Psyche, das entfernt werden muss. Genauso, wie physisches Narbengewebe entsteht, wenn wir uns das Knie beim Fahrradunfall aufschürfen.

Da viele von uns in alten, unangenehmen Erinnerungen schwelgen oder über Dinge nachdenken, die wir bereuen, erzeugen wir immer mehr emotionales Narbengewebe, worunter unser Selbstbild leidet. Wenn wir ständig negative Gedanken im Kopf abspielen, verhärtet sich das geringe Selbstwertgefühl unaufhörlich.

Falls du dich in eigentlich sicheren Begebenheiten oftmals unsicher fühlst, dir der Erfolg immer kurz vor der Ziellinie entkommt oder du ständig in alte Muster verfällst, hältst du vermutlich an alten, limitierenden Glaubenssätzen fest. Tief in dir ist der Glaube verwurzelt, dass du nichts wert bist und keinen Erfolg verdienst, weshalb du dich jedes Mal selbst sabotierst. Das äußert sich im realen Leben beispielsweise in Essanfällen, nachdem man die ersten paar Kilo abgenommen hat.

Wenn du einen Essanfall erleidest, pulsiert das emotionale Narbengewebe mit Schmerz, den du mit Essen zu unterdrücken versuchst. Frage dich in diesen Momenten, warum du glaubst, nichts wert zu sein oder warum du glaubst, keinen Erfolg zu verdienen. Könnte es sein, dass du einfach nur an einem veralteten, falschen Glaubenssatz festhältst, der sich vor langer Zeit (zu emotionalem Narbengewebe) geformt hat?

Emotionales Narbengewebe entfernen

Wenn du das emotionale Narbengewebe entfernen willst, musst du das permanente Abspielen alter Geschehnisse abstellen und stattdessen mit positiven Visualisierungsübungen arbeiten.

Zunächst solltest du dich mit den Dingen auseinandersetzen, die dir durch den Kopf gehen und Kummer bereiten. Wir alle tragen Frust und Sorgen in uns, die besonders abends nach der Arbeit oder im Bett an die Oberfläche geraten. Dann, wenn man Zeit hat nachzudenken, durchlebt man erneut Geschehnisse aus der Vergangenheit. Selbst, wenn es nur eine Textnachricht war, die man bereut hat. Typischerweise beginnt man, alles Mögliche zu überanalysieren.

Statt in diesen Erlebnissen zu schwelgen, musst du sie aktiv angehen. Narbengewebe kann nur operiert werden. Nicht medikamentiert.

In der Vergangenheit zu verharren, bringt dich nicht weiter. Du kannst sie nicht ändern. Daher musst du mit dem, was dich beschäftigt, abschließen. Falls sich in der Vergangenheit ein Partner von dir getrennt hat, trägst du vermutlich noch viel Wut und Verachtung gegenüber ihm oder ihr in dir. Aber auch gegenüber dir selbst.

Nur, wenn du dich fragst, warum es zur Trennung gekommen ist und beiden Parteien verzeihst, kannst du damit abschließen.

Wenn dich der Tod eines Familienmitgliedes beschäftigt, weil du ihm nie deine wahren Gefühle offenbart hast, solltest du einen Brief schreiben und ihn an seinem Grab vorlesen.

Was auch immer dich beschäftigt: du musst damit abschließen. Du musst das Narbengewebe operieren, da es sich sonst entzündet und bei Kontakt zu Schmerzen führt. Wie eine offene Wunde, die brennt, wenn du Salz hinein streust.

Achte auch darauf, wie du dich ausdrückst. Bezeichne dich nicht als Versager, wenn du über etwas nachdenkst, das du bereust. Sage in diesem Moment stattdessen *"ich habe versagt"*. Das lenkt den Fokus auf die Handlung, nicht die Person.

Wenn wir etwas bereuen, reden wir sehr schnell negativ über uns selbst. Wir fällen Urteile und beleidigen unsere eigene Person.

- *„Ich bin so dumm".*
- *„Ich habe einfach keine Disziplin".*
- *„Ich hasse mich".*

Das sind nur ein paar der Aussagen, mit denen wir uns selbst bestrafen. Darunter leidet das Selbstbild natürlich noch stärker. Sich selbst zu verurteilen, nachdem man versagt hat, ist so, als grabe man sich tiefer, wenn man bereits in einem tiefen Loch steckt. Es macht alles nur noch schlimmer. Nimm die Schaufel lieber zur Hand und verwende sie als Leiter, um aus dem Loch auszusteigen.

Du kannst dir selbst ein paar Fragen stellen, um herauszufinden, wie du über dich denkst. Beispielsweise:

- Bist du dir selbst ein guter Freund? (Kümmerst du dich um dich selbst oder nur um andere?)
- Was glaubst du, wie andere über dich reden, wenn du nicht da bist? (Die Antwort auf diese Frage verrät, wie du dich selbst siehst.)
- Welche 3 Lektionen willst du deinen Kindern lehren? (Die Antwort gibt Aufschluss über deine Wertvorstellungen.)

Sobald du herausgefunden hast, welche Sorgen, limitierenden Glaubenssätze und sonstige Altlasten du in dir trägst, schreibst du sie auf ein Blatt Papier. Dieser Prozess kann emotional sehr aufwühlend sein. Es werden eine Menge alter Erinnerungen hochkommen und vermutlich auch ein paar Tränen fließen. Wenn du alles aufgeschrieben hast, liest du es dir erneut durch und verbrennst das Blatt Papier. Das ist eine symbolische Handlung, um ein neues Leben zu beginnen und all das, was du noch aus der Vergangenheit mit dir herumschleppst, loszulassen. Das emotionale Narbengewebe wurde damit entfernt. Nun muss die Wunde noch geschlossen werden.

Arnold Schwarzenegger hat in einer Motivationsrede darüber gesprochen, wie wichtig es ist, einen Kompass auf hoher See zu haben. Wenn du nicht weißt, wo du hinwillst, musst du dich nicht wundern, wenn du die ganze Zeit ziellos auf hoher See umherirrst, ohne Land zu finden. Schwarzenegger sagte, dass eine genaue Vorstellung deiner Ziele und Wünsche, wie der Kompass auf hoher See ist. Jeden Tag führte er Visualisierungsübungen durch. Er stellte sich sehr detailliert vor, wie er die Trophäen in Händen halten wird, wie sie riechen würden, wie sie sich anfühlen, aus welchem Material sie sind, wie er dabei aussieht und so weiter. Diese Visualisierungsübungen halfen ihm dabei, ein kristallklares Ziel zu erschaffen, auf welches er jeden Tag hinarbeitete.

Die Tatsache, dass das Hirn nicht zwischen lebhaften Vorstellungen und der Realität zu unterscheiden in der Lage ist, kannst du zu deinem Vorteil nutzen. Visualisiere deinen Erfolg, deine Person B, dein Leben mit deinem Traumgewicht, statt ständig in Reue und schlechten Erfahrungen zu baden. Jeden Tag nehme ich mir 5 Minuten am Morgen, um meine Ziele zu visualisieren. Ich schließe die Augen und stelle mir vor, wie mein Leben in 10 oder 20 Jahren aussieht, wenn alles nach Plan verläuft. Diese Visualisierungsübungen verschließen das emotionale Narbengewebe, nachdem es entfernt wurde. Es ist eines der Dinge, die man nicht logisch erklären kann. Aber wer sich Zeit dafür nimmt, seine Ziele, Träume und Wünsche zu visualisieren, wird einen Weg finden, diese wahr werden zu lassen, sofern man in Aktion tritt.

Das Selbstbild stärken und kränken

Du kennst mittlerweile das Konzept des Selbstbildes nach dem Buch „Psycho-Cybernetics“. Maxwell Maltz hat in seinem Buch folgende Charaktereigenschaften aufgezählt, die für ein gesundes Selbstbildnis wichtig sind:

Zielorientierung. Wenn wir als Menschen kein Ziel im Leben haben, in welchem wir Erfüllung finden, wandern wir lustlos im Kreis herum. Wir sind dazu erschaffen worden, um Probleme zu lösen und unsere Umwelt zu erobern. Suche dir eine Tätigkeit, welche bedeutsam für dich ist. Eine Tätigkeit, die dich erfüllt und dir das Gefühl gibt, Teil von etwas Größerem zu sein. Dieses Buch zu schreiben ist beispielsweise eine Tätigkeit, die mir dabei hilft, mein Ziel zu erreichen, so vielen Menschen wie möglich ein schmerz- und medikamentenfreies Leben zu ermöglichen.

Verständnis und Ehrlichkeit. Sei ehrlich zu dir. Viele von uns erfinden Lügen, um sich selbst vor unangenehmen Wahrheiten zu schützen. So schadest du dir im Endeffekt allerdings nur selbst. Sei auch verständnisvoll gegenüber anderen. Wann immer dein Gegenüber eine andere Meinung zu einem Thema hat, frag dich erst, wie die Situation wohl aus seiner Perspektive zu beurteilen ist.

Mut. du braucht schlichtweg eine Portion Mut, um dein Leben zu ändern. Nichts, was sich zu haben lohnt, fällt dir in den Schoß. Manchmal musst du einfach deine Angst überwinden und handeln.

Unverfälschte Freude. Wenn in der Gruppe der Arbeitskollegen jemand aus seiner Komfortzone austritt und abnimmt, wird diese Person oftmals mit neidischen, manchmal sogar verachtenden Blicken der Anderen gestraft. Es fällt den anderen schwer, sich einfach nur für die betreffende Person zu freuen. Nach außen hin gratulieren die Arbeitskollegen vielleicht, aber man spürt, dass die Freude gestellt ist. Stell dir im Gegensatz dazu eine Großmutter vor, die nach langer Zeit ihren Enkel wieder in den Arm schließen kann. Sie wird ihn verwöhnen und alles dafür tun, dass ihr Enkelkind einen schönen Tag hat. Ihr ist es tatsächlich wichtig, dass es dem Kind gut geht und es sich freut. Diese Freude, diese Liebe ist unverfälscht. Sie kommt direkt aus dem Herzen. Es ist dieselbe Art von Liebe, wenn das Herrchen oder Frauchen eines Hundes abends nach Hause kommt. Die Freude des Hundes ist unverfälscht und echt. Es ist diese Art von Freude, die du für andere, aber auch für dich selbst entwickeln musst. Neid und Missgunst bringt niemanden weiter.

Dankbarkeit. du wirst ein erfüllteres Leben führen, wenn du mehr Dankbarkeit zeigst. Selbst für die kleinen Dinge im Leben und auch für andere Menschen. Sei es nur für die Tatsache, dass sie existieren. Darüber hinaus kannst du dankbar sein für alles, was dir momentan vielleicht negativ erscheint. Du weißt nie, wo es dich hinführen wird. Ich bin beispielsweise dankbar für mein starkes Übergewicht damals. Hätte ich nicht so stark zugenommen, hätte ich nie meine wahre Leidenschaft für Ernährung, Sport und Mentaltraining gefunden. Wäre ich niemals dick geworden, würdest du diese Worte jetzt nicht lesen.

Selbstbewusstsein und -vertrauen. Versuche nicht jemand zu sein, der du nicht bist. Arbeite an dir, aber belüge dich nicht selbst. Je öfter du Erfolge erzielst, desto stärker baut sich ein Vertrauen zu dir selbst auf. Feiere Erfolge ruhig und bade in ihnen. Belohne dich. Betrachte Fehler hingegen als Möglichkeit, den Kurs zu korrigieren und wieder auf Spur zu kommen. Aber bestrafe dich nicht für Ausrutscher.

In gleicher Weise hat Maltz die Charaktereigenschaften definiert, die für ein krankes Selbstbild sorgen. Vermeide also die folgenden Charaktereigenschaften:

Frustration und Hoffnungslosigkeit. Frustration ist kein guter Begleiter, wenn du deine Ziele erreichen willst. Wenn du aus Frust, Sorgen oder Selbsthass einen neuen Abnehmversuch startest, wird genau das immer im Mittelpunkt stehen. Niemand kann sich auf Dauer motivieren, wenn er sich im Grunde selbst hasst und ständig frustriert ist.

Fehlgeleitete Aggressivität. Die meisten beruhigen ihre Wut oder ihren Zorn, indem sie essen. Das ist fehlgeleitete Aggressivität. Wut sollte durch Arbeit oder Sport besänftigt werden. Wenn du also wütend wirst, solltest du die Emotion nicht mit Nahrung unterdrücken, sondern produktiv ausleben.

Unsicherheit. Wer nichts tut, kann auch nichts falsch machen. Das mag stimmen, aber dann ändert sich auch niemals etwas zum Positiven. Wir verunsichern uns häufig selbst, um ein Problem nicht angehen zu müssen oder Verantwortung abzutreten. Diese Unsicherheit äußert sich beispielsweise darin, dass man Situationen über-analysiert und Probleme für sich erschafft, die man meint, vorher lösen zu müssen, ehe man anfängt. Die Folge davon ist, dass wir vor lauter eigens erschaffener Unsicherheit niemals anfangen. Genau deshalb brauchen wir Mut, wenn wir glücklich werden wollen.

Einsamkeit. Alleinsein ist eine Art Selbstschutz. Durch die negativen Erfahrungen früherer Jahre baut sich eine Angst davor auf, verurteilt und verletzt zu werden. Es ist nicht selten, dass stark übergewichtige Menschen sich zurückziehen, isolieren und bewusst den Kontakt zu anderen meiden. Ist man alleine, kann einen auch niemand verletzen. Der Mensch ist allerdings ein soziales Tier und braucht soziale Beziehungen, um glücklich zu werden.

Einen Groll hegen. Wenn du einen Groll gegen jemanden hegst, lebst du ständig in der Vergangenheit, die du nicht mehr ändern kannst. Selbst, wenn es gerechtfertigt ist, Groll zu hegen, wirst du dadurch nichts erreichen. Ganz im Gegenteil: Es wird dir das Gefühl geben, in der Opferrolle zu sein. Wer in der Opferrolle steckt, ist machtlos. Sei dir bewusst, dass Missgunst nicht durch andere Personen oder Handlungen entsteht, sondern durch deine Reaktion auf diese.

Leere. Glück entsteht, wenn du Ziele verfolgst, in denen du Bedeutung siehst. Wenn dich deine Arbeit nicht erfüllt, wirst du dich im Inneren leer fühlen. Viele Millionäre betrinken sich am Wochenende und versuchen sich einzureden, dass sie ihr Leben mit den vielen Partys genießen. Allerdings versuchen sie lediglich die Leere im Inneren durch Alkohol und Geld zu füllen, was nicht funktionieren kann. Das Leben wird lebenswert, wenn du Ziele hast, für die es sich zu kämpfen lohnt.

Das Buch „Psycho-Cybernetics" kann man in folgendem Satz zusammenfassen: ***"Du wirst nicht zufrieden sein, wenn du schlank bist, sondern schlank sein, wenn du zufrieden bist".***

Die meisten Menschen versuchen abzunehmen, weil sie glauben glücklich zu sein, wenn die Waage eine bestimmte Zahl anzeigt. Haben sie diese Zahl auf der Waage dann erreicht, bemerken sie häufig, dass die Freude nur von kurzer Dauer ist, da sie immer noch dieselbe Person sind, wie vor der Abnahme. Genau dann entsteht der Jo-Jo-Effekt, da ihre alten Gewohnheiten, Wertvorstellungen und Glaubenssätze sie wieder einholen.

Dein Äußeres wird widerspiegeln, wie du dich im Inneren fühlst. Wenn du eine körperliche Veränderung anstrebst, musst du dich gleichzeitig um dein Inneres kümmern; also dein Selbstbild. Andernfalls wirst du immer wieder zunehmen.

DER KLICK IM KOPF

„Es war Samstagabend und ich machte mich gerade fertig, um mit meinen Mädels feiern zu gehen. Ich blickte schon neidisch zu meiner Freundin Malena rüber, die auch mitkam. Sie war schon immer gertenschlank. Sie konnte anziehen, was sie wollte und es sah immer toll aus. Nachdem ich gefühlt 20 verschiedene Outfits anprobierte und ich mich in keinem wohl fühlte, beschloss ich einfach das schwarze Langarm-Shirt anzuziehen, das mir immer passte.

Es war mein „Notfall-Outfit", da es alles bedeckte und ich mir keine Gedanken darum machen musste, ob irgendetwas zu eng anliegt. Und dann passierte es. Ich schaute in den Spiegel und heulte in einer Tour los. Das Shirt passte nicht mehr. Mein Bauch schaute unten raus. Ich hatte noch mehr zugenommen.

Ich verbrachte den Abend damit, mir die Seele aus dem Leib zu weinen und im Internet nach Abnehm-Tipps zu suchen. In dem Moment wurde mir klar, dass ich etwas ändern muss. Ich bin noch so jung und schon total unglücklich."

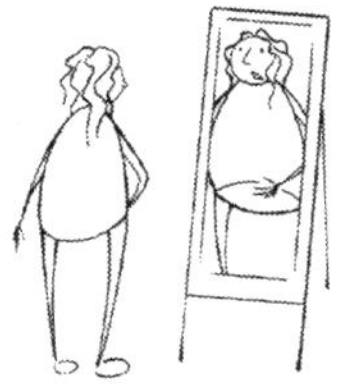

Zufällig stieß ich auf ein Video einer jungen Frau, die dieses Szenario beschrieb. In dem Moment, als sie in den Spiegel schaute und bemerkte, dass ihr Outfit nicht mehr passte, machte es „Klick" im Kopf.

Dieses Erlebnis war der Weckruf, den sie brauchte. Sie hatte laut Eigenaussage vorher schon unzählige Male versucht abzunehmen. Allerdings immer erfolglos. Erst, als sie in diesem Moment so hautnah mit den Konsequenzen des Übergewichts konfrontiert wurde, hat es für sie „Klick" gemacht.

In einem Erfahrungsbericht auf einem Blog las ich von einem weiteren Klick-Moment eines 26 Jahre alten Mannes: *„Ich kam gerade aus dem Urlaub in Spanien zurück und mein Kumpel wollte sich die Bilder anschauen. Alles war schön und gut, bis wir zu den Strandbildern kamen. Ich hatte mich noch nie sonderlich wohl gefühlt am Strand. Ich wusste, dass mir die Bilder vermutlich nicht gefallen werden. Aber das eine Bild lies mir das Blut in den Adern gefrieren. Wir spielten Beach-Volleyball. Auf dem einem Foto tauchte ich gerade nach dem Ball und war leicht vorgebeugt. Es war zwar ein Bild, aber ich konnte den Bauch förmlich schwabbeln sehen. Entschuldigt die Wortwahl, aber ich fühlte mich in dem Moment wie ein Hängebauchschwein. Ich war so unfassbar erschrocken, dass sich die 2 Sekunden, die wir das Bild anschauten, wie Stunden anfühlten. Als mein Kumpel später weg war, schaute ich mir das Bild noch einmal alleine an. Mehrere Sekunden starrte ich unglaubwürdig auf das Bild. War das wirklich ich? Es war mir gar nicht bewusst, wie schlimm das aussieht. So ein Bild wollte ich nie wieder von mir sehen. Nie wieder."*

Faszinierend fand ich auch den Klick-Moment eines 52 Jahre alten Amerikaners Steve, der nach einer Arztdiagnose beschloss, etwas in seinem Leben zu ändern: *„In den letzten Jahren hatte ich mich einfach etwas gehen lassen. Ich wurde zu bequem und habe öfter mal was zu essen bestellt oder Fertigzeugs gegessen, statt frisch zu kochen. Und zu viele Chips. Ich liebe Chips. Aber dafür habe ich 5 Jahre später auch die Quittung bekommen. Eines Montagmorgens ging es mir einfach nicht gut. Ich war schlapp, antriebslos und ein leichtes Schwindelgefühl machte sich breit. Ich war schon die vergangenen 2 Wochen trotz ausreichend Schlaf den Tag über energielos und müde, also ging ich zum Arzt. Diagnose: Diabetes Typ 2. Mein Herz pochte auf einmal wie verrückt. Der Arzt verschrieb mir Insulinspritzen. Als ich die Spritzen zum ersten Mal sah, wusste ich, dass ich 2 Möglichkeiten habe: Entweder, ich finde mich einfach damit ab und nehme Medikamente und Spritzen für den Rest meines Lebens. Oder ich übernehme Verantwortung für mein Leben. Ich entschied mich für Option 2. Heute habe ich 28 Kilo abgenommen, der Diabetes ist geheilt und ich bin medikamentenfrei."*

Diese Klick-Momente, in denen man sich dazu entscheidet abzunehmen, werden häufig durch das Anprobieren von Klamotten, dem Ansehen alter Bilder oder einer Diagnose ausgelöst. Es können aber auch alltägliche Dinge sein. Vielleicht kommt beim Einnehmen von Medikamenten plötzlich der Gedanke *„Wie lange will ich die Dinger eigentlich noch nehmen?"* auf, vielleicht realisiert man irgendwann, dass man keinen Stuhl mehr brauchen möchte, um sich die Schuhe anzuziehen. Vielleicht beschließt man irgendwann aus heiterem Himmel, dass man nicht mehr wie ein Hund hecheln möchte, nachdem man ein paar Treppenetagen hochläuft.

Mein persönlicher Klick-Moment kam zustande, als mein Vater unvorhergesehen einen Herzinfarkt erlitt und ich sah, wie sehr uns als Familie diese Situation belastete. Das wollte ich ihnen nicht noch einmal antun. Mit meinem Gewicht von über 140 Kilo auf 1,76m war es ehrlich gesagt nur eine Frage der Zeit, bis ich auch einen Herzinfarkt bekomme. Ich wollte nicht schon in jungen Jahren auf Medikamente angewiesen sein, später im Rollstuhl landen oder so schwer werden, dass ich das Haus nicht mehr verlassen kann. All diese Ängste hatte ich auch vorher schon. Aber als ich die Patientenverfügung meines Vaters in Händen hielt, kamen sie gebündelt an die Oberfläche.

Heißt das also, dass man auf ein tragisches Schlüsselerlebnis im Leben warten muss, um abzunehmen? Nein. Diese Klick-Momente sollen viel mehr verdeutlichen, dass eine innere Bereitschaft da sein muss, um sein Übergewicht anzugehen. Es muss ein Gedankenwandel stattfinden. Es ist der Unterschied zwischen *"Ich versuch es mal"* und *"Ich mache es"*. Man muss sich die Konsequenzen seines Gewichts vor Augen führen und sich fragen, ob man so wirklich weiterleben möchte. In diesen Klick-Momenten wird man mit diesen Konsequenzen hautnah konfrontiert. Aber wäre es nicht klüger, es gar nicht erst soweit kommen zu lassen? Muss der Diabetes wirklich erst an die Haustür klopfen, bis man etwas dagegen unternimmt?

Das Problem ist, dass es sehr leicht ist, einfach abzuwarten und nichts zu tun. 10 Kilo zu viel machen heute kaum einen gesundheitlichen Unterschied aus. Wenn daraus 6 Monate später 15 Kilo geworden sind, ist das auch nicht weiter wild. **Aber aus 15 Kilo werden über die Jahre 20, 30, 40 oder 80 Kilo Übergewicht.** Irgendwann steht man morgens vor dem Spiegel, nachdem man gerade eine Reihe verschiedener Medikamente eingenommen hat und fragt sich, wie man es so weit hat kommen lassen.

Dieser Klick-Moment ist der erste Schritt zu der geistigen Transformation. Wenn du jetzt einen Klick-Moment brauchst, dann stell dich nackt vor den Spiegel und frag dich, was du heute in 5 Jahren im Spiegel sehen wirst, wenn du so weitermachst. Wenn dir diese Vorstellung nicht gefällt, dann ändere etwas. Aber nicht in 5 Jahren, sondern heute.

WAS IST DEIN „WARUM"?

In jeder Staffel der Fernsehsendung „The Biggest Loser" gibt es eine Folge, in der Tränen fließen.

Ich meine nicht die erste Sporteinheit (obwohl dort so manch einer auch den Tränen nahe ist), sondern die Folge, in welcher die Teilnehmer ihr „Warum" herausfinden sollen. Sie sollen den Grund erforschen, warum sie sich beworben haben. Weshalb sie bereit sind, all diese Strapazen auf sich zu nehmen. Zu Beginn halten sich die Teilnehmer noch zurück und geben oberflächliche Antworten, wie *„Ich will mich wohler fühlen"* oder *„gesünder sein"*. Das ist schön und gut, aber nicht der echte Grund.

Genau das wissen auch die Trainer vor Ort. Also bohren sie tiefer: *„Warum willst du dich wohler fühlen?", „Warum willst du gesünder sein? Vor welchen Krankheiten hast du Angst?"*. Die Antworten auf diese Fragen können sehr unangenehm sein, weshalb sich anfangs keiner traut, sie zu beantworten. Sobald sich die Kandidaten öffnen und die wahren Gründe erforschen, werden die Augen aller Beteiligten plötzlich ziemlich feucht.

- *Ich wünsche mir mehr Akzeptanz von anderen*
- *Ich will nicht sofort als faul verurteilt werden*
- *Ich habe Angst vor der Zukunft*
- *Ich will Vorbild für meine Freunde und Familie sein*
- *Ich fühle mich in meinem eigenen Körper eingesperrt*
- *Ich will nicht auf Medikamente angewiesen sein, um ein normales Leben zu führen*

- *Ich habe Angst, keinen Partner finden zu können*
- *Ich habe Angst, dass mich mein Partner verlässt*
- *Ich habe Angst davor, im Rollstuhl zu enden*
- *Ich habe Angst, früh zu sterben und meine Familie zurückzulassen*
- *Ich will nicht, dass mich mein Gewicht daran hindert, meine Träume zu verwirklichen*

Klingt etwas tiefgründiger, als „*Ich will mich wohl fühlen*", oder?

Das ist das „Warum": Der eigentliche Grund, warum man abnehmen will. Ihn zu erforschen, zu akzeptieren und mit der Welt zu teilen, erfordert Mut. Eine Menge Mut. Du findest dein Warum nicht auf Anhieb, sondern indem du ein paar Mal *warum?* fragst. Lass mich das erklären.

Wenn man stark übergewichtige Menschen fragt, warum sie abnehmen möchten, lautet die Antwort oftmals „*Ich will gesünder werden*". Logisch, wer will das nicht? Aber das ist nicht der wahre Grund. Also fragen wir „*Warum willst du gesünder werden?*".

„*Weil ich keine Krankheiten bekommen möchte.*" Schon besser. Aber es geht noch etwas genauer: „*Warum willst du keine Krankheiten bekommen?*"

„*Weil ich nicht eines Tages einen Herzinfarkt bekommen möchte.*" Okay, wir kommen der Sache näher. Aber der Grund liegt noch ein wenig tiefer. Wir fragen noch ein letztes Mal, warum.

„*Weil ich nicht will, dass ich wegen des Übergewichts meine Familie zurücklasse.*" Bingo. Da haben wir das Warum. Den echten, emotionalen Grund, warum man abnehmen will. Um ihn zu erfahren, musst du die Schichten der Zwiebel so lange pellen, bis du am Kern ankommst. Sich diese Fragen zu stellen, ist unangenehm. Nicht jeder traut sich, die Angst zu erforschen, denn das kann ein Minderwertigkeitsgefühl erzeugen. Man muss sich eingestehen, dass man ein Problem hat.

Dein Warum gibt dir die nötige Kraft durchzuhalten, wenn du kurz vor dem Aufgeben bist.

Viele Menschen starten einen Abnehmversuch, weil das die Umwelt von ihnen erwartet oder sie sich denken: "*Ich müsste ja mal was machen*" oder "*Das Gewicht stört mich ja schon*". Genau das ist der Fehler. Dabei ist keinerlei Motivation zu erkennen. Versucht man ohne wirklichen Grund abzunehmen, bleibt es genau dabei: einem Versuch. Hast du allerdings eine tiefliegende Motivation, warum du dein Leben ändern möchtest, verleiht dir das den nötigen Biss, um am Ball zu bleiben. Auch, wenn dir unterwegs Steine in den Weg gelegt werden.

Vielleicht hilft diese Metapher: Als Seemänner früher auf hoher See unterwegs waren und weder Land noch andere Schiffe sehen konnten, mussten sie sich irgendwie orientieren. Um sie herum sahen sie nur das große, weite Meer. Sie hatten nur eine Option: Den Polarstern. Er diente den Seemännern als Orientierungspunkt, um herauszufinden, welchen Kurs sie aufnehmen sollten.

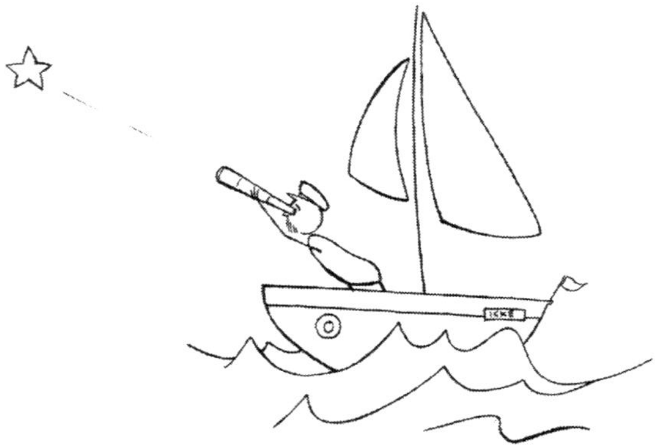

Dein Warum ist dein Polarstern. Stell dir vor, auch du bist auf hoher See. 360 Grad um dich herum sieht alles gleich aus. Alles, was du siehst, ist das Meer und Wellen. Wenn du keinen Polarstern am Himmel siehst (also kein Warum hast), fährst du mit deinem Schiff ziellos umher. Genau das passiert den Menschen, die ohne echtes Warum abzunehmen versuchen.

Nur mit dem Polarstern am Himmel kannst du Kurs auf die Insel nehmen, andernfalls wirst du nie am Ziel ankommen. Du wirst dich von Diät zu Diät hangeln, mal 5 oder 10 Kilo abnehmen, aber immer wieder in alte Gewohnheiten verfallen, wenn du keinen Polarstern hast.

Einen Polarstern zu definieren hilft dir aber nicht nur dabei anzukommen, sondern auch durchzuhalten. Im Lichte des Polarsterns werden alle Opfer erträglich. Was meine ich damit?

Als ich damals beschloss mich selbständig machen zu wollen, steckte ich gerade im 6. Semester meines Studiums. Für mich stand fest, dass ich nicht weiter studieren möchte. Da ich aber die Dinge beende, die ich anfange, musste ich noch die Bachelorarbeit hinter mich bringen.

Da ich der „typische" Student war, der alles auf den letzten Drücker erledigt, ging ich davon aus, dass ich die Bachelorarbeit bis eine Woche vor Abgabetermin nicht anrühre. Nur um dann mit viel zu viel Kaffee die Nächte durchzuschreiben, weil ich zu faul war, frühzeitig anzufangen.

So lief das jedenfalls bisher bei sonstigen Hausarbeiten und Klausuren. Aber es geschah etwas Unvorstellbares: Ich fing sofort an, setzte mich regelmäßig in die Uni-Bibliothek, um an der Arbeit zu schreiben und vertrödelte keine Zeit. Ich war 3 Wochen vor Abgabetermin fertig. Was war in mich gefahren?

Die Bachelorarbeit stand im Lichte meines Polarsterns. Ich wollte mich unbedingt selbständig machen und damit anfangen, anderen Menschen beim Abnehmen zu helfen. Dieses Ziel war mein Polarstern am Himmel, in dessen Lichte alles erträglich wurde. Ich betrachtete auch die Bachelorarbeit in genau diesem Licht: **Somit war sie nicht länger ein großes, haariges Ungetüm, sondern ein notwendiger Schritt hin zu meinem großen Ziel der Selbständigkeit.**

Diese Betrachtungsweise änderte alles für mich. Im Lichte des Polarsterns wurde die Bachelorarbeit nicht nur erträglich, sondern hat sogar Spaß gemacht.

Im Lichte deines Polarsterns ist es keine Qual, auf die Chips zu verzichten. Im Lichte deines Polarsterns verzichtest du gerne auf die Chips, weil du diesen Verzicht als notwendigen Schritt zu deinem großen Ziel ansiehst. Im Lichte deines Polarsterns treibst du gerne Sport, ernährst dich gerne gesund und empfindest eine ehrliche Freude daran. Denn all das siehst du nun als nächsten Schritt hin zu deinem großen Warum an.

Auch, wenn es Überwindung kostet, solltest du dich mit deinem Warum beschäftigen. Was ist der echte Grund, weshalb du das Gewicht loswerden willst? Wofür lohnt es sich zu kämpfen? Was macht die Strapazen erträglich? Vielleicht willst du dir selbst etwas beweisen. Vielleicht machst du es für jemand anderen. Vielleicht willst du ein Vorbild für Familie und Freunde sein. Wer weiß. Schreib dir dein Warum auf und rufe es dir immer wieder ins Gedächtnis, wenn du schwere Zeiten durchmachst.

Was ist dein Polarstern, der dir den Weg zeigt?

SCHUHE IN AFRIKA

Zwei Schuhverkäufer unterschiedlicher Schuhfabriken bekommen gleichzeitig den Auftrag, in einer afrikanischen Kleinstadt den Markt zu erkunden und dort den Schuhverkauf anzukurbeln.

Die beiden Verkäufer kennen sich nicht und wissen voneinander auch nichts. Beide reisen gleichzeitig mit demselben Flugzeug an. Sie übernachten im selben Hotel. Beide sind nachmittags angekommen und entschließen sich, am nächsten Tag die Kleinstadt zu erkunden.

Sie beobachten das Geschehen in der Gegend, die Menschen auf der Straße und machen sich einen ausgiebigen Eindruck von der Situation in dem Gebiet. Am Abend greifen beide zu ihrem Laptop und schreiben dem Vertriebsleiter ihrer Firma eine E-Mail.

Der eine schreibt:

„Hallo Herr Müller. Ich bin gerade angekommen und habe mir einen glasklaren Eindruck verschaffen können. Ich habe sofort erkannt: Hier trägt niemand Schuhe. Es ist aussichtslos, hier eine neue Zentrale zu errichten. Wer soll bei dieser Hitze und Armut Schuhe kaufen? Ich reise heute noch ab. Gruß, Armin Hoffnungslos."

Der andere schreibt:

„Hallo Herr Maier. Ich bin gerade angekommen und habe mir einen glasklaren Eindruck verschaffen können. Ich habe sofort erkannt: Ein komplett unerschlossener Markt liegt ungenutzt vor uns! Es ist der pure Wahnsinn. Hier trägt niemand Schuhe. Wieso ist noch niemand auf die Idee gekommen, Schuhe zu verkaufen?

Schicken Sie schnell 2 Container mit Sandalen, bevor andere merken, was für eine riesige Chance das ist. Ich mache mich sofort auf die Socken und suche nach Vertriebspartnern in der Stadt. Gruß, Hennes Zuversicht."

Die beiden Männer hatten dieselben Voraussetzungen und waren derselben Situation ausgesetzt, aber sie hatten eine vollkommen andere Sichtweise. Der eine hat sich nur auf das Negative, der andere auf das Positive konzentriert.

Bevor dich eine Information erreicht, durchläuft sie einen Filter in deinem Kopf. Unterschiedliche Menschen haben unterschiedliche Filter. So kommt es vor, dass manche Menschen verschiedene Meinungen zur selben Information haben, wie in der Geschichte oben.

deine Umwelt, Erfahrungen und deine Erziehung formen einen Filter in deinem Kopf, durch den du Dinge betrachtest und bewertest. Wir können uns diesen Filter wie eine Brille vorstellen, durch die wir blicken. Das wohl bekannteste Beispiel ist die „rosarote Brille". Wer frisch verliebt ist, ignoriert oft störende Kleinigkeiten am Gegenüber, nimmt andere Personen auf einmal als viel netter wahr und man selbst könnte die gesamte Welt umarmen. In diesem Moment setzen wir unsere „Standardbrille" ab und ersetzen sie durch die „rosarote Brille."

Ein weiteres Beispiel ist die Elternschaft. In den meisten Fällen werden werdende Eltern entweder genauso wie ihre Eltern damals oder das komplette Gegenteil. In dem Fall sind ihre Ansichten durch die eigene Erziehung geprägt. Du hast auch eine Brille auf. Deine Brille sagt dir vielleicht *„Sport ist Mord"* oder *„ich bin nicht der Typ, der Tagebuch führt."*

Ich hatte 18 Jahre meines Lebens eine Brille auf, durch die ich Sport als etwas Furchtbares angesehen habe. Geformt durch Erfahrungen, wie beispielsweise dem Schulsport, den Bundesjugendspielen in der Kindheit oder den Schmerzen, die ich beim Joggen mit 140 Kilo verspürt habe. Es hat sehr lange gedauert, bis ich Sport wertschätzen konnte. Ich habe im Laufe meines Gewichtsverlusts erfahren, wie wunderbar Sport ist. Ich habe verstanden, dass er mir ein gesundes, schmerz- und medikamentenfreies Leben ermöglicht. Das Leben, das ich leben will.

Was ich damit sagen möchte: Deine Ansichten und Glaubenssätze haben großen Einfluss auf dein Ergebnis. Wenn du in Armut aufgewachsen bist und gemobbt wurdest, wirst du in dem Glauben aufwachsen, du seist nichts wert. Wirst du allerdings als Kind einer Adelsfamilie geboren, wirst du dich für etwas Besseres halten. Dementsprechend wirst du dich auch verhalten.

Aussagen, wie *„Sport ist Mord"* entstehen also, weil du durch eine Brille schaust, die sich über Jahre auf Grund deiner Erfahrungen, Umwelt und der Erziehung geformt hat. Statt Sport zu meiden, solltest du eine andere Brille aufsetzen. **Wichtig zu verstehen ist, dass dieser Filter im Kopf (die Brille)**

reprogrammiert werden kann. Genauso wie dein aktueller Filter sich über Jahrzehnte langsam durch Erziehung, Umwelt und Erfahrungen geformt hat, kannst du ihn jetzt bewusst zu deinen Gunsten formen, indem du dich neu erziehst, deine Umwelt anpasst und neue Erfahrungen erschließt.

Wie das funktioniert, ergründen wir in den kommenden Kapiteln.

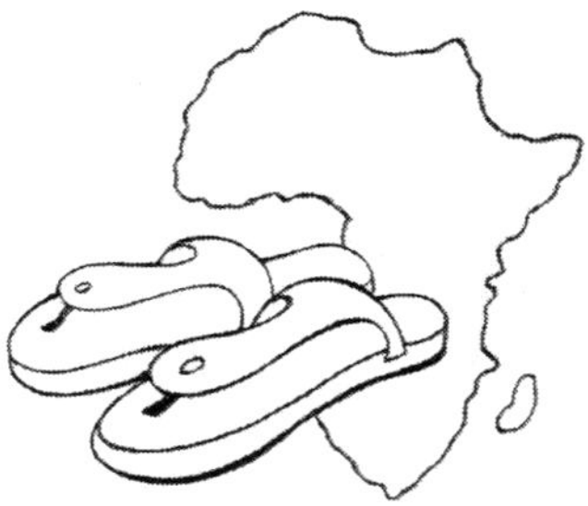

DIE 2 PERSONEN IN DIR

„Wenn du immer wieder das tust, was du immer schon getan hast, dann wirst du immer wieder das bekommen, was du immer schon bekommen hast."
- Paul Watzlawick

Mit Anfang der Studienzeit sah mein Tag ungefähr so aus: Spät aufstehen (selten vor 11 Uhr), ein zu großes, ungesundes Frühstück essen und anschließend bis in die Nacht zocken. Zwischendurch gab es verschiedenste Fertiggerichte. Die Bewegung beschränkte sich auf 1500 Schritte am Tag: Der Weg vom Schreibtisch zum Kühlschrank oder zur Toilette.

Ich hoffte, dass sich mein starkes Übergewicht irgendwann auf magische Weise „von alleine" löst. Also hatte ich nichts an mir oder meinem Lebensstil geändert. Aber wie Paul Watzlawick schon sagte: Wenn du immer wieder das tust, was du immer schon getan hast, dann wirst du immer wieder das bekommen, was du immer schon bekommen hast.

Durch meinen ungesunden Lebensstil war ich genau das: ungesund. Sport habe ich als Qual empfunden und schon nach wenigen Metern war ich aus der Puste. Selbst kurze Strecken wurden mit dem Auto zurückgelegt. Wenn ich mir Bilder aus dieser Zeit anschaue, erkenne ich diese Person nicht mehr. Nicht nur, weil ich mich körperlich verändert habe, sondern auch geistig. Diese Person **war** ein Teil von mir, ist aber mittlerweile verstorben. Es ist wie eine Schlange, die sich häutet und ihre alte Schale zurücklässt.

Nennen wir mein damaliges Ich, das faul, unzuverlässig, dick und ungesund war, der Einfachheit halber Tim A.

Heute versuche ich eine andere Person zu sein. Eine Person, die aktiv ist. Zuverlässig. Gesund. Schlank. Ich arbeite jeden Tag auf die beste Version meiner Selbst hin. Mit jeder gesunden Mahlzeit und jeder Sporteinheit distanziere ich mich weiter von Tim A. Nennen wir der Einfachheit halber diese neue, gesunde, schlanke und aktive Version von mir Tim B.

Auch du hast eine Person B in dir. Es ist die Version von dir, die du sein willst.

Person A (die Person, die du jetzt bist) hat gewisse Ansichten, Glaubenssätze und Wertvorstellungen, die zu dem geführt haben, was du jetzt im Spiegel siehst. Die Gesamtheit deiner Werte und Ansichten führen zu einem bestimmten Gewicht bzw. zu einer bestimmten Lebenslage. **Dein Gewicht ist also nur eine logische Konsequenz aus dem, was du denkst und tust.**

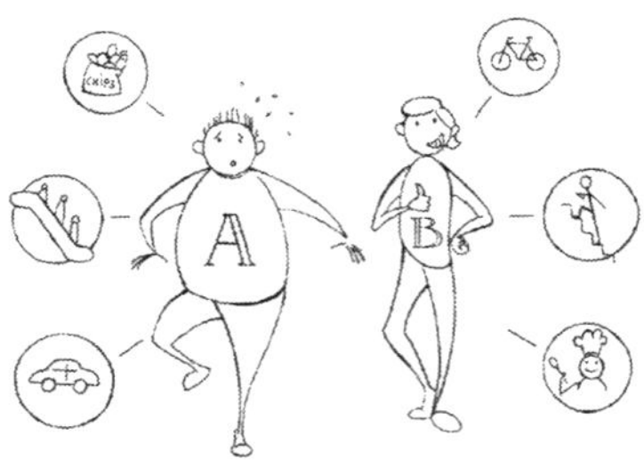

Eine Priorität von deiner Person A könnte sein, dass sie nach der Arbeit auf der Couch mit einer Tüte Chips entspannen will. Diese Priorität hat eine Konsequenz: Auf Dauer nämlich übergewichtig sein. Eine meiner Prioritäten damals war es, den ganzen Tag Computer zu spielen und Fast Food zu essen. Wohin das geführt hat, kannst du dir sicher denken.

Deine Person B hat andere Prioritäten, andere Glaubenssätze und auch andere Ansichten, als Person A. Eine Priorität deiner Person B könnte es sein, dass sie nach der Arbeit direkt ins Fitnessstudio fährt und dort 60 Minuten intensiv trainiert. Die Konsequenz: Ein gesundes Gewicht, körperliche Fitness, mehr Energie, weniger Schmerzen.

Person A wählt den Aufzug, Person B die Treppen. Person A holt sich auf dem Weg zur Arbeit ein Teilchen vom Bäcker, Person B hat ihr Frühstück vorbereitet und mitgenommen.

Person A jammert jedes Mal, wenn sie Sport macht. Person B freut sich auf jedes einzelne Training.

Person A nutzt regelmäßig den Lieferdienst. Person B kocht jeden Tag frisch.

Person B ist die Version von dir, die du gerne sein würdest. Wie genau sie aussieht und welche Überzeugungen sie hat, weißt nur du. Welche körperlichen Eigenschaften hat sie? Was wiegt sie? Hat sie eine schlankere Taille? Einen durchtrainierten Po? Straffe Oberarme?

Welche Charaktereigenschaften hat sie? Ist sie selbstsicher? Herzlich gegenüber anderen? Verantwortungsbewusst? Hält sie ihre Versprechen? Ist sie vertrauenswürdig? Ehrlich?

Hier ist das große Problem: **Menschen nehmen immer wieder zu, weil sie das Gewicht von Person B haben wollen, aber Person A bleiben.** Aber das Gewicht von Person B ist das Ergebnis ihrer Ansichten, Gewohnheiten und Prioritäten. **Du kannst durch strikte Diät und eiserne Disziplin kurzzeitig Gewicht B erreichen, aber niemals erhalten.** Die Ansichten von Person A werden immer wieder dafür sorgen, dass du wieder auf Gewicht A zurückfällst. Sofern du nicht an dir selbst arbeitest und deine Überzeugungen änderst (sprich: dich geistig transformierst), wirst du immer wieder zunehmen.

Stell dir vor, du bist mit einem Gummiband an einen Zaun gefesselt. Du kannst davonlaufen. Vielleicht erreichst du sogar die Ziellinie. Aber irgendwann ist der Zug auf dem Gummiband so stark, dass es dich schlagartig aus dem Ziel und wieder zum Zaun zurückzieht: Du bist wieder am Anfang und nimmst wieder zu. Die meisten versuchen dann schneller zu rennen (weniger essen und mehr Sport machen), statt das Gummiband durchzuschneiden (an sich selbst arbeiten).

Jeden Tag kannst du die Entscheidung treffen, mehr und mehr zu Person B zu werden. Vielleicht hilft diese Metapher: 2 Menschen stehen zur Wahl. Beide kandidieren für den Posten des Kanzlers. Der große Unterschied zu einer herkömmlichen Wahl ist, dass nur du abstimmst. Du hast aber nicht nur eine Stimme, sondern hunderttausende. Du gehst auch nicht zur Wahlkabine, sondern wählst mit deinen Handlungen. Jede Aktion von dir ist eine Stimme für Person A oder Person B. Du wirst die Person, welche am Ende der Wahl mehr Stimmen bekommen hat.

Legst du dich nach der Arbeit mit einer Tüte Chips auf die Couch, hast du Person A gewählt. Gehst du nach der Arbeit ins Fitnessstudio, hast du Person B gewählt. Holst du dir unterwegs etwas Ungesundes zu essen von der Tankstelle, hast du Person A gewählt. Hast du im Vorfeld vorgekocht, hast du Person B gewählt. Person A wählt die Rolltreppe, Person B wählt die Treppenstufen.

So formt sich deine Identität mit der Zeit. **Je öfter du Handlungen von**

Person B ausübst, desto mehr wirst du zu ihr. Person A wird auf dieser Reise rebellieren, denn sie möchte Veränderung vermeiden. Sie möchte, dass du in deiner Komfortzone bleibst. Sie wird dir während des Abnehmens zuflüstern, dass du heute mal Pause machen musst. Sie wird dich auf verschiedenste Wege davon abhalten wollen, dein Leben positiv zu ändern. Wenn du einen Essanfall hast, ist das ein Schutzmechanismus von Person A. Veränderung bedeutet Mut zu fassen, an sich zu arbeiten und Gewohntes hinter sich zu lassen. Und genau das macht Person A Angst.

Wir alle sind zu so viel mehr in der Lage, als wir glauben. In jedem von uns steckt eine bessere, gesündere, schlankere Version, die ein neues, schmerzfreies und aktives Leben führt. Nur diese Person hat dein Wunschgewicht **verdient**. Genauso, wie eine Schlange sich über längere Zeit häutet, musst du Stück für Stück Person A entwachsen und zu Person B werden. Jeden Tag, Schritt für Schritt.

Die Frage lautet nur: Wie werden wir zu dieser Person B?

EINE NEUE PERSON WERDEN

"Wie wird man ein Schmetterling?" fragte die Raupe nachdenklich. *"Du musst so sehr fliegen wollen, dass du bereit bist, deine Existenz als Raupe aufzugeben."* Antwortete der Schmetterling.

Stell dir vor, du bist alleine im Wald unterwegs. Plötzlich erscheint eine magische Fee vor dir, welche nur mit dem Zauberstab schwingen muss, um dir jeglichen Wunsch zu erfüllen. Sie verspricht dir, dich zu der Person zu machen, die du sein willst. Wie würdest du der Fee diese Person beschreiben?

Zum einen musst du die körperlichen Merkmale dieser neuen Person kennen. Wie sieht Person B aus? Was sieht sie im Spiegel? Ist der Bauch flacher? Sind die Oberschenken weniger breit? Die Arme straffer? Welchen Körper hättest du gerne?

Zum anderen zählen natürlich auch die geistigen Merkmale. Wie geht diese Person B mit anderen Menschen um? Worauf legt sie Wert? Was sind ihre Prioritäten? Welchen Gesundheitsstatus hat sie? Was sind ihre Ambitionen?

Um zu einer neuen Person zu werden, musst du eine genaue Vorstellung von ihr haben. Du kannst nur etwas finden, wenn du weißt, wonach du suchen musst. Der erste Schritt ist es also, deine Person B zu definieren. Körperlich, als auch geistig. Nimm dir ein Notizbuch und beschreibe für dich ganz genau Person B. Was würdest du der Fee aus dem Wald sagen?

Um dir ein wenig auf die Sprünge zu helfen, ist hier ein persönliches Beispiel meiner Person B: Wenn ich in den Spiegel schaue, sehe ich klar definierte Bauchmuskeln, pralle Oberarme, eine stolze Brust, einen breiten Rücken und ein selbstsicheres Lächeln. Mein Aussehen ist mir wichtig, aber genauso meine Gesundheit. Ich ernähre mich überwiegend gesund und gehe 5 Mal die Woche ins Fitnessstudio. Mein Körper ist frei von Krankheiten, Medikamenten und Schmerzen. Ich habe scheinbar unerschöpfliche Ausdauer und ich liebe meinen Körper, statt mich dafür zu schämen.

Tim B ist ehrlich, selbstbewusst und integer. Ich halte meine Versprechen, setze mir hohe Ziele und erreiche sie, indem ich jeden Tag an ihnen arbeite. Ich beschwere mich nicht, sondern konzentriere mich auf das, was ich ändern kann. Ich strahle Wärme, Autorität und Zuversicht aus.

Das ist nur ein kurzer Ausschnitt. Du solltest deine Person B nach deinen Vorstellungen formen und erschaffen.

Wir erstellen zuerst eine genaue Vorstellung von Person B, um dann Schritt für Schritt zu dieser Person zu werden. Du hast jeden Tag die Chance, dich mehr und mehr zu dieser Person zu verwandeln. **An jedem Tag ist Wahltag und mit jeder Aktion wählst du entweder Person A oder Person B.**

Bevor wir im nächsten Kapitel auf die Strategien eingehen, um Person B zu werden, möchte ich dich an das Konzept der Brille erinnern, das du aus den vorherigen Kapiteln kennst. Du weißt nun, dass deine bisherigen, täglichen Erfahrungen der Kindheit, Erziehung und Umwelt eine Art Filter gebildet haben, durch den du alle Informationen betrachtest (visualisiert als Brille, die man aufsetzt).

Wenn du in jungen Jahren schlechte Erfahrungen mit Sport gemacht hast, siehst du Sport heute womöglich als etwas Furchtbares an. Genauso, wie deine bisherigen Erfahrungen deine Brille geformt haben, können heutige Erfahrungen deine Brille formen und dich zu jemand neuen machen.

Das Ziel ist es also, eine neue Brille aufzusetzen und den Filter im Kopf umzuerziehen. **Indem wir für tägliche, positive Erfahrungen sorgen, setzen wir dir eine neue Brille auf. Dadurch entstehen auf Dauer neue Sichtweisen, neue Gewohnheiten und auch ein neues Gewicht, das unweigerlich aus diesen neuen Gewohnheiten resultiert.**

Es liegt in deiner Verantwortung dafür zu sorgen, täglich positive Erfahrungen zu erschaffen und sich auf das Gute im Leben zu konzentrieren. Die Frage lautet nun: Wie schaffen wir das?

PRAKTISCHE UMSETZUNG

Der Schlüssel zu dauerhafter Veränderung lautet Kontinuität.

Wenn du konstant für positive Erfahrungen sorgst, wirst du auch auf Dauer Veränderung herbeiführen. Dafür stehen dir verschiedenste Möglichkeiten zur Verfügung, die ich dir in diesem Kapitel vorstellen möchte.

Vision Boards

Ein Vision Board ist eine Art Album, mit dem du dir deine Wünsche, Ziele und Träume visualisieren kannst. Ein Vision Board kann beispielsweise eine Pinnwand sein, an die du Fotos deiner Ziele heftest.

Es hilft dir dabei tatsächlich vor Augen zu sehen, was du dir vorgenommen hast. Ziele sind oftmals nur in unseren Köpfen verankert. Dadurch erscheinen sie nicht greifbar. Wenn du deine Ziele auf einem Vision Board manifestierst, wird es dir dabei helfen, Motivation zu tanken, um am Ball zu bleiben.

Dein Vision Board kann ein Fotoalbum sein oder eine Pinnwand. Auf dieser Pinnwand heftest du beispielsweise Bilder von deinem Traumkörper an. Weiterhin kannst du Bilder von Menschen verwenden, die dich inspirieren. Auf meinem Vision Board ist beispielsweise ein Bild vom verstorbenen Apple Chef Steve Jobs, da mich seine Einstellung zum Leben und zum Thema Unternehmertum beeindruckt. Er hat einige Charaktereigenschaften, die meine Person B adaptieren soll.

Darüber hinaus kannst du Bilder von Orten auf deinem Vision Board anbringen, die du gerne bereisen möchtest. Du kannst ein Bild vom Strand anbringen, an dem du dich wieder ohne Scham zeigen können möchtest. Auch Materielles kannst du dort verewigen. Vielleicht gibt es ein Auto, von dem du schon immer geträumt hast, eine bestimmte Handtasche oder Sonstiges.

Das Vision Board soll dich inspirieren und dir helfen, deine Ziele, Wünsche und Träume zu visualisieren, sodass du jeden Tag erneut an sie erinnert wirst. Es gibt kein „Richtig" oder „Falsch" für ein Vision Board. Deiner Phantasie sind hier keine Grenzen gesetzt. Wenn du auf dein Vision Board schaust, soll es dich daran erinnern, warum du das alles machst und worauf du konkret hinarbeitest.

Affirmationen

> *„Wenn du Apfel-Samen säst, erntest du Äpfel. Wenn du positive Gedanken in deinem Geist säst, erntest du positive Ergebnisse in deinem Leben."*
> – Justin Perry

Affirmationen sind bejahende Aussagen, welche du dir selbst zusprichst oder vorliest. Du kannst sie dir wie kleine Pflanzensamen vorstellen, die du in deinem Hirn pflanzt. Mit genügend Pflege und Zeit wachsen sie zu wunderbaren Blumen heran. Nur erntest du bei Affirmationen keine Blumen, sondern positive Gedanken und Erlebnisse.

Möglicherweise hast du in einem Film schon mal gesehen, wie jemand sich vor dem Spiegel anschaut und sich Dinge, wie *„du schaffst das!"* sagt, um sich selbst Mut zu machen. Genau das sind Affirmationen.

Hier sind einige Beispiele:

- *„Ich liebe es, jeden Morgen mit 20 Minuten Sport zu beginnen, um mein Wunschgewicht zu erreichen."*
- *„Ich bin eine unaufhaltsame Person und erreiche alles, was ich mir vornehme."*
- *„Mich bringt nichts aus der Ruhe. Ich behalte zu jeder Zeit einen kühlen Kopf und treffe immer die richtige Entscheidung."*
- *„Ich bin selbstbewusst, zuversichtlich und habe Vertrauen in mich, um zu erreichen, was ich mir vornehme."*
- *„Ich bin die richtige Person für die neue Führungsposition und werde hervorragende Ergebnisse produzieren."*

Es wird dir anfangs seltsam vorkommen, mit Affirmationen zu arbeiten. Aber sie sind eine wunderbare Möglichkeit, jeden Tag für positive Erfahrungen zu sorgen und die Brille neu zu formen. Je öfter und beständiger du Affirmationen liest, desto machtvoller werden sie. Ich habe sie mittlerweile fest in meine Morgenroutine integriert. Jeden Morgen setze ich mich 5 Minuten hin und lese meine Affirmationen. Auch, wenn es ein anstrengender Tag wird, habe ich somit bewusst für positive Erfahrungen gesorgt, um meine Brille neu zu formen.

Affirmationen sind extrem individuell. Ich könnte meine mit dir teilen, allerdings sind sie auf mein Leben abgestimmt. Daher solltest du deine eigenen entwickeln, die dich in deinem Leben unterstützen. Dabei helfen 3 Fragen:

1. Welche Ziele habe ich und was ist notwendig, um diese zu erreichen?
2. Welches Problem in meinem Leben möchte ich lösen?
3. Wovon möchte ich in meinem Leben mehr anziehen (welche Emotionen, welche Menschen)?

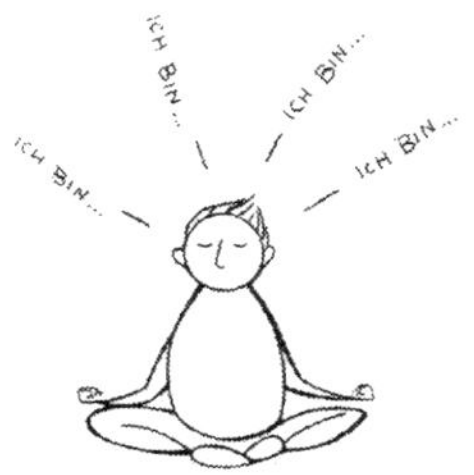

Es könnte beispielsweise der Fall sein, dass du befördert wurdest und nun vor vielen Menschen in deinem neuen Job sprechen musst. Falls dir diese Vorstellung Angst macht, brauchst du mehr Selbstbewusstsein. Basierend auf diesem Problem könntest du die Affirmation *„Ich bin selbstbewusst und genieße es, vor anderen zu sprechen"* oder *„Ich spreche meine Worte mit Überzeugung und Selbstsicherheit"* erschaffen.

Wenn du sehr introvertiert bist und Probleme damit hast, andere Menschen anzusprechen, könnte eine Affirmation von dir *"Mir fällt es leicht, auf andere Leute zuzugehen, ein Gespräch anzufangen und neue Kontakte zu knüpfen"* lauten. Falls du deine Einstellung zu Sport ändern möchtest, könnte die passende Affirmation *"Ich bin sportlich und genieße es, regelmäßig zu joggen, da es gesund für mich ist"* heißen. Ich denke, das Prinzip wird klar.

Bei Affirmationen ist es wichtig, dass sie in der Gegenwart stehen und keine Negativformulierungen beinhalten. Durch die tägliche Wiederholungen positiver Affirmationen wollen wir Botschaften ans Hirn senden. Es gibt einen großen Unterschied zwischen *"Ich BIN selbstbewusst"* und *"Ich werde selbstbewusst"*. Indem wir immer wieder wiederholen, dass wir bereits selbstbewusst sind, verankert sich genau diese Botschaft im Hirn. *"Ich werde selbstbewusst"* hingegen deutet an, dass wir es noch nicht sind. Genau das kommt dann im Hirn an.

Die Aussage *"Ich habe keine Angst davor, vor vielen Menschen zu sprechen"* ist eine sogenannte Negativformulierung, da hier die Angst im Mittelpunkt steht. Genau darauf wirst du dich folglich konzentrieren: Dass du Angst davor hast, vor Menschen zu sprechen. Verwende daher die Positivformulierung *"Ich bin selbstbewusst und genieße es, vor anderen zu sprechen"*. Die beiden Affirmationen sagen im Grund dasselbe aus, senden aber unterschiedliche Botschaften ans Hirn.

Affirmationen bewirken Wunder, wenn du sie täglich und für einen langen Zeitraum wiederholst. Wenn du auch entsprechend deiner neuen Affirmationen handelst, wirst du sehen, dass sie irgendwann wahr werden. Aber dafür musst du sie dir täglich durchlesen. Ich empfehle dir 5-10 Affirmationen aufzuschreiben und sie fest in deine Morgenroutine zu integrieren.

Tagebuch führen

Hätte man mir früher gesagt, dass ich Tagebuch führen soll, hätte ich demjenigen wohl den Vogel gezeigt. Ein Tagebuch zu führen, habe ich als „Mädchenkram" abgestempelt. Eine Einstellung, die ich angesichts meiner 140 Kilo vielleicht hätte überdenken sollen. Ein Tagebuch zu führen, hat 2 überzeugende Vorteile: Es baut aktiv Stress ab und hilft dabei, sich auf das Positive im Leben zu konzentrieren.

Ich habe gemerkt, dass sich mein Kopf „freier" anfühlt, wenn ich regelmäßig in ein Tagebuch schreibe. Der Prozess, seine Gedanken zu Papier zu bringen, ist wie ein tiefes Durchatmen für das Gehirn.

Das ständige Nachdenken über Probleme und Dinge, die einen beschäftigen, erzeugt Stress und wirkt paralysierend. Im Gespräch mit meinen Lesern höre ich immer wieder, wie sie abends Schwierigkeiten beim Einschlafen haben, weil sie ihre Gedanken nicht ausschalten können. Liegt der Kopf auf dem Kissen, kommen die verschiedensten Sorgen und Probleme auf, mit denen man sich mental befasst.

Der handschriftliche Übertrag deiner Gedanken auf Papier wird dir dabei helfen, negative Gedanken zu bändigen. Du kannst es dir vorstellen, wie den Keller aufzuräumen: Viele von uns nutzen unser Gehirn schon lange Zeit als Abstellraum für alle möglichen Gedanken, die aber nie adressiert werden. Genauso, wie in vielen Kellern heutzutage noch allerlei Krimskrams steht, den niemand mehr benötigt. Das Gehirn ist aber ständig im Keller, durchforstet ihn und findet den jahrealten Krimskrams. Und wenn es das tut, fragt es dich jedes mal *„brauchst du das noch?"* Wenn das passiert, kommt die (meist unangenehme) Erinnerung hoch.

Das Aufschreiben löst die Probleme vielleicht noch nicht, ist aber der erste Schritt, den Keller aufzuräumen. Daher empfehle ich dir jeden Abend vor dem Zubettgehen deine Gedanken aufzuschreiben. Was auch immer dich beschäftigt: Schreib es auf. Es fühlt sich so an, als verlierst du emotionalen Ballast, der dich sonst runterzieht.

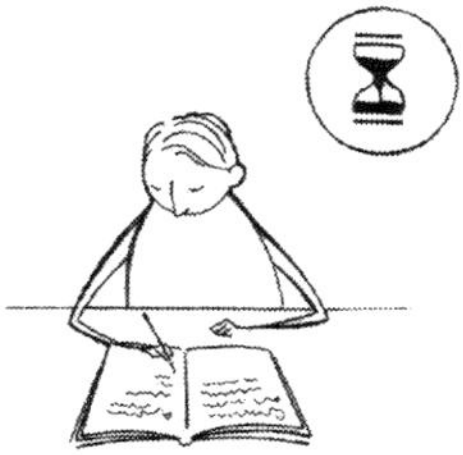

Darüber hinaus ist ein Tagebuch eine wunderbare Möglichkeit, seine Brille durch tägliche, positive Erfahrungen neu zu formen. Ich beginne jeden Tag mit einer Auflistung von 3 Dingen, für die ich dankbar bin (und warum). Dankbarkeit ist die einfachste und schnellste Möglichkeit, um jeden Tag Positives zu erfahren. Du kannst nicht gleichzeitig dankbar sein und Angst empfinden. Es sind Gegensätze, wie Licht und Dunkelheit.

Du kannst für so viele Dinge dankbar sein: das fließende Wasser, die wunderbare Natur, deine Kinder, deine Familie, den warmen Kaffee am Morgen, das warme Bett am Abend und dergleichen. Ich empfehle dir täglich Tagebuch zu führen und mindestens 3 Dinge aufzuschreiben, für die du dankbar bist. Du wirst merken, wie sehr es deinen Kopf befreit.

Beim Tagebuchführen gibt es kein Richtig und kein Falsch. Es ist ein sehr persönliches Buch. Manch einer entlädt einfach nur seine Gedanken auf ein Blatt Papier, ein anderer nutzt ein geführtes Tagebuch. Wie du am Ende des Tages deine Gedanken aufschreibst und Dankbarkeit zeigst, bleibt dir überlassen.

Das Mantra-Dokument

Ein Segelschiff auf hoher See wird ständig durch den Wind vom Kurs abgebracht. Wenn du nicht aktiv gegenlenkst, wirst du niemals am Ziel ankommen. Treibt der Wind dich nach links, musst du den Kurs ausgleichen, um wieder geradeaus zu fahren. Das gilt nicht nur auf hoher See, sondern auch im realen Leben.

Wenn du deine Reise zu Person B antrittst, wird dich der Wind mal nach links, mal nach rechts treiben. Wenn du nicht aufpasst und nicht gegenlenkst, kommst du vom Kurs ab. Um das zu verhindern, solltest du mit einem Mantra-Dokument arbeiten.

Ein Mantra ist eine Phrase, die du immer wieder wiederholst und dich wieder auf Kurs bringen soll. Ein Mantra-Dokument ist ein Dokument mit mehreren Mantren, die dich an deine Ziele und Wünsche erinnern. Es wird keine 5 Minuten dauern, sie jeden Tag zu lesen.

Indem du dein Mantra-Dokument täglich liest, sorgst du dafür, dass dein Schiff nicht durch den Wind vom Kurs abkommt. Stell dir deine Motivation wie ein Lagerfeuer vor: Wenn du nicht regelmäßig neue Holzscheite in das Feuer legst, wird es ausgehen. Wenn du dein Mantra-Dokument liest, legst du ein neues Stück Holz ins Feuer.

Das Mantra-Dokument ist ein komplett privates Dokument, das nur für deine Augen bestimmt ist. Schreibe dort hinein, was dir wirklich wichtig ist. Denke nicht darüber nach, was andere darüber denken könnten. Es sind deine Wünsche, Ziele und Träume.

Hier ist ein beispielhaftes Mantra von mir:

„Ich mache meine Gesundheit und Fitness zu einer Priorität. Ich scheue mich nicht davor, Geld und Arbeit in mich, meinen Körper und meine Gesundheit zu investieren. Ich liefere meinem Körper frische und unbehandelte Nahrung, die es mir erlaubt, Höchstleistungen zu erbringen und gesund zu bleiben.“

Mein Mantra-Dokument besteht aus 5 Mantren, die mich täglich an das erinnern sollen, was mir wichtig ist. Genauso wie Affirmationen, lese ich sie kurze Zeit nach dem Aufstehen. So ist sichergestellt, dass ich keinen Tag auslasse.

Deine Mantren sollten folgende Fragen beantworten:

- Was für ein Mensch willst du sein?
- Welche Prioritäten möchtest du dir selbst setzen?
- Welche Charaktereigenschaften willst du adaptieren?
- Warum willst du die Ziele erreichen, die du dir gesteckt hast?

Falls dir das Konzept noch etwas unklar erscheint, sind hier noch ein paar Beispiele meines Mantra-Dokuments:

- *„Ich denke weit in die Zukunft und Langzeit. Ich weiß, dass viele meiner heutigen Aktivitäten auf morgen keinen Einfluss haben werden. Aber ich weiß auch, dass sich mein heutiger Fleiß Monate später auszahlen wird. Daher investiere ich heute viel Arbeit, um die Früchte später zu ernten."*
- *„Ich übernehme volle Verantwortung. Ich gebe niemand anderem die Schuld oder Macht über mich oder meinen Erfolg. Ich bin zu 100% lösungsorientiert und realisiere, dass ich am Ende des Tages immer die Macht habe, etwas zu ändern."*
- *"Ich entscheide mich dazu, das Leben meiner Träume zu kreieren. Ich tue die notwendigen Dinge, um meine Wünsche Realität werden zu lassen, egal, wie unerreichbar oder unwahrscheinlich sie scheinen. Ich gebe niemals auf und gehe keine Kompromisse ein, wenn es um mein Wohlbefinden und meine Träume geht."*

Der Film „50 erste Dates" handelt von Henry, der sich in eine Frau namens Lucy verliebt, die an Amnesie leidet. Jeden Tag vergisst Lucy den Vortag. Sie kann sich also nie an das erste Date mit Henry erinnern, weshalb die beiden 50 „erste Dates" erleben.

Henry nimmt irgendwann eine Videokassette auf, welche Lucy sich jeden Tag anschauen kann, um sich an die vergangenen Ereignisse zu erinnern. Genau so funktioniert das Mantra-Dokument.

Wir Menschen setzen uns zu Beginn häufig große Ziele, aber irgendwie verwässern diese immer mehr und mehr, wenn wir uns nicht aktiv an sie erinnern (Stichwort: Neujahrsvorsätze). Lies dir also jeden Tag deine 5 Mantren durch, um nicht vom Kurs abzukommen.

PRAKTISCHE ÜBUNG: BRIEFE SCHREIBEN

Eine wunderbare Übung, um die Reise hin zu Person B anzutreten und Person A hinter dir zu lassen, ist das Schreiben von Briefen.

Ein wichtiger Schritt hin zu Person B ist mit Vergangenem abzuschließen. Verfasse daher einen Abschiedsbrief an Person A, in dem du mit deinem alten Leben abschließt und die Zukunft einleitest. Ein Beispiel könnte so aussehen:

Liebe Person A,

Es wird Zeit, etwas zu ändern. Du hast deutlich zu viel auf den Rippen, bist zu faul geworden, schnaufst nach wenigen Treppenstufen wie ein Pferd und fühlst dich in keiner Kleidung mehr wohl. Du hast Schmerzen bei kleinsten Bewegungen und kannst auf Grund deines Gewichtes Dinge nicht tun, die für andere absolut selbstverständlich sind: Achterbahn fahren, Schnürsenkel ohne Atemnot binden oder sich ohne Scham am Strand zu sonnen. Wenn es so weitergeht, erkrankst du noch an Diabetes, landest im Rollstuhl oder noch schlimmer. Bis hierhin und nicht weiter.

Dabei geht es nicht darum, dich fertig zu machen. Es geht darum, dir vor Augen zu führen, wo du landest, wenn du weitermachst wie bisher.

Im selben Atemzug solltest du einen Brief an deine zukünftige Person B schreiben. Wie wird dein Leben aussehen, wenn du Person B bist? Wenn dein Gewicht dich nicht mehr einschränkt? Wie fühlst du dich dann?

„Liebe Person B,

du kannst stolz auf dich sein! du bist kerngesund, wirkst 10 Jahre jünger, als du tatsächlich bist, dir passen wieder deine Lieblingsklamotten und du strahlst regelrecht vor Freude.

Seitdem du das Gewicht verloren hast, hast du viel mehr Energie. Du steckst alle mit deiner guten Laune an. Du bist eine fürsorglichere Mutter geworden, ein top Vorbild für deine Kinder und du schämst dich nicht mehr für deinen Körper, sondern liebst ihn. Deine Arme schwingen beim Winken nicht mehr nach, deine Oberschenkel sind viel straffer und dein Bauch flacher."

Dieser Brief ist eine Quelle der Motivation. Lies ihn dir durch, wenn du am Boden bist. Stelle dir vor, wie dein Leben ist, wenn du die beste Version von dir selbst wärst.

ZIELE SETZEN

Jerry Seinfeld ist ein extrem erfolgreicher, amerikanischer Komödiant. Viele seiner Kollegen fragten sich, was das Geheimnis hinter seinen unterhaltsamen Witzen war. In einem Interview verriet er es.

„Das Geheimnis ist simpel. Um bessere Witze zu schreiben, musst du dich täglich auf deinen Hintern setzen und Witze schreiben." Das klingt in der Tat nicht sonderlich spannend. Jerry hatte allerdings eine Methode entwickelt, um sich selbst zu motivieren, jeden Tag Witze zu schreiben.

Er besorgte sich einen großen Wandkalender, der das gesamte Jahr zeigte. Jeden Tag, an dem er Witze schrieb, markierte er mit einem großen, roten X. *„Nach ein paar Tagen hat man eine Kette gebildet. Jeden Tag wird die Kette länger und länger. Nach einer Weile willst du die Kette nicht mehr unterbrechen."* Behalte diese kleine Geschichte im Hinterkopf.

Das Ziel beim Abnehmen ist es nicht Gewicht zu verlieren, sondern später nicht wieder zuzunehmen. Das geht nur, wenn du deine Ernährung dauerhaft umstellst und gleichzeitig eine geistige Transformation zu Person B durchläufst. In dem Zusammenhang macht es vielleicht mehr Sinn, wenn ich sage: Setze dich nicht unter Druck ein bestimmtes Gewicht zu einem bestimmten Zeitpunkt erreichen zu müssen, sondern konzentriere dich darauf, Tag für Tag die Dinge zu tun, die notwendig sind.

Üblicherweise werden sich Ziele, wie „15 Kilo weniger bis zum Geburtstag" gesetzt. Wenn wir uns nur auf eine Zahl auf der Waage zu einem bestimmten Zeitpunkt konzentrieren, lassen wir all die anderen Vorteile außer Acht, die das Abnehmen mit sich bringt. Mit jedem verlorenem Kilo wirst du gesünder, vitaler und schmerzfreier. Wenn du dich nur auf die Waage fixierst, kann es sein, dass du an Tag X „nur" 13 der gewollten 15 Kilo verloren hast und enttäuscht von dir bist. Dass du gesünder geworden bist, 2 oder 3 Kleidergrößen verloren hast, wird im Lichte des Wiegeergebnisses vergessen.

Setze dir daher keine Zwischenziele. **Konzentriere dich lieber darauf, Tag für Tag zu der Person zu werden, die du sein möchtest.** Wenn du oft genug die Dinge tust, die eine gesunde Person tut, wirst du zwangsweise ein gesundes Gewicht erreichen. Das Abnehmen ist dann quasi ein netter Nebeneffekt.

Sich ständig neue Deadlines und Gewichtsziele zu stecken endet oftmals in Enttäuschung oder verleitet dazu, drastische Maßnahmen zu ergreifen. Wenn die Deadline immer näher rückt und das Ziel noch in weiter Ferne ist, kürzt man oftmals die Kalorien auf ein ungesundes Level oder beginnt, exzessiv Sport zu treiben. Erreicht man das Ziel dann dennoch nicht, endet es häufig in einem Essanfall, weil man enttäuscht von sich ist.

Worauf ich hinaus möchte: **Der Weg ist das Ziel.** Stell dir vor, du bist auf hoher See und dein Schiff ist untergegangen. Um dich herum ist alles in dichten Nebel gehüllt. Der Weg zur nächsten Insel ist durch Fässer im Wasser gekennzeichnet. Diese Fässer sind im selben Abstand voneinander im Meer angebracht. Folgst du ihnen, wirst du früher oder später zur Insel gelangen. Alles, was du tun musst, ist von Fass zu Fass zu schwimmen. **Alles, was du beim Abnehmen tun musst, ist konstant die Dinge zu tun, die dich zum Ziel bringen.** Irgendwann ist Land in Sicht. Irgendwann berühren deine Zehen den Sand der Insel. Wann das passieren wird, ist unklar. Aber das ist auch nicht wichtig. Denn solange du einfach nur von Fass zu Fass schwimmst, wirst du ankommen.

Jede gesunde Mahlzeit, jede Sporteinheit ist ein Fass im Wasser. Jeden Tag hast du die Möglichkeit, mehr und mehr zu Person B zu werden. Darauf solltest du dich konzentrieren. Kontinuität ist einer der wichtigsten Faktoren, wenn du abnehmen willst. Wenn du konstant die Dinge tust, die notwendig sind, wirst du dein großes Ziel früher oder später erreichen. Es gibt keine magische Pille und keine magische Diät, die dir die Arbeit abnehmen kann.

Dabei hilft es, deinen Fortschritt zu visualisieren. Die einfachste Form der Visualisierung ist die Kalendermethode von Jerry oder beispielsweise eine Büroklammerkette. Für jedes verlorene Kilo hängst du eine Büroklammer an die Nächste, sodass sich nach und nach eine Kette bildet. Hänge sie dort auf, wo du sie immer im Sichtfeld hast. So machst du deinen Fortschritt greifbar. Im wahrsten Sinne des Wortes.

PERSON B IST DEIN BESTER FREUND

Ich weiß noch, wie Tim A durch den Supermarkt ging, um neues Shampoo und Duschgel zu kaufen. Der Blick wanderte direkt in die unteren Regale, wo die günstigen Produkte meist zu finden sind. Nach kurzer Zeit habe ich dann das gewünschte 2-in-1-Produkt gefunden: Eine Flasche, dessen Inhalt man sowohl als Duschgel als auch Shampoo verwenden konnte. Und das für weniger, als 1,50€. Perfekt. Mitgenommen und gekauft.

Hauptsache billig und es funktioniert irgendwie. Für mich war das Günstigste gut genug. Als ich mir später Gedanken um meine Zukunft und Person B machte, fing ich an, separate Produkte für duschgel und Shampoo zu kaufen, die einzeln schon teurer waren, als das 2-in-1-Produkt von damals. Als ich anfing, „richtiges" Shampoo zu verwenden, waren meine Haare weicher und meine Haut fühlte sich nach dem duschen mit „richtigem" duschgel auch deutlich besser an. Im Zuge dessen fing ich auch an, Bartöl zu verwenden, mir einen Barttrimmer zuzulegen und mehr Geld für Pflegeprodukte, wie beispielsweise eine Feuchtigkeitscreme, auszugeben.

All das habe ich nicht getan, weil ich von jemand anderen den Impuls bekommen habe, sondern weil ich es mir plötzlich wert war. Ein Produkt für unter 1,50€ zu verwenden, das gleichzeitig duschgel und Shampoo in einem ist, sendet ein Signal an dich selbst: Für mich ist das Günstigste gut genug.

Das mag für Tim A stimmen, aber Tim B hat andere Ansprüche. Tim B ist es sich wert, Pflegeprodukte oder täglich Zahnseide zu verwenden. Sich um sich zu kümmern sendet ebenfalls ein Signal an dich selbst: Ich bin es mir wert.

Würdest du deiner Großmutter oder deinen Kindern abgelaufenes Essen geben? Würdest du deinen besten Freund beschimpfen und niedermachen, wenn er 500 Gramm zunimmt, nachdem er schon 12 Kilo verloren hat? Würdest du deiner Mutter zum Muttertag die Billigschokolade schenken, weil das ja „ausreicht"? Ich nehme an, all diese Fragen würdest du verneinen. Aber warum begnügen wir uns selbst dann oft mit abgelaufenem Essen? Warum reicht für uns die Billigschokolade? Warum reicht für uns ein 2-in-1-Produkt für wenig Geld?

Wir sind anderen oftmals ein guter Freund, aber nicht uns selbst. Für uns selbst erheben wir einen deutlich niedrigeren Standard als für andere. Am deutlichsten äußert sich das in den Selbstgesprächen, die wir beispielsweise nach einem Essanfall führen. Wir beschimpfen uns, haben für uns kein gutes Wort über und entwickeln einen regelrechten Selbsthass. Stell dir vor, ein guter Freund käme zu dir, nachdem er einen Essanfall hatte. Würdest du ihn wüst beschimpfen und ihm erzählen, wie wenig wert und disziplinlos er doch ist? Natürlich nicht.

Wenn wir uns ständig selbst verurteilen, lässt das auf einen geringen Selbstwert schließen. Die Art und Weise, wie du mit dir selbst umgehst und sprichst, hat großen Einfluss auf dein Leben. Wenn du keine Empathie für dich selbst empfindest oder dich ständig kritisierst, gräbst du dich noch tiefer ins Loch.

Achte darauf, wie du mit dir selbst sprichst. Selbsthass wird dich keinen Meter weiterbringen. Sei dir selbst ein guter Freund und zeige etwas Empathie für dich selbst. Sei dir selbst ein guter Freund und sei für dich da, wenn du dich brauchst. Beweise dir selbst, dass du es dir wert bist, indem du dich um dich kümmerst.

Ich verwende keine Zahnseide, weil ich Angst vor Ablehnung anderer habe, sondern weil ich es mir wert bin. Ich pflege mein Gesicht oder Bart nicht, weil ich anderen gefallen will, sondern mir selbst. Tim B ist sich selbst ein guter Freund und schreckt nicht davor zurück, Geld in sein Wohlbefinden zu investieren. Genau das ist das Stichwort: Investieren. Teureres Shampoo ist vielmehr eine Investition in mich selbst, als in meine Haare. So banal es sich auch anhört.

Nein, das Günstigste ist nicht gut genug für dich. Nein, du verdienst es nicht, dich selbst fertig zu machen, wenn du „versagt" hast. Nein, du bist nicht weniger wert als deine Freunde. Also warum sind wir uns selbst oft mehr Feind als Freund?

Achte darauf, wie du mit dir umgehst. Sich selbst Druck zu machen und zu beschimpfen, wird dich nur tiefer in ein Loch fallen lassen. Sei dir selbst also ein guter Freund. Du bist es wert.

MOMENTUM AUFBAUEN UND HALTEN

Du und ein Bekannter kommen gerade zurück vom Festival. Ihr seid auf dem Weg zum Auto, das ihr an einem Feldweg abgestellt habt. Auf dem Weg zum Auto kommt dir schon ein unliebsamer Gedanke auf: *„Ich glaube, ich habe das Licht im Auto angelassen. Mist."*

Deine Befürchtung bewahrheitet sich. Batterie leer. Keine Menschenseele in der Nähe. Das Auto muss wohl oder übel geschoben werden. Dein Kollege steht am Auto und schiebt mit aller Kraft, um das Auto aus dem Stillstand in Bewegung zu setzen. Nach einigen Versuchen und mit etwas Schwung bringt er das Auto tatsächlich ins Rollen. Solange das Auto rollt, kann er es mit wenig Kraftaufwand einfach weiter schieben. Dieses Phänomen nennt man Momentum.

Dasselbe Prinzip kannst du dir beim Abnehmen zunutze machen. Übertragen bedeutet das, **dass es einfacher ist am Ball zu bleiben, als immer wieder neu anzufangen.** Die meisten verwenden viel Kraft, um mit dem Abnehmen anzufangen (also das Auto aus dem Stillstand in Bewegung zu bringen), nutzen aber das Momentum nicht aus. Es ist sehr viel klüger, das Auto bis zum Ziel weiterzuschieben, als zwischendurch Pausen zu machen. Steht das Auto wieder, musst du erneut viel Kraft aufwenden, um es ins Rollen zu bringen.

Es ist nicht immer einfach, weiterzuschieben. Es treten Ermüdungserscheinungen auf und man sehnt sich nach einer Pause, aber man weiß genau, dass es umso schlimmer wird, wenn man mit dem Schieben aufhört. Dennoch tun es die meisten. Wenn du das Momentum aufbaust und aufrecht erhältst, passieren unglaubliche Dinge. Je länger du das Momentum beibehältst, desto schneller und einfacher wirst du dein Ziel erreichen.

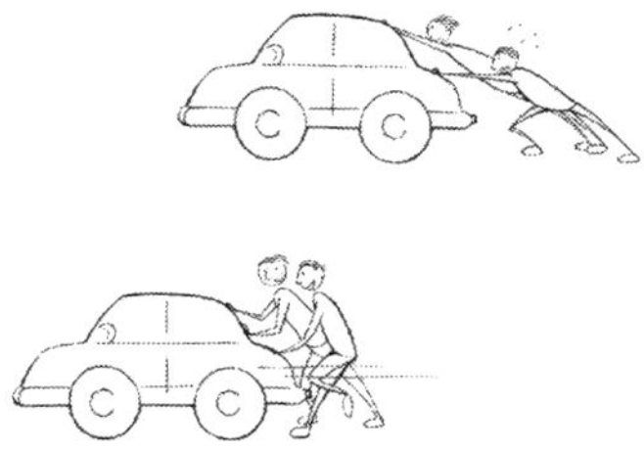

Wenn du einmal das Momentum aufgebaut hast, dann erhalte es solange aufrecht, wie nur möglich. Du kannst es dir wie einen ICE vorstellen, der mit 300 km/h durch die Gegend fährt. Ist er einmal in Fahrt, kann ihn nichts aufhalten. Ist er im Stillstand, reicht ein kleiner Kieselstein auf den Schienen, um die Anfahrt zu verhindern.

Tagebuch zu führen, mit Affirmationen oder dem Mantra-Dokument zu arbeiten sind Hilfsmittel, um Momentum zu erzeugen und zu erhalten. Deshalb ist es so wichtig, dass du jeden Tag mit diesen Mitteln arbeitest. Wenn du Momentum aufbaust und aufrechterhältst, passieren unglaubliche Dinge. Je länger du Momentum beibehältst, desto schneller und einfacher wirst du dein Ziel erreichen.

ROUTINEN

Der beste Weg um Momentum zu erhalten sind Routinen. Routinen benötigen ausreichend häufige Wiederholungen, bis sie Normalität geworden sind. Anfangs wirst du Widerstand verspüren, aber nach ein paar Wochen oder Monaten gehören sie zum Alltag dazu. Ich habe mir angewöhnt, nach jeder Einheit im Fitnessstudio 20 Minuten Ausdauersport zu machen. Lass mich dir versichern: Ich hasse Ausdauersport. Ich weiß aber, wie wichtig er für meine Gesundheit ist. Anfangs habe ich mich gequält. Nach jedem Training hat mir Person A zugeflüstert, dass ich doch hart genug trainiert habe und Ausdauersport nicht nötig sei. Es hat viel Disziplin verlangt, sich jedes Mal aufs Neue auf das Laufband zu stellen. Auch heute mag ich Ausdauersport nicht, aber es macht mir auch nichts mehr aus. Es ist Teil der Routine geworden.

Mir ist bewusst, dass nicht jeder mit Familie und Vollzeit-Arbeit sein Leben so einfach routinieren kann, wie Selbständige. Es gibt jedoch 2 Zeitpunkte, über die wir in den meisten Fällen Kontrolle haben: Den Morgen und den Abend.

Durch eine kurze Morgenroutine sorgst du dafür, dass du den Tag mit positiven Gedanken beginnst und Momentum aufbaust. Jeden Morgen solltest du dein Mantra-Dokument lesen und im Idealfall ein wenig Sport treiben. Jeden Abend solltest du den nächsten Tag planen und deine Gedanken zu Papier bringen oder Tagebuch führen.

Eine kleine Warnung: All das wird dir schwerfallen. Es wird einige Tage geben, an denen du kein Tagebuch führen willst (und es auch nicht tust). Es wird dazu kommen, dass du gestresst abends nach Hause kommst und das

Letzte, was du jetzt noch tun möchtest, ist Dankbarkeit zu zeigen. Es wird Aussetzer geben. Das ist menschlich. Dabei solltest du stets eines im Hinterkopf behalten: **Versage nicht zwei Mal in Folge.**

Hinter diesem Satz stecken zwei Aussagen: Erstens: Hinzufallen ist in Ordnung, solange du wieder aufstehst. Zweitens: Versagen ist menschlich. Wir alle nehmen uns gelegentlich vor, absolut strikt und eisern zu sein (beispielsweise beim Verzicht auf Süßigkeiten). Das funktioniert auch eine Weile, bis das Verlangen so groß wird, dass man nachgibt. Sobald man nachgibt, brechen bei den meisten Menschen die Dämme: Man verurteilt sich, isst deutlich mehr, als gewollt und lässt alle Zügel locker. Das passiert jedem und ist menschlich. Das Problem ist nicht, dass man hingefallen ist, sondern dass man nicht mehr aufsteht.

Ich habe beim Abnehmen immer mal wieder zugenommen. Auch ich bin hingefallen. Genauso, wie jeder andere auch. Der Unterschied zu den meisten anderen war, dass ich wieder aufgestanden bin. Ich habe nicht zwei Mal in Folge versagt. Ein einzelner Essanfall bedeutet nicht, dass du deine Mission über Bord werfen und dich verurteilen solltest. Gelegentliche Essanfälle sind normaler Bestandteil jeder Abnahme. Wichtig ist, dass du dich davon nicht unterkriegen lässt, die Krone richtest und am nächsten Tag weitermachst.

Wenn du diesen Prozess lang genug durchführst und am Ball bleibst, erschaffst du dir im wahrsten Sinne des Wortes eine neue Identität. Einen neuen Menschen, mit unerschütterlichen Selbstwert, unerschöpflicher Vitalität und nie enden wollender Lebensfreude.

LAUSCHE NICHT DEN SIRENEN

Laut der griechischen Mythologie sind Sirenen meist weibliche Hybridwesen aus Mensch und Tier (vergleichbar mit Meerjungfrauen), welche vorbeifahrende Seemänner durch ihren lieblichen Gesang anziehen wollen. Der Gesang der Sirenen soll so zauberhaft sein, dass kein Seefahrer ihm widerstehen kann. So kommt es, dass die Seemänner ins Meer springen, um zu den Sirenen zu schwimmen, sobald sie ihren Gesang lauschen.

Das Problem dabei ist, dass das den Tod der Seefahrer bedeutet. Die Sirenen sehen zwar wunderschön aus und singen grazil, aber sobald die Seefahrer bei ihnen ankommen, werden sie von den Sirenen umgebracht. Es ist eine Art Bestandsprobe der Widerstandsfähigkeit für die Seemänner, die auf Mission sind.

Auf der einen Seite steht die Mission, die man verfolgt. Man fährt auf hoher See und transportiert vielleicht Güter auf eine andere Insel. Womöglich ist man schon lange, lange Zeit unterwegs, ohne Kontakt zu anderen Menschen zu haben. Langeweile macht sich breit. Auf der anderen Seite sieht man wunderschöne Frauenwesen mit zauberhaften, lieblichen Stimmen, die eine willkommene Abwechslung versprechen.

Und so springen sie alle nacheinander in ihr Verderben. Ihr Wille ist nicht stark genug. Der Seefahrer Odysseus hörte von den Sirenen. Sein Plan war, sich an den Mast seines Schiffes fesseln zu lassen, sodass er es nicht verlassen konnte, wenn die Sirenen singen. Seine Crew sollte sich die Ohren mit Wachs verstopfen, damit sie die Stimmen nicht hören. Sein Plan ging auf. Er hörte den Gesang der Sirenen und bettelte seine Crew an, ihn zu befreien, damit er zu ihnen kann. Die Crew hörte dank dem Wachs in ihren Ohren weder Odysseus, noch die Sirenen. So überlebten er und seine Mannschaft als einzige die Begegnung.

Warum erzähle ich dir das? Während deiner Abnehmreise wirst auch du Sirenen begegnen. Du bist vielleicht nicht auf hoher See und hörst keinen Gesang, aber Person A wird dir immer im Nacken sitzen und zuflüstern. Das Flüstern von Person A ist wie der Gesang der Sirenen.

In dir werden Zweifel heranwachsen, wenn du siehst, wie andere sich nach Herzenslust am Buffet bedienen. In dir wird das Gefühl aufkommen, dass du verzichten musst. Während andere nach der Arbeit auf der Couch entspannen, gehst du ins Fitnessstudio. Deine bessere Hälfte wird dich (wie die Sirenen) davon abhalten wollen und stattdessen mit ihm/ihr auf die Insel zu kommen.

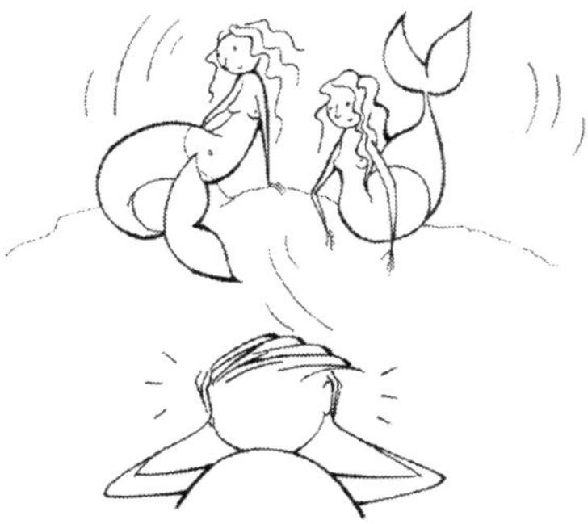

Es wird eine Zerreißprobe. Sei also gewarnt. Person A in dir wird rebellieren. Sie wird dir zuflüstern, dass es sich nicht lohnt. Dass es zu lange dauert. Dass der Sport keinen Spaß macht. Sie wird alles Mögliche versuchen, um der Veränderung zu widerstehen. Sie ist die Sirene, die auf die Seefahrer wartet. Und du musst in der Lage sein, ihrem Geflüster keine Aufmerksamkeit zu schenken. Person A fühlt sich nur in ihrer Komfortzone wohl. **Genauso, wie du dafür kämpfen wirst, aus der Komfortzone auszubrechen, wird Person A dafür kämpfen, dort zu bleiben.**

Du wirst lange Zeit investieren müssen, bevor du wirklich spürbare Resultate erzielst. Du wirst Wochen und Monate damit verbringen müssen, gesünder zu essen und Sport zu treiben. Für scheinbar wenige Resultate. Du wirst in den Spiegel schauen und keinen großen Unterschied sehen.

Genau in solchen Momenten wird dir Person A zuflüstern: *„Warum machst* *du das eigentlich alles?"* Denn sie will sich nicht verändern. Veränderung ist unkomfortabel und kostet Energie. Aber nur außerhalb der Komfortzone liegen die Dinge, die es sich zu haben lohnt. Nur außerhalb der Komfortzone findest du Person B.

In einem Blogbeitrag eines erfolgreichen Unternehmers berichtete er von der einen Eigenschaft, die erfolgreiche Selbständige von scheiternden Selbständigen unterscheidet. **Es ist die Fähigkeit, Schmerz zu ertragen.** Wenn du dich selbständig machen willst, wirst du die ersten Monate oder gar Jahre wenig Geld verdienen. Du wirst deinen Lebensstandard herunterschrauben und auf Urlaub verzichten müssen, während du gleichzeitig deutlich mehr arbeitest, als in einem herkömmlichen Job. Du wirst Existenzängste haben und regelmäßig mit Selbstzweifeln kämpfen müssen. Du musst sehr lange Zeit sehr viel arbeiten müssen und dabei sehr wenig Geld verdienen. Es sind diejenigen am Ende des Tages erfolgreich, die sich durch genau diese Phase durchkämpfen und nicht aufgeben.

Auch beim Abnehmen wirst du viel investieren müssen, ohne viel zurückzubekommen. Es werden Zweifel und der Wunsch aufzugeben in dir aufkeimen. **Erfolgreich wirst du nur, wenn du bereit bist, diesen Schmerz zu ertragen, um viel später dein Ziel zu erreichen.**

Es wird dir schwerfallen, den Sirenen zu widerstehen. Ihr Gesang ist so wundervoll und verführerisch, aber er bedeutet dein Ende. Bleib auf Kurs und gib nicht nach.

ENERGIEVAMPIRE

Stell dir vor, es klingelt bei dir Zuhause und du öffnest die Haustür. Es ist vielleicht unerwartet, doch vor der Tür stehe ich mit einem vollen Mülleimer in den Händen. Ich trete ein, schütte den Mülleimer in deiner Wohnung aus und verabschiede mich wieder. Jetzt musst du den ganzen Müll zusammenkehren und entsorgen.

Wie würdest du das finden? Vermutlich wenig erfreulich. Doch genau das passiert (im übertragenen Sinne) tagtäglich.

Du kennst sicher auch ein paar Kollegen auf der Arbeit oder Freunde aus deinem Umfeld, die liebend gerne meckern. Irgendwie scheinen sie kein gutes Wort für andere übrig zu haben. Stattdessen lästern sie gerne über die anderen und ziehen sie runter. Wenn du im Umfeld solcher Personen bist, ist das so, als leeren sie ihre (emotionalen) Mülleimer in deiner Wohnung aus. Du musst dich mit dem Müll befassen (ihrem Gemecker lauschen) und ihn beseitigen. Das zieht auch dich herunter.

Solche Menschen nenne ich **Energievampire**. Das sind Menschen, deren Gegenwart dir nicht guttut. Sie reden oftmals über Negatives, können sich nicht für andere freuen und scheinen dich daran zu hindern, dein Ziel zu erreichen. Du kennst sie auch. Es sind die Personen, welche, während du abnimmst, Fragen und Anmerkungen wie diese äußern:

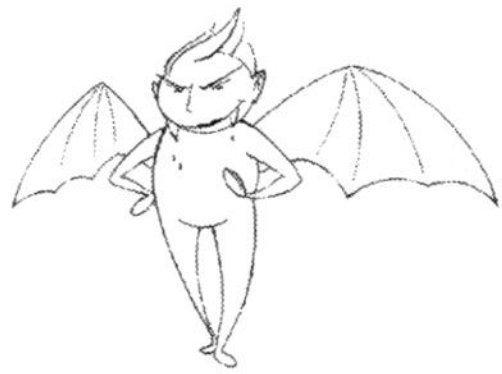

- *"Wie lange willst du dich noch so ernähren?"*
- *"Das sieht aber nicht sonderlich lecker aus."*
- *"Hör doch mal auf mit dem Abnehm-Wahn. Du siehst ja schon krank aus!"*
- *"Du nimmst doch eh wieder zu."*
- *"Also ich würde mich nicht so ernähren."*

Typischerweise haben sie immer noch ein paar schlaue Ratschläge auf Lager, obwohl sie selbst zu dick sind (aber immer noch schlanker als du, also sind sie wohl Experten im Bereich abnehmen. Ist doch logisch, oder?).

Die Frage lautet nun: Warum tun Menschen sowas? Warum können sich manche nicht einfach für einen freuen? Warum spielen sie deine Erfolge runter? Warum können sie es nicht wertschätzen, wenn du etwas für deine Gesundheit tust? Die Antwort wird dich vermutlich überraschen. **Sie zweifeln nicht an dir, sondern an sich selbst.**

Aussagen, wie *"du nimmst doch wieder zu"* sind ein Selbstschutz-Mechanismus. Wenn du dich entschließt, etwas an deinem Leben zu ändern, abzunehmen und gesund zu werden, sehen andere nicht deinen Erfolg, sondern ihren Misserfolg. All die Energievampire würden auch gerne abnehmen, sich attraktiver fühlen und gesünder werden. Nur leider sind sie zu faul. Wenn du nun das tust, wovor sie selbst sich drücken, hältst du ihnen den Spiegel vor. Sie können sich nicht für dich freuen, weil sie sich dann eingestehen müssten, selbst zu faul zu sein. Und das wollen sie natürlich nicht.

Es ist immer einfacher, jemand anderen auf ein niedrigeres Level herunterzuziehen, als selbst hinaufzusteigen. Genau das bezwecken Energievampire mit ihren Aussagen: Sie wollen dich herunterziehen. Sie fühlen sich nicht wohl damit, dass du dich etwas traust, was sie schon lange Zeit machen wollen. Bisher haben sie aber die üblichen Ausreden herangezogen, warum sie nicht abnehmen können: *"Ach, dafür habe ich mit dem Schichtdienst doch keine Zeit"*, *"Ich möchte nicht auf die Leckereien verzichten"* oder *"Mein Fitnessstudio macht zu, wenn ich von der Arbeit komme"*. Jetzt sehen sie jemanden, der in einer ähnlichen Situation ist und trotzdem abnimmt. Du nimmst ihnen im wahrsten Sinne des

Wortes die Ausreden. **Wenn andere also an deinem Vorhaben zweifeln, zeigt das ihre Grenzen auf. Nicht deine.**

Wie solltest du also damit umgehen? Zum einen weißt du jetzt, was auf dich zukommt. Wer abnimmt, wird mit Reaktionen seiner Umwelt rechnen müssen. Nicht nur, weil du dich körperlich verändern wirst, sondern auch, weil es ein wunderbares Gesprächsthema für Energievampire ist. Ich rate dir, die stichelnden Sprüche und Fragen in dem Wissen abzunicken, dass die andere Person sich selbst schützen möchte.

Die Bemerkungen der anderen werden nur dann zu einem Problem, wenn du es erlaubst. Du selbst kannst bestimmen, ob sie dir nahegehen oder nicht.

Du solltest ohnehin den Kontakt zu Energievampiren reduzieren (oder gar abbrechen). **Du bist der durchschnitt der 5 Menschen, mit denen du am meisten Zeit verbringst.** Wenn du einen Großteil deiner Zeit mit Energievampiren verbringst, färbt ihr Verhalten auf dich ab. Meckern, lästern und andere runterziehen hat (soweit ich weiß) noch niemanden weitergebracht. Daher rate ich dir dringend, den Kontakt zu deinen Bekannten zu hinterfragen. Hältst du den Kontakt vielleicht nur noch, weil ihr früher mal befreundet wart, obwohl euch heute nichts mehr verbindet? Gibt es noch einen guten Grund, Zeit mit dieser Person zu verbringen? Oder ist es vielleicht besser für dich, den Kontakt abzubrechen (Stichwort: positiver Egoismus)?

Stattdessen empfehle ich dir, mehr Zeit mit Energiespendern zu verbringen. Das sind Menschen, die sich für dich freuen können und nicht ständig hinterfragen, ob du dein Ziel erreichen wirst. Es ist ein wenig traurig zu sagen, aber diese werden immer weniger, je länger du am Abnehmen bist. Wenn du solche Menschen findest, umgebe dich so häufig wie möglich mit ihnen.

Eine Sache möchte ich noch ansprechen. Andere Menschen können uns zwar Energie rauben, aber wir selbst können unser größter Energievampir sein.

Wenn du dich nicht selbst über deine Erfolge freuen kannst und dir einredest, dass du es nicht schaffen wirst, wird dich das noch stärker runterziehen. Der große Unterschied zu Energievampiren ist, dass du selbst bestimmen kannst, ob du dir schlecht zuredest.

Wenn du das nächste Mal die Sprüche der Energievampire zu hören bekommst, denk immer daran: Ein Flugzeug startet gegen den Wind.

GLAUBENSSÄTZE

Wenn du eine Glasplatte in die Mitte eines Aquariums einsetzt und es somit in 2 Hälften teilst, werden die Fische in dem Aquarium einige Zeit gegen diese Glasplatte schwimmen, da sie es gewohnt sind, durch das gesamte Aquarium schwimmen zu können.

Nach einigen Tagen werden die Fische begreifen, dass sie nur noch in einer Hälfte des Aquariums schwimmen können. Folglich schwimmen sie nicht mehr gegen die Glasplatte. Sie haben ihre Grenzen kennengelernt.

Interessant wird es, wenn du die Glasplatte wieder entfernst. Die Fische werden sich weiterhin so verhalten, als sei sie da: Sie werden in ihrer Hälfte des Aquariums verbleiben.

Das ist eine wunderbare Metapher für Glaubenssätze. Glaubenssätze sind tief in uns verankerte Überzeugungen, nach denen wir handeln. Die Fische aus der Metapher waren durch ihre Erfahrungen (gegen die Scheibe schwimmen) davon überzeugt, dass sie nicht weiter schwimmen können, als bis zur Mitte des Aquariums. Folglich haben sie es auch nicht getan. Auch, wenn die Glasplatte jetzt nur noch in ihrem Kopf existierte.

Wir alle tragen Glaubenssätze in uns, die unser Handeln bestimmen. Ein typischer Glaubenssatz könnte beispielsweise *„Ich bin ein Frustesser"* lauten. Wenn du davon überzeugt bist, dass du bei Frust zu Essen greifst, wirst du genau das tun. Wenn du davon überzeugt bist, dass du nicht für das Schlanksein gemacht bist, wirst du es auch niemals sein.

Glaubenssätze entstehen beispielsweise durch die Erziehung. Der wohl bekannteste Glaubenssatz, der in uns allen verankert ist, lautet: *„Du musst* *deinen Teller leeressen, damit es morgen gutes Wetter gibt."* Dieser Spruch klingt so harmlos und unschuldig, aber in Wahrheit sorgt er selbst im Erwachsenenalter dafür, dass wir regelmäßig weit über unseren Hunger essen. In der Kindheit wurde der Grundstein für diesen Glaubenssatz gelegt. Durch die Erziehung wurde er immer wieder bestätigt.

Auch die Schule fördert bestimmte Glaubenssätze (beispielsweise *„Mädchen sind schlecht in Mathe"* oder *"Jungs sind nicht gut in Kunst"*). Ebenso formt die Gesellschaft bestimmte Glaubenssätze. Im Fußball gilt beispielsweise allgemein, dass ein Spieler einen dominanten Fuß hat, mit dem er besser Tore schießen kann. *"Wer schön sein will, muss leiden"* ist auch ein gesellschaftlicher Glaubenssatz, den ein Großteil der Menschen teilt.

Zu guter Letzt entstehen Glaubenssätze auch durch unsere Erfahrungen. In einem Bericht über die Insel Borkum berichtete ein Gärtner, dass er keine Lust mehr habe, den Garten der Multimillionäre zu pflegen, da diese sehr unfreundlich seien. *„Je mehr Geld die haben, desto unfreundlicher sind die"*, sagte er. So entwickelt sich der Glaubenssatz, dass Wohlstand zu Arroganz und Unfreundlichkeit führt.

Deine Glaubenssätze bestimmen maßgeblich darüber, wie du Situationen beurteilst und wie du dich im Alltag verhältst. Negative Glaubenssätze können dich limitieren und dafür sorgen, dass du deine Ziele niemals erreichst. Positive Glaubenssätze hingegen können dich beflügeln, das zu erreichen, was du dir in den Kopf setzt.

Wenn du eine neue Person werden und dein Wunschgewicht erreichen willst, musst du nach den limitierenden Glaubenssätzen in dir suchen und diese durch positive ersetzen. Das Problem dabei ist, dass wir Glaubenssätze ungeprüft übernehmen und selten hinterfragen.

Du hast es vermutlich nie hinterfragt, wenn deine Eltern dir in der Kindheit gesagt haben, dass du deinen Teller leeressen sollst. Vermutlich hast du diesen Glauben auch als Erwachsener nicht in Frage gestellt. In mir steigt auch heutzutage noch ein ungutes Gefühl auf, wenn ich Reste auf meinem Teller hinterlasse.

Um Glaubenssätze auszutauschen, musst du sie erst finden, dann lösen und schließlich ersetzen.

Glaubenssätze finden

Achte darauf, wann du Wörter wie „immer", „alle", „jeder", oder „grundsätzlich" verwendest. Was danach folgt, ist oftmals ein Glaubenssatz von dir, beispielsweise: *"Ich bin immer gestresst, wenn…."* Überlege auch einmal, was dir

Eltern, Lehrer, Klassenkameraden immer wieder eingetrichtert haben. Haben sie dir eingeredet, dass du schlecht in Mathe bist? Haben dir deine Eltern das Gefühl gegeben, nur etwas wert zu sein, wenn man schlank ist? Haben sie dir Sprichwörter wie *"Wer schön sein will, muss leiden"* mit auf den Weg gegeben? All das sind potentielle Glaubenssätze, die du in dir trägst. Das Problem ist, dass wir selbst gar nicht wissen, welche wir mit uns tragen. Sie sind quasi unsichtbar.

Reflektiere einmal deine Vergangenheit. Wiederholen sich bestimmte Muster in deinem Leben? Sabotierst du dich häufig selbst, kurz bevor du am Ziel ankommst? Gab es traumatische Erlebnisse in deiner Kindheit oder Jugend, die dich geprägt haben?

Falls ja, ist es wahrscheinlich, dass du einen Glaubenssatz, wie *"Nichts, was ich angehe, funktioniert"*, *"Ich bin ein Versager"* oder *"Vertraue niemandem, außer dir selbst"* entwickelt hast.

Bei diesem Prozess kann es passieren, dass Tränen fließen. Seine Vergangenheit aufzuarbeiten und sich mit möglichen Problemen auseinanderzusetzen, ist nicht immer einfach. Ich habe mich damals in ein ruhiges Zimmer eingeschlossen und 2 Stunden lang aufgeschrieben, was mir durch den Kopf ging. Das schmerzte, war aber notwendig.

Glaubenssätze lösen

Wenn du den Glaubenssatz erkannt hast, zweifle ihn bewusst an. Es klingt so simpel, aber genau das macht kaum jemand. Die meisten halten an ihren Überzeugungen fest, ohne diese zu hinterfragen.

Stelle dir dazu selbst die folgenden Fragen:

- Wie ist der Glaubenssatz entstanden und wie hat er sich verfestigt?
- Macht dieser Glaubenssatz Sinn?
- Vereinfacht er mein Leben?
- Macht er mich glücklich?
- Woran hindert mich dieser Glaubenssatz?
- Wo stehe ich in 20 Jahren, wenn ich an diesem Glaubenssatz festhalte?

Nur, weil du damals in der Schule keine guten Noten in Mathe geschrieben hast, heißt das noch lange nicht, dass du heute schlecht in Mathe sein musst (übrigens: Ich bin als Jugendlicher wegen meinen Noten in Deutsch fast sitzen geblieben. Soweit ich weiß, bin ich heute der einzige aus meiner ehemaligen Klasse, der Autor geworden ist).

Viele unserer Glaubenssätze sind uns nicht dienlich. Falls abzunehmen eines deiner Ziele ist, wird dich der Glaubenssatz *"Ich bin ein Frustesser"* immer daran hindern, beständig Gewicht zu verlieren. Dieser Glaubenssatz wird dafür sorgen, dass du auch in 20 Jahren noch weiter zunimmst oder zumindest nicht schlank wirst. Frag dich, ob der Glaubenssatz noch Sinn macht, zweifle ihn an und triff bewusst die Entscheidung, dass du ihn nicht länger halten möchtest.

Glaubenssätze ersetzen

Im letzten Schritt musst du den alten Glaubenssatz ersetzen. Formuliere dazu eine neue, bestärkende Version. Frag dich, wie dein Leben sich verändern würde, wenn du statt *"Ich bin unsportlich"* den Glaubenssatz *"Ich bin sportlich und liebe es, meinen Körper durch Fitness jung, gesund und schmerzfrei zu halten"* annehmen würdest. Du könntest wieder mit den Kindern spielen, ohne nach kurzer Zeit aus der Puste zu sein. Treppen steigen, ohne zu hecheln. Anziehen, was du möchtest statt dem, was am besten kaschiert.

Ich rate dir, alle negativen Glaubenssätze, die du loswerden möchtest, auf ein Blatt Papier zu schreiben und zu verbrennen. Lasse sie im wahrsten Sinne des Wortes in Rauch aufgehen. Die Neuen kannst du in deine Affirmationen aufnehmen.

Auf eines muss ich allerdings noch hinweisen: Du kannst dir so viele schöne Gedanken machen, wie du nur willst. Du kannst dir ausmalen, wie schön die Welt mit positiven Glaubenssätzen wäre. Sofern du aber nicht ins Handeln kommst, wird sich nichts ändern.

Um neue Glaubenssätze zu zementieren, musst du Dinge tun, welche den neuen Glaubenssatz bestätigen. Wenn du den Glaubenssatz *"Ich bin sportlich"* annehmen willst, musst du auch wirklich damit anfangen, mehr Sport zu machen. Andernfalls wird er niemals den alten Glaubenssatz ersetzen. Wenn du bei Schokolade nicht mehr schwach werden möchtest, solltest du keine Schokolade mehr einkaufen.

Überspringe diesen Schritt nicht. Limitierende Glaubenssätze werden dich immer wieder einholen, wenn du sie nicht ersetzt. Es wird nicht einfach sein, sich mit der Vergangenheit auseinanderzusetzen, aber es ist notwendig.

VERGANGENES LOSLASSEN

Die Crew von Kapitän Schwarzbart waren gefürchtete Piraten, die regelmäßig neue Inseln eroberten, plünderten und für sich beanspruchten. Eines Tages kam ein Mitglied auf Schwarzbart zu und sagte: *„Ich spüre Zweifel in unseren Männern. Die Insel, die wir morgen zu besetzen versuchen, ist stärker bemannt, als sonst. Die Festung der Einheimischen ist zu groß, um sie zu stürzen."* Schwarzbart sagte nur: *„Ich verstehe."* Er riet dem Mitglied sich schlafen zu legen, denn morgen sei ein großer Tag.

Am nächsten Morgen konnte auch der Kapitän den Unmut der Crew wahrnehmen. Für gewöhnlich tanzten und tranken sie voller Vorfreude, aber heute nicht. Sie irrten lustlos auf dem Schiff herum und Zweifel keimten in ihnen auf. Hatten sie sich zu viel vorgenommen?

Als sie Fuß auf die Insel setzen, versammelte Schwarzbart seine Männer um sich herum, während er eine brennende Fackel in Händen hielt. Er schaute ihnen tief in die Augen, drehte sich um und warf die brennende Fackel auf das Schiff.

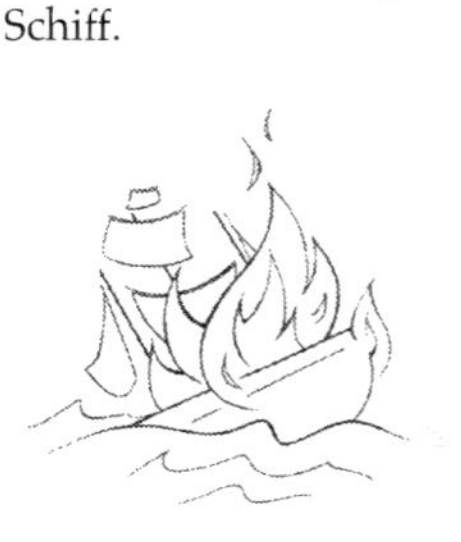

Alle starrten sie unglaubwürdig, als sie sahen, dass ihr Schiff in Flammen aufging und in sich zusammenfiel. Das Schiff war ihre einzige Möglichkeit, der Insel im Falle einer Niederlage zu entfliehen. Rückzug war also keine Option mehr. Schwarzbart sprach: *„Es ist beschlossen. Es gibt kein Zurück mehr. Entweder, wir erobern diese Insel oder sie wird zu unserem Grab."*

Tatsächlich gelang es der Crew, die Insel zu stürmen, die Festung einzunehmen und die Schätze der Feinde zu plündern. Im Lichte des drohenden Untergangs hatten die Männer noch nie so beherzt gekämpft, wie an diesem Tage. Es war ihre einzige Chance zu überleben.

Was glaubst du wäre passiert, hätte der Kapitän das Schiff nicht verbrannt? Die Männer hätten immer im Hinterkopf gehabt, dass sie jederzeit wieder zum Schiff laufen und fliehen können, wenn ihnen danach ist. Sie hätten keinen Grund gehabt, Mut aufzubringen und so beherzt zu kämpfen, wie sie es getan haben.

Die Moral von der Geschichte lautet: **Wenn du die Insel stürmen willst, dann verbrenne das Schiff.** Viele von uns setzen zwar Fuß auf die Insel, trauen sich aber nicht, das Schiff zu verbrennen.

Du hast sie auch. Jeder hat sie. Irgendwo tief im Schrank vergraben: alte Hosen, die zu groß sind. Hosen, die man bisher nicht weggeworfen hat, weil man glaubt, dass man sie ja noch mal gebrauchen könne, falls man wieder zunimmt. Diese Hosen sind dein Schiff, mit dem du von der Insel fliehen kannst, sollte es hart auf hart kommen.

Hosen, die dir früher mal gepasst haben, aber jetzt zu eng sind, können eine wunderbare Motivation sein. Hingegen sind alte Hosen, die dir jetzt schon zu groß sind, eine Gefahr für deine Abnahme. Du solltest sie schleunigst wegschmeißen oder spenden.

Alte, zu große Hosen behält man nur aus einem Grund: Sie für den Notfall parat zu haben, falls man wieder zunimmt. Sie sind dein sicheres Schiff am Hafen. Wenn es nicht klappt mit dem Abnehmen, kannst du immer noch zurück in dein altes Leben. Aber das ist keine Option. Wenn du die Insel stürmen willst, musst du das Schiff verbrennen. Wenn du also die Hosen behältst, ist das ein Zeichen dafür, dass du dir selbst nicht vertraust. Du hast Zweifel, wirklich dein Wunschgewicht erreichen zu können. Wenn du Zweifel in dir trägst, wirst du nicht beherzt genug kämpfen, um die Insel einzunehmen.

Befreie dich von altem Ballast. Es wartet buchstäblich ein neues Leben auf dich. Du kannst nicht die Person bleiben, die du jetzt bist, wenn du dein Gewicht auf Dauer ändern möchtest. Alte, zu große Hosen sind ein Beispiel für materiellen Ballast, von dem du dich schleunigst trennen solltest.

Als ich damals zum ersten Mal in eine eigene Wohnung gezogen bin, habe ich altes Geschirr meiner Familie mitgenommen. Dieses Geschirr hat mich gute 5 Jahre begleitet und war auch noch vollkommen in Ordnung. Als ich allerdings erneut umzog, konnte ich es einfach nicht mehr mitnehmen. Dieses Geschirr war ein Teil meines alten Lebens. Ein Teil von Tim A. Ich hatte mich über die Zeit weiterentwickelt und abgenommen. Hätte ich das Geschirr mitgenommen, hätte ich immer ein Erinnerungsstück von Tim A mit mir getragen.

Auch, wenn es keinen logischen Grund dafür gab, habe ich mir neues Geschirr und neues Besteck gekauft. Ich wollte den alten Ballast einfach nicht mehr mitnehmen. Ich bin mir sicher, dass auch du alten Ballast hast, den du loswerden solltest. Dinge, die dich an dein altes Leben erinnern, von dem du dich distanzieren möchtest. Alte, zu große Hosen sind nur eines von vielen Beispielen.

Du solltest dich nicht nur von materiellem Ballast befreien, sondern auch von geistigem. Dieser geistige Ballast können Erfahrungen sein, die du in der Vergangenheit gemacht hast, beispielsweise Traumata aus der Kindheit oder Szenarien, die dich negativ geprägt haben. Es sind auch oft die Gründe, weshalb wir überhaupt zugenommen haben: Mobbing, Angst vor der Zukunft, Gewalt, emotionale oder private Probleme.

Das sind oftmals Dinge, mit denen wir uns nie wirklich beschäftigt und lieber mit Essen unterdrückt haben, wenn sie hochgekommen sind. Aber wenn man sich ihrer nicht annimmt, werden sie immer wieder hochkommen – und man wird sie immer und immer wieder mit Essen unterdrücken.

Vielleicht hast du den Tod eines Verwandten, eines Freundes oder eines Haustieres nie richtig verarbeitet. Vielleicht steckt dir das Mobbing vom Arbeitsplatz oder der Kindheit noch in den Knochen. Vielleicht bist du einen Kompromiss in Partnerschaft oder Berufswahl eingegangen, der dich beschäftigt. Möglicherweise ist die Beziehung zu einem Menschen derzeit instabil. Was auch immer es ist: Du musst damit abschließen, denn sonst wird es immer wieder Grund für unkontrolliertes Essen sein.

All der geistige und auch materielle Ballast sind Bestandteile von Person A. Lasse diese Person hinter dir. Das bist du nicht mehr. Denn wenn du diese Person bleibst, wirst du immer wieder zunehmen. Vergangenes loszulassen bedeutet auch, sich mit all dem ein letztes Mal auseinanderzusetzen, was einen bedrückt. Wenn du all die Erinnerungen und Probleme erneut heraufbeschwörst und dich mit ihnen befasst, wird es schmerzen. Es wird nicht leicht, aber es wird sich lohnen.

Mache Nägel mit Köpfen und verbrenne die Schiffe. Spende die alten Hosen. Du wirst sie nie wieder brauchen.

SELBSTLIEBE ERLERNEN

Eine Leserin sagte mir, dass sich selbst zu lieben und abzunehmen im Gegensatz zueinander stehen. Wenn ich mich selbst lieben lernen muss, warum sollte ich dann abnehmen? Wenn ich durch das Abnehmen etwas an mir ändern möchte, heißt das doch, dass ich mich nicht selbst liebe, oder?

Im ersten Moment scheint das logisch. Wenn man genauer hinschaut und „Selbstliebe" einmal richtig definiert, wird aber schnell deutlich, dass es überhaupt kein Gegensatz ist.

Leider wird der Begriff „Selbstliebe" heutzutage missverstanden. Er wird häufig genutzt, um seine aktuellen Zustände zu rechtfertigen.

- du bist zu dick? Kein Problem. Lerne dich einfach selbst zu lieben und akzeptiere es.
- du fühlst dich unwohl im Bikini am Strand? Kein Problem. Lerne dich einfach selbst zu lieben und akzeptiere es.
- du musst regelmäßig neue Klamotten kaufen, weil du stetig zunimmst? Kein Problem. Lerne dich einfach selbst zu lieben und akzeptiere es.
- dein Übergewicht sorgt so langsam für gesundheitliche Probleme und schränkt dich im Leben ein? Kein Problem. Lerne dich einfach selbst zu lieben und akzeptiere es.

Durch das Aufkommen der sozialen Medien wurden immer mehr

Menschen mit unerreichbaren Schönheitsidealen konfrontiert. Bilder wurden stark bearbeitet, um die krumme Nase zu begradigen oder den Bauchspeck zu retuschieren. Mit der Zeit entstand so der Eindruck, dass nur athletische Menschen mit perfekten Körpern etwas wert seien.

Das nagte an dem Selbstbewusstsein vieler Konsumenten. Somit wurde die „Bodypositivity"-Bewegung ins Leben gerufen, dessen Vertreter dazu aufriefen, kleine körperliche Makel wie Cellulite lieben zu lernen, statt sich darüber den Kopf zu zerbrechen.

Eine wunderbare Bewegung, die im Kern eine gute Absicht hatte. Leider wurde sie mit der Zeit zweckentfremdet, um Übergewicht zu rechtfertigen. So wird heutzutage vielen stark übergewichtigen Menschen zugesprochen, dass sie auch mit 100 Kilo Übergewicht gesund und wunderschön sein können und es keinen Grund gebe, abzunehmen. Man solle sich einfach „lieben lernen" und andere Menschen ignorieren, die das Gegenteil behaupten. Ist ja schließlich deren Problem, wenn sie mit deinem Gewicht nicht zufrieden sind.

Diese Einstellung ist hochgradig gefährlich und hat absolut nichts mit Selbstliebe zu tun. Diese Menschen übersetzen Selbstliebe einfach mit *„akzeptiere dich, wie du bist und ignoriere die Konsequenzen."*

Meine Definition von Selbstliebe lautet nicht, sich einfach so zu akzeptieren, wie man ist. **Selbstliebe bedeutet, auf sich Acht zu geben. Seinen Körper gesund zu halten, zu pflegen und nur das Beste für sich zu wollen.** Wenn du nicht gesund bist oder dich die Speckrollen am Bauch stören, solltest du das nicht unter dem Deckmantel der Selbstliebe einfach hinnehmen und dich so „akzeptieren". Wenn du dich selbst liebst, setzt du deinen Körper nicht den Gefahren des Übergewichts aus. Wenn du dich selbst liebst, tust du die Dinge, die notwendig sind, um das zu beseitigen, was dich krank macht.

Die Themen Selbstliebe und Selbstwert sind eng miteinander verknüpft. Wer ein geringes Selbstwertgefühl hat, ist meist auch unfähig, sich selbst zu lieben. Geringes Selbstwertgefühl entsteht einerseits durch die bisherigen Erfahrungen mit der Umwelt (beispielsweise Mobbing in der Kindheit) oder die Erziehung, andererseits durch den konstanten Vergleich mit anderen. Dieser Vergleich kann auch unterbewusst stattfinden; Stichwort: Social Media. Auf Plattformen wie Facebook oder Instagram präsentieren sich Menschen meist nur von ihrer besten Seite. Man findet dort hochgradig bearbeitete Bilder, perfekte Körper und ein scheinbar makelloses Leben der Social-Media-Stars.

Schaut man sich dieses vermeintliche Traumleben der anderen ständig an, vergleicht man es unterbewusst mit seinem eigenen und wird zwangsläufig enttäuscht.

Sogar wenn wir wissen, dass bei den Social-Media-Stars nicht alles Gold ist, was glänzt, neigen wir dazu, unser Leben im Vergleich zu betrachten. Das führt unmittelbar zu einem verminderten Selbstwert. Mein Rat lautet daher, deine Social-Media-Apps zu löschen oder zumindest die Liste der Personen, denen du folgst, gründlich aufzuräumen. Frage dich jedes Mal, wenn du jemanden folgen möchtest, ob dir das guttut. Nicht, ob dich diese Person interessiert oder anspricht, sondern ob es dir guttut, wenn du dieser Person folgst. Wenn nicht, lässt du es sein. Es wird dir anfangs schwerfallen, wird aber dabei helfen, deinen Selbstwert zu steigern.

Stattdessen solltest du aktiv werden und etwas ausüben, das ich „positiven Egoismus" nenne. **Du solltest mehr Dinge nur für dich tun und deine Bedürfnisse an erste Stelle setzen. Du kommst zuerst, nicht die anderen.**

Es ist ein Phänomen, das man oftmals bei Krankenschwestern und Müttern beobachtet: Sie kümmern sich so sehr um die Menschen in ihrem Umfeld, dass sie sich selbst vernachlässigen.

Manche kümmern sich aus reiner Nächstenliebe zuerst um andere. Manche behandeln lieber die Probleme der anderen, als sich den eigenen stellen zu müssen. Andere wiederum schätzen sich schlichtweg nicht genug wert. Fakt ist aber: Wenn im Flugzeug die Sauerstoffmasken runterfallen, musst du zuerst deine eigene aufsetzen, um anderen helfen zu können, sich ihre aufzusetzen. **Du kannst nur helfen, wenn es dir selbst gut geht.**

Wann immer du „ja" zu einer Sache sagst, sagst du gleichzeitig „nein" zu einer anderen. Viele von uns sagen zu häufig „ja" zu Dingen, die anderen weiterhelfen, aber nicht uns selbst. Wir stellen unsere Bedürfnisse hinten an.

Eine Leserin berichtete mir in einer E-Mail von ihrer misslichen Lage: Auf ihrer Arbeitsstelle bekam sie Unterstützung von einer neuen Kollegin asiatischer Herkunft. Sie war sehr freundlich und brachte regelmäßig selbstgekochtes, köstliches Essen mit. Da sie sich viel Mühe gab und die neue Kollegin nicht verletzen wollte, hat besagte Leserin das Essen immer angenommen. Wohlwissend, dass es für ihr Ziel abzunehmen nicht gerade förderlich ist.

Was hat sie also gemacht? Sie hat ihre Bedürfnisse hinten angestellt, um es einer anderen Person recht zu machen. Sie selbst bleibt dabei leider auf der Strecke. Immer, wenn du „ja" zu etwas sagst, sagst du gleichzeitig „nein" zu etwas anderem. Wenn du ständig anderen hilfst, stellst du dich hinten an. Ich riet ihr also, das Essen höflich abzulehnen.

Ich möchte dich ermutigen, egoistischer zu sein. **Deine Ziele und Wünsche sind wichtiger, als die der anderen.** Nur, wenn es dir selbst gut geht, kannst du anderen helfen. Das bedeutet nicht, dass du überall die Ellbogen ausfahren sollst und grundsätzlich jegliche Hilfe verweigerst. Ist ein Bekannter in Not und braucht deine Hilfe, dann hat das oftmals Vorrang vor dem Abnehmen.

Gleichzeitig heißt es aber auch, dass du deine Interessen vorne anstellst. Wenn die Gefühle eines anderen nicht zu verletzen bedeutet, dass du deine Wünsche opferst, solltest du dir zweimal überlegen, ob du hilfst.

Das ist Selbstliebe für mich. Nicht etwa, sein Übergewicht anzunehmen und dabei *„Ich liebe mich!“* zu rufen, sondern sich um sich zu kümmern. Selbstliebe bedeutet, ins Fitnessstudio zu gehen, wenn man übergewichtig ist. Selbstliebe bedeutet, sich gesund zu ernähren. Es bedeutet, dafür zu sorgen, dass es einem gut geht und man alles dafür tut, seine Träume zu realisieren. Auch, wenn das bedeutet, dass andere an zweiter Stelle kommen.

DIE WICHTIGSTEN PUNKTE

- Der Klick im Kopf wird häufig durch das Anprobieren von Klamotten, dem Ansehen alter Bilder oder einer Diagnose ausgelöst.
- Dein Warum ist der echte, emotionale Grund, warum du abnehmen willst. Dein Warum gibt dir die nötige Kraft durchzuhalten, wenn du kurz vor dem Aufgeben bist. Es ist wie der Stern am Himmel, der dir die Richtung weist.
- Versucht man ohne wirklichen Grund abzunehmen, bleibt es genau dabei: einem Versuch. Hast du allerdings eine tiefliegende Motivation, warum du dein Leben ändern möchtest, verleiht dir das den nötigen Biss, um am Ball zu bleiben. Auch, wenn dir unterwegs Steine in den Weg gelegt werden.
- Deine Umwelt, Erfahrungen und deine Erziehung formen einen Filter in deinem Kopf, durch den du Dinge betrachtest und bewertest. Wir können uns diesen Filter wie eine Brille vorstellen, durch die wir durchblicken. Das wohl bekannteste Beispiel ist die „rosarote Brille". Wer frisch verliebt ist, ignoriert oft störende Kleinigkeiten am Gegenüber, nimmt andere Personen auf einmal als viel netter wahr und man selbst könnte die gesamte Welt umarmen.
- Deine Ansichten und Glaubenssätze haben großen Einfluss auf dein Ergebnis. Wenn du in Armut aufgewachsen und gemobbt wurdest, wirst du in dem Glauben aufwachsen, du seist nichts wert. Wirst du

allerdings als Kind einer Adelsfamilie geboren, wirst du dich für etwas Besseres halten.

- Wichtig zu verstehen ist, dass dieser Filter im Kopf (die Brille) reprogrammiert werden kann. Genau so, wie dein aktueller Filter sich über Jahrzehnte langsam durch Erziehung, Umwelt und Erfahrungen geformt hat, kannst du ihn jetzt bewusst zu deinen Gunsten formen, indem du dich neu erziehst, deine Umwelt anpasst und neue Erfahrungen erschließt.
- Wenn du immer wieder das tust, was du immer schon getan hast, dann wirst du immer wieder das bekommen, was du immer schon bekommen hast.
- In dir gibt es 2 Personen: Person A und Person B. Person A ist das, was du jetzt im Spiegel siehst. Person B ist die Version von dir, die du gerne wärst.
- Person A hat gewisse Ansichten, Glaubenssätze und Wertvorstellungen, die zu dem geführt haben, was du jetzt im Spiegel siehst. Die Gesamtheit deiner Werte und Ansichten führen zu einem bestimmten Gewicht bzw. zu einer bestimmten Lebenslage. Dein Gewicht ist also nur eine logische Konsequenz aus dem, was du denkst und tust.
- Menschen nehmen immer wieder zu, weil sie das Gewicht von Person B haben wollen, aber Person A bleiben. Du kannst durch strikte Diät und eiserne Disziplin kurzzeitig Gewicht B erreichen, aber niemals erhalten.
- 2 Menschen stehen zur Wahl. Beide kandidieren für den Posten des Kanzlers. Der große Unterschied zu einer herkömmlichen Wahl ist, dass nur du abstimmst. Du hast aber nicht nur eine Stimme, sondern hunderttausende. Du gehst auch nicht zur Wahlkabine, sondern wählst mit deinen Handlungen. Jede Aktion von dir ist eine Stimme für Person A oder Person B. Du wirst die Person, welche am Ende der Wahl mehr Stimmen bekommen hat.
- Wir alle sind zu so viel mehr in der Lage, als wir glauben. In jedem von uns steckt eine bessere, gesündere, schlankere Version, die ein neues, schmerzfreies und aktives Leben führt. Nur diese Person hat dein Wunschgewicht **verdient**. Genau so, wie eine Schlange sich über längere Zeit häutet, musst du Stück für Stück Person A entwachsen und zu Person B werden. Jeden Tag, Schritt für Schritt.

TEIL III: MINDSET

WARUM MANCHE MENSCHEN PROBLEMLOS AM BALL BLEIBEN UND ANDERE IN EINER ENDLOSSCHLEIFE VON NEUANFÄNGEN GEFANGEN SIND.

MILLIONÄR WERDEN

Sebastian konnte sein Glück gar nicht fassen. Er kam gerade aus dem Labor zurück, als ihn die freudige Botschaft erreichte. Unglaubwürdig holte er seinen Lottoschein hervor und überprüfte die Zahlen. Er hatte sich nicht vertan: 6 Richtige im Lotto. Jackpot.

Aus heiterem Himmel wurden ihm 8 Millionen Euro überwiesen. Er hatte scheinbar für immer ausgesorgt.

Er kündigte seinen Job, buchte eine Traumreise nach Barcelona, übernachtete in Luxushotels und kaufte sich eine Villa in einem Reichenviertel seiner Stadt. Das Geld schien einfach nicht weniger zu werden. Also beschloss er, sich mehrere Lamborghinis und Porsche zu kaufen. Auch seine Familie und Freunde wurden verwöhnt. Es war ein Leben in Luxus, wie es im Buche stand.

... Aber irgendwann schien sein Verhalten zu rächen. Die Instandhaltung der teuren Autos verschluckten jährlich tausende von Euros. Der Pool wurde kaum genutzt, musste aber sauber gehalten werden. Die Luxusvilla mit 6 Schlafzimmern und dem gigantischen Garten musste gepflegt werden. Er hatte so viel materielles Zeug angehäuft, das immer mehr Kosten verursachte, dass er langsam, aber sicher an seinen unnützen Ausgaben zugrunde ging. Das Vermögen schrumpfte immer weiter und weiter, sodass er eines Tages tatsächlich die vollen 8 Millionen Euro ausgegeben hatte. Die Geldquelle, die einst unerschöpflich schien, war nun ausgetrocknet. Die Realität hatte ihm eine Ohrfeige verpasst.

Sebastian hatte zwar Millionen auf dem Konto, aber er war kein Millionär.

Der Unterschied zwischen einem Lotto-Millionär und jemanden, der aus harter Arbeit Millionär geworden ist, ist die Denkweise. Geld hat für die beiden Parteien einen unterschiedlichen Stellenwert. Dem Lottospieler ist es einfach zugeflogen. Er hat nicht dafür gearbeitet, sondern hatte einfach Glück. Er weiß nicht, wie viel man entbehren, wie viele Nächte man durcharbeiten, wie viel Schweiß, Blut und Tränen man opfern muss, um echter Millionär zu werden.

Millionäre sind oftmals sogar sparsam. Bei den meisten gab es Zeiten, während derer sie hochgradig verschuldet waren. Sie haben diese Schmerzen und Strapazen auf sich genommen, weil sie an etwas geglaubt haben. Heute, etliche Jahre später, sieht man nur den Millionär, der sich leisten kann, was er will. Was man aber nicht sieht, sind die Jahrzehnte der Entbehrung und Arbeit, die es gebraucht hat, um sich das leisten zu können, was man heute sieht. Sie wissen das Geld zu schätzen und ganz genau, wie viel Arbeit hinter jedem Schein steckt. Echte Millionäre, die sich das Geld hart erarbeitet haben, würden das Geld niemals respektlos behandeln und auf den Kopf hauen, wie Sebastian.

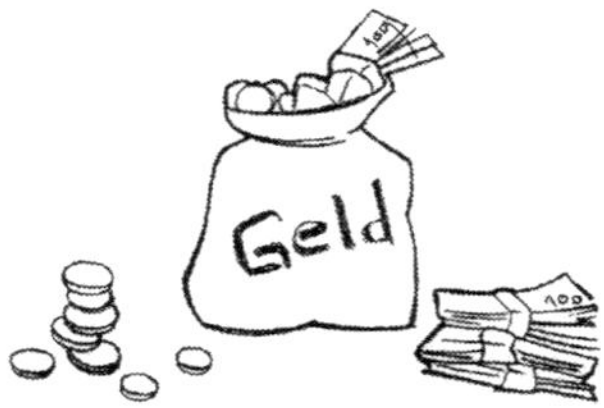

Genau diese Erfahrungen, diese Art zu denken, ist der große Unterschied zum Lotto-Millionär. **Die Art und Weise, wie jemand über bestimmte Dinge denkt oder welche Ansichten er hat, nennt man Mindset.** Der echte Millionär hat ein ganz anderes Mindset, als der Lotto-Millionär. Sie haben vielleicht beide dasselbe Ergebnis, denken aber vollkommen unterschiedlich darüber.

In diesem Abschnitt geht es um dein Mindset zu vielen Themen. Ich möchte dir in den kommenden Kapiteln ein paar Denkanstöße mit auf den Weg geben und neue Ansichten präsentieren. Es ist einer der wichtigsten Abschnitte, denn dein Erfolg ist maßgeblich von deiner Einstellung (also deinem Mindset) abhängig. Du wirst in den kommenden Kapiteln hoffentlich einige „Aha-Erlebnisse“ haben und neue Ansichten entwickeln.

WARUM VERÄNDERUNG NOTWENDIG IST

„Die reinste Form des Wahnsinns ist es, alles beim Alten zu belassen und zu hoffen, dass sich etwas ändert." – Albert Einstein

Wenn du etwas ändern willst, musst du etwas ändern. Klingt vielleicht etwas seltsam, aber lass es mich erklären.

Deine aktuellen Glaubenssätze, Angewohnheiten und dein Selbstbild haben dich zu dem gemacht, was du heute im Spiegel siehst. Bist du damit zufrieden? Falls nicht, musst du etwas ändern. Wenn du ein anderes Spiegelbild sehen möchtest, musst du deine aktuellen Glaubenssätze und Wertvorstellungen hinterfragen.

Aussagen, wie *„Veränderung ist schlecht"* oder *„bleib so, wie du bist"* sind Schutzmechanismen anderer Leute, die Angst vor Veränderung haben. Sich zu verändern bedeutet immer auch, Arbeit zu investieren. Das liegt außerhalb deiner Komfortzone. Allerdings musst du genau diese verlassen, wenn du etwas ändern willst.

Mit 18 Jahren war ich massiv übergewichtig, faul und unzuverlässig. Sollte ich mich da wirklich nicht verändern? Wo wäre ich heute, wenn ich mich nicht geändert hätte? Vermutlich im Rollstuhl mit weit über 180 Kilo.

Wenn du die alten Dinge loslassen willst (beispielsweise dein altes Gewicht), musst du neue Dinge in dein Leben lassen. Das eigentliche Problem ist hier die Angst vor der Veränderung. Wir verharren lieber in einem Gefühl der Vertrautheit und Sicherheit. Dieses Gefühl bietet das Altbekannte, das uns allerdings zum dem gemacht hat, was wir heute sind. Im Lichte des Unbekannten erscheint das Bekannte plötzlich viel besser.

Niemand kann dir garantieren, dass es besser wird, wenn du dich veränderst und deine Gewohnheiten hinterfragst. Aber bist du zufrieden damit, wie sich die Dinge entwickelt haben? Wirst du zufrieden damit sein, wie sich die Dinge entwickeln werden, wenn du weiterhin nichts änderst?

Mir stand ein Leben als Lehrkraft bevor, hätte ich mein Studium weitergeführt. Das war nicht das, was ich mir im Innersten gewünscht habe. Ich wollte anderen Menschen beim Abnehmen helfen und meinen Teil dazu beitragen, Deutschland vom Übergewicht zu befreien. Ich wusste, dass ich mich selbständig machen möchte. Wann immer dieser Gedanke durch meinen Kopf schoss, wurde er von unzähligen *„Ja, aber …“* begleitet.

- Ja, aber … was ist, wenn ich niemandem helfen kann?
- Ja, aber … was ist, wenn mir das Geld ausgeht, weil sich niemand für das interessiert, was ich tue?
- Ja, aber … was ist, wenn ich meinen sicheren Job aufgebe und bemerke, dass es mit der Selbständigkeit nicht funktioniert?
- Ja, aber … was ist …

Ja, Veränderung ist ungewiss. Ja, Veränderung bedeutet Arbeit. Ja, Veränderung birgt die Möglichkeit, zu scheitern. Ja, Veränderung bedeutet, das Gefühl von Sicherheit ein Stück weit aufzugeben. Ja, Veränderung birgt ein Risiko. **Aber ja, Veränderung enthält auch die Chance, zu wachsen.**

Man könnte sich all die Horrorszenarien ausmalen, die eintreten könnten, wenn man den Mut findet, etwas zu verändern. Aber was ist, wenn all das nicht passiert? Was ist, wenn wir durch die Veränderung erreichen, was wir uns vorgenommen haben? Warum sollten wir Veränderung nicht auch mal von dieser Sichtweise betrachten?

Wenn du etwas ändern willst, musst du etwas ändern. Du musst deine Ernährung ändern. Du musst dein Sportverhalten ändern. Du musst alteingesessene Glaubenssätze hinterfragen und Dinge tun, die sich nicht normal anfühlen. Das kann furchterregend sein, ist aber die einzige Chance, dein Leben und dein Gewicht in eine neue Richtung zu lenken.

DENKE IN LÖSUNGEN, NICHT IN PROBLEMEN

Es war kurz nach Neujahr, als ich neue Exemplare von der ersten Auflage von „Klick im Kopf" bestellen musste. Der aktuelle Lagerbestand sollte noch für die nächsten 3 Wochen ausreichen. 2 Wochen dauerte es in der Regel, bis eine neue Charge Bücher beim Logistiker eintrifft. Also bestellte ich frühzeitig genug die gewünschte Anzahl neuer Bücher.

Wie du dir denken kannst, verlief es nicht, wie erhofft. 2 Tage vor der geplanten Lieferung der Bücher bekam ich eine E-Mail der Druckerei. Die gewünschte Papierstärke sei nicht vorrätig, man müsse diese erst nachbestellen. *„Das sollte ungefähr 2 Wochen dauern"*, beunruhigte mich der Mitarbeiter der Druckerei. Da ich davon ausging, innerhalb der nächsten 2 Tage die neue Charge Bücher zu erhalten, ließ ich bis zum Zeitpunkt der E-Mail alle Werbemaßnahmen weiterlaufen. Ich hatte knapp 1.000 ausstehende Bestellungen angehäuft und jetzt erfuhr ich, dass ich im besten Fall 2 Wochen brauche, um den Kunden ihr Buch zusenden zu können. Wartezeiten von über 2 Wochen würden meinem Ruf erheblich schaden.

Ich sammelte alle Kräfte, um den Impuls zu unterdrücken, dem Mitarbeiter eine wutentbrannte E-Mail zu senden. Wieso wird mir das erst 2 Tage vor geplantem Liefertermin mitgeteilt? Wer ist dafür verantwortlich? Warum ist das Papier nicht vorrätig? All das waren Gedanken, die mir durch den Kopf schossen. Diese Gedanken waren vielleicht berechtigt, aber nicht hilfreich.

Die Suche nach dem Schuldigen wird nicht dafür sorgen, dass die Bücher auf magische Weise beim Logistiker ankommen. In diesem Moment zählt nur, dass ich eine Lösung finde. Fragen, wie *„Warum ist das Papier nicht vorrätig?"*

suchen nach dem Problem oder einem Schuldigen. Es ist wichtig, solche Fragen im Nachhinein zu klären, damit es nicht noch einmal passiert. Im hier und jetzt zählt aber nur, eine Lösung zu finden, damit meine Leser ihr Buch schnellstmöglich erhalten.

Also rief ich bei der Druckerei an und fragte die Mitarbeiter, welche Optionen mir offen stehen. Nach wenigen Minuten fanden wir eine Lösung: Eine andere Papierstärke verwenden, wo der Unterschied kaum auffällt. Die Bücher wurden gedruckt und per Expressversand verschickt, sodass die Wartezeit von 14 auf 3 Tage verkürzt werden konnte.

Nun, warum erzähle ich dir das? Um zu verdeutlichen, wie wichtig lösungsorientiertes Denken ist. Die meisten (zugegebenermaßen: auch Tim A) hätten nach einem Schuldigen gesucht, um sich abzureagieren. Laut werden hilft zwar dabei, sich kurzzeitig besser zu fühlen, aber es löst das Problem nicht. Statt nach einer Lösung zu suchen, findet man nur weitere Probleme.

Dasselbe Denken kann man Menschen beobachten, die abnehmen „wollen" (sie würden gerne, haben aber keine Lust darauf, Arbeit zu investieren). Sie finden für scheinbar jede Lösung ein Problem. Das äußert sich häufig in der Phrase *„Ja, aber …"*. Präsentiert man dann beispielsweise eine andere Sportart, welche die Person testen könnte, wird mit *„Ja, aber …"* geantwortet. Man präsentiert hunderte Lösungsvorschläge, aber irgendwie findet man immer ein Problem in der Lösung.

Den Schuldigen für die verzögerte Buchlieferung zu finden, wird meine Bücher nicht schneller ankommen lassen. Genau so wenig wird es dich abnehmen lassen, wenn du ständig Gründe suchst, warum Ernährungsweise X oder Sport Y nicht funktionieren wird. **Suche lieber nach Wegen, wie es *trotz* deiner Umstände funktionieren könnte, statt ständig nach Gründen zu suchen, warum etwas nicht funktionieren wird.** Ausreden gibt es zu Genüge:

- *„Ich habe nach der Arbeit keine Zeit mehr".*
- *„Ich kann mich alleine nicht zum Sport motivieren".*
- *„Ich muss für meine Familie kochen, die wollen nicht gesund essen".*
- *„Meine Mitarbeiter nehmen ständig Süßigkeiten mit auf die Arbeit".*
- *„Meine Eltern und Freunde haben kein Verständnis für mein Vorhaben".*
- *„Sport ist schwierig bei mir. Ich hatte mal einen Unfall vor ein paar Jahren und seitdem ist mein Knie kaputt".*

Ich kenne sie alle. Es gibt tausende Ausreden, warum man sein Ziel nicht erreichen könnte. Sich in Ausreden zu verstricken bedeutet Stillstand. Wenn du an deiner Situation etwas ändern willst, musst du deine Ausreden hinter dir lassen.

Spätestens jetzt werden einige Leser / innen erzürnt ihren Zeigefinger heben und Dinge sagen, wie *„Aber ich habe wirklich ein kaputtes Knie"* oder *"Ich arbeite Vollzeit, habe Kinder und koche für die Familie. Ich habe wirklich keine Zeit für Sport!"*

Ich streite gar nicht ab, dass manch einer es schwieriger hat, als andere. Ich habe nur eine Frage: Was bringt es dir, einen Grund zu finden, dich nicht gesund zu ernähren oder nicht zum Sport zu gehen? Nichts. Ausreden besänftigen das Gemüt, helfen aber leider nicht weiter. Niemandem.

"Wer will, findet Wege. Wer nicht will, findet Gründe." Dieses Sprichwort fasst meine bisherigen Erfahrungen sehr gut zusammen. **Wer wirklich etwas an seinem Leben ändern und abnehmen möchte, findet trotz aller Umstände Wege, um es zu schaffen, statt ständig nach Problemen zu suchen.** Wenn du für deine Familie kochen musst, müssen sie sich vielleicht an gesunde Ernährung gewöhnen. Wenn deine Mitarbeiter ständig Süßigkeiten mitnehmen, musst du dir dein Essen vorkochen, um Alternativen zu haben. Wenn du „keine Zeit" für Sport am Abend hast, musst du vielleicht eine Stunde früher aufstehen und Morgensport machen. Wenn du ein kaputtes Knie hast, gehst du schwimmen.

Suche nach Lösungen für Probleme, nicht nach Problemen für Lösungen.

VERANTWORTUNG

In einer meiner Werbeanzeigen für mein Buch stellte ich die Behauptung auf, dass es für jeden möglich sei, abzunehmen, wenn man denn nur wolle. Eine Nutzerin namens Heike (Name verändert) kommentierte daraufhin: *„Tja... und dann wird man alt und muss Medikamente nehmen, die den Stoffwechsel lahmlegen."*

Ich entgegnete daraufhin, dass es auch trotz verschiedenster Medikamente möglich sei, abzunehmen. Es dauere alles ein wenig länger und man müsse etwas disziplinierter sein, aber es ist auch mit Medikamenten möglich. Ich berief mich auf meine Erfahrung mit einer 62-jährigen Klientin, die ich betreut hatte. Sie litt unter vielen körperlichen Beschwerden und musste eine Vielzahl von Medikamenten einnehmen (darunter auch Kortison). Davon hatte sie sich nicht unterkriegen lassen und trotz ihrer Umstände 12 Kilo in 8 Monaten verloren. Eine erstaunliche Leistung für eine Frau ihres Alters, die mit so vielen Einschränkungen zu kämpfen hat.

Wie dem auch sei: Heike wollte das nicht glauben und beteuerte, dass ihre Medikamente es unmöglich machten, abzunehmen. Sandra (Name verändert) trat der Konversation bei und bestärkte Heike. Eine Weile lang bemitleideten sich die beiden Damen gegenseitig. Sie erzählten davon, wie schwer sie es doch haben, wie unfair es ist, dass sie Medikamente einnehmen müssen und erzählten sich gegenseitig davon, dass sie ja selbst bei (angeblich) 500 Kalorien täglich zunähmen. Schuld seien der Stoffwechsel im Alter und die bösen, bösen Medikamente.

Meine Versuche, sie trotz ihrer Lage zum Abnehmen zu ermuntern, blieben erfolglos. Ich könne das ja gar nicht beurteilen. Als sich dann Michaela (eine Leserin meines Buches, Name verändert) zu Wort meldete, welche ebenfalls dieselben Medikamente einnehmen musste, wie Sandra und Heike, wurden die beiden plötzlich ziemlich still. Andrea hatte es durch ihre gesundheitliche Lage schwieriger, als die beiden. Sie sagte, dass sie sich ebenfalls jahrelang eingeredet hatte, sie könne auf Grund der Medikamente nicht abnehmen. Heute habe sie bereits 32 Kilo *trotz* der Medikamente abgenommen und hatte auch nicht vor, mit dem Abnehmen aufzuhören.

Heike fühlte sich vermutlich so sehr ertappt, dass sie sich verabschiedete und nicht mehr antwortete (sie ließ es sich aber nicht nehmen, mir zu wünschen, an Krankheiten zu erleiden, die hohe Dosen Kortison erforderlich machen). Sandra lenkte vom Thema ab und warf mir vor, ich ziehe den Menschen mit meinem Buch das Geld aus der Tasche. Interessanterweise, ohne mein Buch jemals gelesen zu haben.

Ich hatte offenbar einen wunden Punkt bei den beiden Damen getroffen. Durch ihre Medikamente konnten sie sich erfolgreich einreden, nicht abnehmen zu können. Man kann die Schuld von sich weisen und muss es nicht mal versuchen. Die bösen Medikamente sind schuld. Und wenn jemand anspricht, dass man auch mit Medikamenten abnehmen kann (wenn auch langsamer), wird er ignoriert oder beleidigt.

Ich bestreite nicht, dass das Abnehmen unter Medikamenteneinfluss schwieriger ist. Ich bestreite nicht, dass ein Vollzeit-Job mit Familie oder eine Sportverletzung das Abnehmen nicht einfach macht. Aber warum sollte man sich auf die Umstände konzentrieren, die Schuld abweisen und nichts unternehmen? Inwiefern hilft einem das dabei, seinen Wunsch von einem schlanken Körper zu erfüllen?

Die Opferrolle ist eine süße Falle. Es ist verführerisch, sich als Opfer darzustellen, die Verantwortung abzuschieben und Mitleid zu ernten, statt sein Schicksal in die eigene Hand zu nehmen. Sich in die Opferrolle zu begeben, ist wie das Teufelchen auf deiner Schulter, das dir leise zuflüstert. Das Problem an der Sache ist: **Wenn du jemand anderen (oder Medikamenten) die Schuld für deine Umstände zuschiebst, ändert sich auch nichts. Die Schuld anzunehmen bedeutet auch, die Macht zu haben, etwas zu verändern.**

Verantwortung zu übernehmen schmerzt in den ersten Momenten, da man sich eingestehen muss, was man jahrelang verdrängt hat. Gleichzeitig bemächtigt es dich aber auch, etwas zu ändern. Sich in die Opferrolle zu begeben, fühlt sich in den ersten Momenten gut an, da man Mitleid erhält und keine Schuldgefühle hat. Gleichzeitig entmachtet es dich aber auch, etwas zu ändern. Wenn du die Medikamente verantwortlich machst, ändert sich auch nichts, bis sich die Medikamente ändern. Und das wird nicht von heute auf morgen passieren.

Worauf ich hinauswill: Ob Medikamente dich am Abnehmen hindern, entscheiden nicht die Medikamente, sondern du. Ob dieses Buch „funktioniert", hängt nicht vom Buch ab, sondern von dir. **Nur, wenn du die Verantwortung für dein Gewicht übernimmst, kannst du auch etwas ändern. Du hast die Schuld an deinem Gewicht, niemand sonst. Nur, wenn du diese Tatsache akzeptierst, hast du auch die Macht, etwas zu verändern**. Um ein Tor zu schießen, musst du den Ball vor den Füßen haben. Das bedeutet viel Verantwortung, aber auch viel Macht.

Viele Menschen müssen Medikamente einnehmen, die das Abnehmen erschweren. Es ist am Ende aber deine Entscheidung, ob du dich davon unterkriegen lässt. Machen es die Medikamente schwieriger, abzunehmen? Natürlich. Aber ob sie dich am Abnehmen hindern, entscheiden nicht die Medikamente. Das entscheidest du. Weder deine Medikamente, noch deine Familie oder deine Kollegen auf der Arbeit halten dir die Pistole an die Schläfe und zwingen dich zum Essen. Am Ende des Tages führst du die Gabel zu Munde.

Wenn ich diese Worte ausspreche, höre ich nicht selten Aussagen, wie: *„Versuch du mal mit Familie, Arbeit und Krankheit noch Zeit für das Abnehmen zu finden! Bei mir ist das anders. Das kann man doch nicht so verallgemeinern."* Darauf begegne ich immer, dass man immer genügend Gründe findet, nicht abzunehmen. Jeder, der abgenommen hat, könnte sich genauso mit der Ausrede *„Ich habe keine Zeit"* auf die Couch setzen und Fernsehen schauen. Ich weiß, dass es nicht angenehm ist, Verantwortung zu übernehmen. Ich weiß, dass es schmerzt, sich seine Unzulänglichkeiten einzugestehen. Aber wenn ich sage, dass du die Schuld an deinem Übergewicht hast, möchte ich dich nicht runtermachen, sondern dir die Macht geben, etwas daran zu ändern.

Am Ende des Tages hast du nichts gewonnen, wenn du nach Rechtfertigungen suchst, warum du nicht abnehmen kannst. Es gibt immer jemanden, der in einer noch misslicheren Lage ist und es dennoch geschafft hat. Du kannst Entschuldigungen haben oder Ergebnisse. Aber nicht beides. Entscheide dich.

LANGZEITDENKEN

Zwei Holzfäller bekamen die Aufgabe, Bäume in demselben Wald zu fällen. Beide erhielten die gleiche Axt. Wer zuerst 30 Bäume fällt, gewinnt 10.000€. Der erste Holzfäller freute sich, nahm die Axt und rannte sofort in den Wald, um den ersten Baum zu fällen. Der zweite Holzfäller wartete kurz, nahm sich einen Schleifstein und schärfte die Axt. Aus der Entfernung hörte man, wie der erste Baum auf den Boden fiel. Unbeeindruckt schärfte der zweite Holzfäller weiterhin seine Axt. Der erste Holzfäller war motiviert und fällte auch alsbald Baum Nummer 2 und 3. Der zweite Holzfäller schliff immer noch seine Axt.

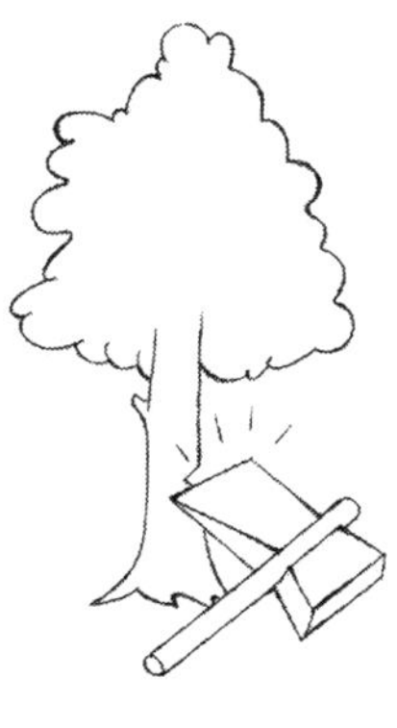

Der erste Holzfäller war dem zweiten mittlerweile 5 Bäume voraus und glaubte, die 10.000€ schon im Sack zu haben. Als 2 weitere Bäume fielen, stand der zweite Holzfäller auf, ging in seinen Teil des Waldes und fällte den ersten Baum. Beide arbeiteten hart, aber die Axt des ersten Holzfällers war langsam stumpf geworden. Darüber hinaus musste er bedeutend mehr Kraft aufbringen, um die Bäume zu fällen. Er brauchte immer öfter, immer längere Pausen, um sich von den Strapazen zu erholen. Sein Vorsprung von 7 Bäumen verkürzte sich auf 5.

Nach jedem dritten Baum schärfte der zweite Holzfäller seine Axt kurz nach, ehe er weitermachte. Die Bäume fielen schnell und er musste wenig Mühe aufbringen. Der Erste hingegen nahm seine Axt und schlug mit dem stumpfen Beil auf die Bäume ein. Er brauchte immer mehr Schläge und immer mehr Kraft. Mittlerweile hatte er 13 Bäume gefällt, der zweite Holzfäller 10. Der Vorsprung wurde immer kleiner und kleiner. Bei Baum 18 war es dann soweit: Der zweite Holzfäller hatte den ersten überholt, da dieser mit seiner Axt einfach nicht mehr weiterarbeiten konnte und eine Neue brauchte. Der zweite Holzfäller gewann mit 30:21 Bäumen und nahm die 10.000€ mit nach Hause.

Was unterscheidet die beiden Holzfäller voneinander? Einer hatte Langzeitdenken entwickelt, der andere nicht. Der erste Holzfäller hatte nicht vorausschauend gearbeitet. Er interessierte sich nur für den Moment und machte sich keine Gedanken darum, was in der Zukunft passieren wird. Vielleicht wusste er auch, dass die Axt irgendwann stumpf wird, aber er dachte sich *„Ach, das schaff' ich schon"*. Er hatte zwar schneller Ergebnisse bekommen, aber im Endeffekt verloren.

Genau dieses Verhalten kann man im Alltag beobachten. Menschen denken nicht vorausschauend, testen irgendeine neue Crash-Diät und blenden die Zukunft einfach aus. Vermutlich wissen sie selbst, dass sie danach wieder zunehmen, aber sie denken sich *„Ach, das schaff' ich schon"*. Was hilft dir morgen eine kleinere Zahl auf der Waage, wenn in 3 Monaten wieder alles beim Alten ist? Oder sogar noch mehr dazugekommen ist?

Langzeitdenken zu entwickeln ist eine wichtige Eigenschaft, welche dir nicht nur beim Abnehmen helfen wird. Wann immer du etwas tust (oder isst), solltest du dich fragen, was die Langzeitkonsequenzen davon in 3 Monaten oder 3 Jahren sein werden. Eine dauerhafte Ernährungsumstellung mag heute und morgen keinen Spaß machen. Vermutlich würdest du lieber ein paar Süßigkeiten oder Chips essen, statt Brokkoli. Aber in 3 Monaten wirst du dir dankbar sein, dass du vor 3 Monaten den Brokkoli gewählt hast.

Eines müssen wir uns immer vor Augen führen: **Es hat Jahre gedauert, das Gewicht anzuhäufen. Es wird auch eine gewisse Zeit dauern, bis es wieder runter ist.** Das muss man einfach akzeptieren. Und ganz nebenbei ist das nur fair. Das Gewicht kommt meist über 5, 10 oder 20 Jahre zustande und wir können es in 1-2 Jahren vollkommen verloren haben. Ein ziemlich fairer Deal, wenn du mich fragst.

Die Sporteinheit, durch die du dich heute quälst, macht morgen kaum einen Unterschied. Aber 30 Sporteinheiten über 2 Monate machen einen sehr großen Unterschied. Und die Einheit heute ist ein Teil der 30. Das ist Langzeitdenken.

ZEIT HAT MAN NICHT, MAN NIMMT SIE SICH

Seit Wochen liegen 2 Bilder in der Ecke meines Büros, die ich aufhängen möchte. Ich sehe sie sogar jetzt gerade aus dem Augenwinkel, während ich in meinem Sessel sitze und diese Worte schreibe.

Es sind Bilder mit motivierenden Zitaten, die mich zum Arbeiten animieren sollen. Ich habe sie bewusst gekauft, weil ich sie haben wollte. Es würde keine 5 Minuten dauern, um sie aufzuhängen. Aber sie liegen nach wie vor in der Ecke. Ich habe mir bisher immer eingeredet, dass ich für das Aufhängen der Bilder „keine Zeit" habe.

Da stellt sich die Frage, wie es sein kann, dass Personen wie Tim Cook (der Chef von Apple) oder Michelle Obama, jeden Tag eine Stunde Zeit für Sport finden, aber ich es nicht schaffe, die verdammten Bilder aufzuhängen. Wir alle haben immerhin dieselben 24 Stunden Zeit am Tag. Nun, die Wahrheit ist: **Zeit hat man nicht, man nimmt sie sich.**

Man *nimmt* sich Zeit für das, was einem wichtig ist. Niemand „findet" auf magische Art und Weise eine Stunde, um Sport zu machen oder gesund zu kochen. *„Ich habe keine Zeit"* ist nur eine bequeme Ausrede, nicht die Dinge tun zu müssen, auf die man keine Lust hat. Wie kann es sein, dass die erfolgreichsten Menschen der Welt gleichzeitig regelmäßig Sport machen, sich um ihre Familie kümmern und das Geschäft am Laufen halten, aber fast jeder Übergewichtige felsenfest behauptet, er „habe keine Zeit" für Sport oder gesunde Ernährung? Wenn ich diesen Personen 100.000€ anbieten würde, wenn sie 3 Mal die Woche für eine Stunde ins Fitnessstudio gehen, glaubst du, dass sie dann immer noch „keine Zeit" hätten? Ich bin mir sicher, dass jeder plötzlich Zeit für das Fitnessstudio finden würde.

Jeder von uns hat dieselben 24 Stunden am Tag. Wenn du sagst, dass du für etwas keine Zeit hast, meinst du eigentlich, dass es für dich keine Priorität hat. Wenn dir etwas wichtig ist, nimmst du dir die Zeit dafür. Auch ich habe damals abends 2-3 Stunden vor dem Fernseher verbracht. Dafür hatte ich Zeit, aber wenn man mich nach Sport fragte, dann hatte ich hunderte Ausreden parat.

Vor dem Fernseher zu sitzen hatte für mich einfach eine höhere Priorität. Wenn ich gewollt hätte, hätte ich diese Zeit durch ein Training zuhause ersetzen können. Die Zeit war da. Aber ich wollte nicht.

Die „keine Zeit"-Ausrede ist die Mutter aller Ausreden. Auch oft hört man Dinge, wie *„Ich würde ja gesund essen, aber meine Familie unterstützt mich nicht! Die essen alle ungesund und kochen so furchtbar fettig!"* Also ist dein Gewicht von dem Verhalten deiner Familie abhängig? Jemand anderes ist schuld daran, dass du nicht abnehmen kannst? Ich bestreite nicht, dass solche Situationen die Sache schwieriger machen, aber ist das wirklich der Grund, warum du seit Monaten oder Jahren mit deinem Gewicht kämpfst?

Wenn du wolltest, könntest du dir dein eigenes Essen zubereiten, das weniger fettreich ist. Wenn dir das nicht wichtig genug ist, dann ist das okay. Aber damit hat deine Familie nichts zu tun.

Und das ist nur ein Bruchteil der Ausreden, die wir uns alle selbst einreden:

-*„Mein Stoffwechsel ist kaputt."*
- *„Ich habe schon alle Diäten durch."*
- *„Ich nehme schon zu, wenn ich Essen schief anschaue."*
- *„Es hat geregnet, ich konnte nicht laufen gehen"*.
- *„Das Fitnessstudio macht schon um 18 Uhr zu"*.
- *„Mein Umfeld verleitet mich zum Essen"*.
- *„Ich mag einfach kein Gemüse"*.
- *„Bei mir funktioniert ein Kaloriendefizit nicht"*.

Und die Liste geht weiter und weiter. Ich habe sie schon alle gehört.

Die unbequeme Wahrheit lautet: **Wenn du keine Zeit für Sport oder gesunde Ernährung findest, dann ist dir das Abnehmen nicht wichtig genug.** Vielleicht traust du es dir nicht zu. Vielleicht hast du Angst vor der Ernährungsumstellung, dem Sport oder was auch immer. Es ist unangenehm, sich das einzugestehen und viel einfacher, sich mit einer Ausrede selbst zu schützen. Aber **am Ende des Tages sabotierst du dich damit nur selbst.**

Ich wiederhole mich gerne: Man kann Abnehmerfolge *oder* Ausreden haben. Aber nicht beides.

ÜBER KOMFORTZONEN UND VERÄNDERUNG

Das Mauri-Dorf ist vollständig umringt von einem finsteren Wald, in welchem angeblich furchterregende Monster ihr Unwesen treiben. Hinter diesem Wald soll ein sagenumwobener, paradiesischer Ort liegen. Feinste Lebensmittel in unerschöpflichen Mengen, dauerhaft angenehme Temperaturen und Flüsse aus Milch und Honig. So besagt es jedenfalls die Legende.

Die Bewohner des Mauri-Dorfes verbringen jedoch die meiste Zeit in ihren Hütten, da sie die Monster im Wald fürchten. Das Paradies ist zum Greifen nahe, aber niemand traut sich aus seiner komfortablen Hütte heraus, um in den Wald zu gehen.

Bis eines Tages ein tapferer Dorfjunge all seinen Mut zusammenfasst, aus seiner Dorfhütte austritt und in den Wald rennt, um zum Paradies zu gelangen. Es dauert keine 5 Minuten, bis der Junge mit Tränen in den Augen wieder zurückkehrt und Schutz in seiner Hütte sucht.

Tatsächlich verhalten sich viele beim Abnehmen, wie der Dorfjunge in dieser kleinen Geschichte. Sie treten aus ihrer Komfortzone aus (verlassen die Hütte und rennen in den Wald), kommen mit den Konsequenzen aber nicht zurecht (sehen die Monster) und machen eine Kehrtwende. Zurück in die Sicherheit. Zurück in die Komfortzone. Zurück in das alte Leben, wo nicht alles zufriedenstellend, aber zumindest vertraut ist.

Du hast vermutlich schon gehört, dass wir öfter aus unserer Komfortzone austreten müssen, denn nur außerhalb dieser Zone entsteht Veränderung. Das stimmt auch. Außerhalb der Komfortzone liegt allerdings nicht direkt Besserung (oder das Paradies), sondern ein finsterer, düsterer Wald voller Monster. **Hinter der Komfortzone kommt erst einmal eine Schmerzzone, dann eine Wachstumszone und erst dann erreichst du das Paradies**. Lass mich erklären:

Nehmen wir an, du spielst schon seit Langen mit dem Gedanken, dich von deinem Partner zu trennen. Irgendwann trittst du aus deiner Komfortzone heraus und machst Schluss mit ihm. Du bist aus der Hütte raus und hast jetzt einen Fuß in den finsteren Wald gesetzt, der zum Paradies führt.

Hier beginnt die wahre Prüfung. Erst einmal empfindest du Erleichterung. Aber schon kurze Zeit später kommen Zweifel auf. Du bemerkst, dass du auf einmal alleine zuhause bist. Niemand mehr da, dem du von deinem Tag erzählen kannst. In deinem Kopf wachsen auf einmal Gedanken heran, wie folgende:

- *„War ich vielleicht zu hart zu ihm?"*
- *„Hätte ich dem Ganzen noch einmal eine Chance geben sollen?"*
- *„Was ist, wenn ich niemanden mehr finde?"*

Diese Gedanken sind die Monster im Wald. Wenn du diese Gedanken hast, befindest du dich in der Schmerzzone. Die meisten sehen das erste Monster im Wald, lassen sich von der Angst übermannen und rennen wieder zurück in die Hütte. Sie starten einen neuen Versuch mit dem Partner, obwohl man genau weiß, dass die Beziehung ein Kompromiss ist, bei dem man als Verlierer herausgeht. Eine schlechte Beziehung ist scheinbar besser als gar keine.

Ich möchte auf Folgendes hinaus: **Es wird immer erst schlimmer, bevor es besser wird.** Wenn du dich von deinem Partner trennst, wird die Zeit danach erst schlimmer, bevor du irgendwann wahre Erleichterung und Freude verspürst. Wenn du dich im Fitnessstudio anmeldest, musst du erst mit Gedanken wie diesen zurechtkommen:

- *„Wäre ich doch nur so schlank wie sie …"*
- *„Ich habe das Gefühl, jeder schaut mich an und verurteilt mich …"*
- *„Ich fühle mich so unwohl unter all den schlanken Leuten hier …"*

Ins Fitnessstudio zu gehen, ist der Schritt aus der Komfortzone. Aber hier passiert noch keine Veränderung. Veränderung entsteht beim Durchqueren des Waldes, wenn du dich dazu entscheidest, dich den Monstern zu stellen, statt wieder zurückzulaufen. Wenn du den Mut findest, den Monstern furchtlos in die Augen zu schauen, kommst du in die Wachstumszone.

Der Mensch wächst an Herausforderungen. Unangenehme Situationen durchzustehen, stark zu bleiben und sich den Monstern zu stellen, sorgt für geistige Weiterentwicklung, die du für das Abnehmen benötigst. Oftmals stellen wir fest, dass die Monster zwar furchterregend aussehen, sich aber in Luft auflösen, wenn wir ihnen in die Augen starren. Sie existieren nicht wirklich, sondern nur in deinem Kopf. Sie sind lediglich eine Manifestation unserer Ängste. Niemand lacht dich im Fitnessstudio aus. Ganz im Gegenteil: Übergewichtige Menschen werden dort bewundert, da sie zeigen, dass sie etwas ändern wollen.

Wenn du in deinem Leben wirklich etwas dauerhaft ändern möchtest, musst du aus der Komfortzone austreten, durch den Wald gehen und dich den Monstern stellen. Es gibt keine Abkürzung von der Dorfhütte direkt zum Paradies. Es wird immer erst schlimmer, bevor es besser wird. Das mag zwar pessimistisch klingen, ist aber in Wahrheit eine wunderbare Sache. Betrachte die Herausforderungen nicht als furchterregendes Monster, sondern als Möglichkeit, zu wachsen.

Die Monster gibt es nicht. Es sind Illusionen. Deine Person A hat mächtig Angst vor Veränderung. Durch die Monster erhofft es sich, dass du zurück in die Hütte läufst. Du wirst allerdings feststellen, dass alles halb so wild ist, wenn du den Monstern in die Augen schaust. **Das Monster selbst ist nicht das Problem, sondern die selbsterzeugte Angst vor dem Monster.** Elefanten haben vor Mäusen nichts zu befürchten. In ihrem Kopf malen sie es sich nur schlimmer aus, als es ist.

Männer trauen sich häufig nicht, eine attraktive Frau anzusprechen, weil sie Angst davor haben, einen Korb zu kassieren (Tim A kann das übrigens voll und ganz unterschreiben). Wenn man seinen Mut zusammennimmt und die Dame anspricht, ist es für den Moment schmerzhaft, wenn man einen Korb kassiert. Man wird aber schnell bemerken, dass man noch lebt. Es ist nichts Schlimmes passiert. **Die Angst vor dem Korb ist deutlich schlimmer, als der Korb selbst.**

Veränderung kann ziemlich angsteinflößend sein und erfordert eine Portion Mut. Wenn du im Wald bist und dich das erste Monster anschaut, laufen die meisten Menschen wieder zurück in ihre Komfortzone. Denn **im Lichte des Unbekannten erscheint das Bekannte auf einmal viel attraktiver.** Auch, wenn das Bekannte einen nicht zufriedenstellt. Du wirst mit Zweifeln und auch Sorgen zu kämpfen haben. Aber es ist wichtig, dass du standhaft bleibst und den Wald durchquerst: Aus der Komfortzone, durch die Schmerz- und Wachstumszone hin zum Paradies. Und wenn du dort angelangt bist, wird es all das wert gewesen sein.

ÜBER VERZICHT UND DISZIPLIN

Es ist 04:30 Uhr. Der Wecker klingelt. Du hast 5 Minuten Zeit, um dich fertig zu machen. Punkt 04:35 Uhr beginnt der Morgensport.

Klingt furchtbar? Das ist Alltag für Jocko Willink, einem ehemaligen Soldaten der amerikanischen Marine. 7 Tage die Woche steht er um 04:30 Uhr auf und beginnt 5 Minuten später mit seinem Morgensport. Auch sonntags.

Jocko trinkt keinen Alkohol und hält sich diszipliniert an seine Routinen. So, wie man es von einem ehemaligen Marinesoldaten erwartet. Man könnte sein Leben als Außenstehender betrachten und glauben, dass er keinerlei Freiheit genießt. Wie könnte jemand, der jeden Tag um 04:30 Uhr aufsteht, in Freiheit leben, geschweige denn sein Leben genießen?

Jocko sieht das ganz anders. Er behauptet, dass Disziplin Freiheit bedeutet. Und das glaube ich ihm.

Einer der größten Einwände gegen das Abnehmen lautet: *„Ich will mich aber nicht einschränken. Essen bedeutet für mich Lebensqualität. Daher will ich nicht auf Schokolade verzichten."* In dieser Aussage schwingt der Wunsch nach Freiheit mit. Man möchte frei sein, entscheiden zu können, was man isst. Wenn man im Rahmen des Abnehmens jetzt nicht mehr alles essen kann, was man will, sei das eine Einschränkung dieser Freiheit. Aber das ist nur eine Schein-Freiheit. Echte Freiheit sieht anders aus.

Echte Freiheit bedeutet, dass du deine Entscheidung nicht abgenommen bekommst. Wenn du im Freizeitpark nicht mit der Achterbahn fahren kannst, weil dein Bauch verhindert, dass der Sicherheitsbügel schließt, wurde dir deine

Entscheidung abgenommen. Du darfst nicht mitfahren. Wenn du einen Kinderwunsch hegst und dein Übergewicht dich daran hindert, wurde dir die Entscheidung abgenommen.

Die Wahrheit ist: Mit starkem Übergewicht verbringt man sein Leben in einem Käfig. Alltägliche Dinge werden zur Belastung, die Gesundheit leidet und man muss zu vielen Dingen „nein" sagen, zu denen Normalgewichtige ohne nachzudenken „ja" sagen können.

Die scheinbare Freiheit essen zu können was man möchte, entpuppt sich schnell als Handschelle. Es mag im Augenblick wie Freiheit wirken, wenn man unbeschwert in den Donut beisst, auf lange Sicht schnallst du deine Handschellen aber immer enger. Jocko ist in keinem Bereich seines Lebens eingeschränkt. Er ist top in Form, vital, fit, energiegeladen und wohlhabend. Seine Disziplin und sein Verzicht haben ihm ermöglicht, wahre Freiheit zu erlangen. Er trinkt keinen Alkohol, weil er sich bewusst dazu entschieden hat. Er könnte jederzeit, wenn er wollte. Abgesehen von seinem eigenen Willen hindert ihn nichts daran. Das ist echte Freiheit: nicht durch äußere Umstände an seinen Entscheidungen gehindert werden.

Diszipliniert zu sein und auf die Schokolade zu verzichten ist also kein Verzicht, sondern ein Schritt zu echter Freiheit. Auch, wenn sich das gegensätzlich anhört.

Vielleicht erinnerst du dich an die Geschichte mit dem Seefahrer und dem Polarstern. Dein „Warum" ist dein Polarstern am Himmel, an dem du dich orientierst. Es ist dein großes Ziel, das du verfolgst und das dir eine unerschöpfliche Quelle der Motivation ist. Hier ist eine weitere Metapher, um das Prinzip der Schein-Freiheit und echter Freiheit besser zu verstehen: Im Lichte deines Polarsterns wird jede Strapaze erträglich.

Im Lichte deines Polarsterns hast du nicht das Gefühl, auf die Schokolade zu verzichten, weil du erkennst, dass es ein notwendiger Schritt hin zu deinem großen Ziel ist. Wenn du weißt, warum du angefangen hast abzunehmen, fällt es dir nicht schwer, auf bestimmte Lebensmittel zu verzichten, weil dir dein großes Ziel in der Zukunft wichtig genug ist.

Das bedeutet übrigens nicht, dass du niemals Schokolade und Co. essen solltest. Wie du in den Kapiteln zur körperlichen Transformation erfahren wirst, plädiere ich dafür, Süßigkeiten und „ungesunde" Lebensmittel fest in deine Ernährung zu integrieren. Hier geht es mir um unkontrollierte Essanfälle. Die Situationen, in denen du ganz genau weißt, dass du den Keks vor dir nicht essen solltest. Es geht darum, durch Disziplin in diesen Situationen verzichten zu können und im Endeffekt echte Freiheit zu erlangen.

KONZENTRIERE DICH AUF DAS, WAS DU ÄNDERN KANNST

Es kam absolut unerwartet und erschütterte nicht nur sie, sondern auch jeden in ihrem Umfeld: Brustkrebs. Caro erkrankte an Brustkrebs.

Alle Verwandten und Freunde standen um sie herum und warteten darauf, dass Caro etwas sagt. Sie schwieg einige Sekunden, ehe sie zu sprechen begann: *„Was für eine wunderbare Möglichkeit, um über mich hinaus zu wachsen."*

Ihr Vater verstand nicht, was sie sagen wollte. Er wollte sichergehen, dass seine Tochter den Ernst der Lage verstand. Also sprach er zu ihr: *„Caro, du hast Brustkrebs. Ist dir bewusst, wie ernst die Lage ist?"* Caro beruhigte ihren Vater und versicherte ihm, dass sie das sehr wohl begriffen habe: *„Wir Menschen wachsen an Herausforderungen, nicht wahr? Den Brustkrebs zu besiegen wird eine Herausforderung, an der ich wachsen werde. Der Brustkrebs hat sich die falsche Person ausgesucht, denn ich werde ihm in den Arsch treten"*, beendete sie ihre Gedanken.

Caro hatte richtig erkannt, dass sie an der Diagnose nichts ändern kann. Sie kann es sich noch so sehr wünschen, dass es anders wäre; sie kann noch so viel jammern, sich beklagen und fragen, warum ausgerechnet ihr das passiert. All das wird im Kampf gegen den Krebs nicht weiterhelfen.

Was Caro allerdings ändern kann, ist ihre Reaktion auf die Diagnose. Sie kann in Selbstmitleid baden, die Welt für ungerecht erklären und fluchen. Sie kann aber auch alles daran setzen, gesund zu werden und ihre gesamte Aufmerksamkeit auf das lenken, was sie kontrollieren kann.

Die meisten Menschen konzentrieren sich auf den Umstand. Sie konzentrieren sich auf die Diagnose und wollen es nicht wahrhaben. Sie fokussieren ihre Energie auf etwas, das sie nicht beeinflussen können. Es ist, als versuche man, eine Mauer mit bloßen Händen zu verschieben. Du kannst dabei so viel Kraft aufwenden, wie du willst. Die Mauer wird sich nicht bewegen.

Sich in die Opferrolle zu begeben ist eine süße, verführerische Falle, über die wir bereits gesprochen haben. In der Opferrolle erhältst du Zuspruch und Mitleid der anderen, was den Schmerz kurzzeitig lindert, jedoch nicht langfristig.

In der Opferrolle kannst du die Schuld von dir weisen, bist aber handlungsunfähig, da du dem Umstand die Macht über dich gegeben hast. Wenn du nach einer unerwünschten Diagnose deine Zeit damit verbringst, dich zu beschweren oder dich zu fragen, warum es ausgerechnet dir passiert, wirst du zum Opfer. Ein Opfer zu sein ist leichter, als zu handeln. Dick zu bleiben, ist leichter, als abzunehmen. Das Problem mit der Opferrolle ist, dass sich nichts ändert, wenn du sie annimmst.

Vielleicht hast du Probleme mit der Schilddrüse. Möglicherweise musst du in Schichten arbeiten oder für deine Familie kochen, die nicht abnehmen möchten. All das sind Umstände, die erst einmal da sind. Die Frage lautet: Wie reagierst du darauf? Missbrauchst du deine Schichtarbeit oder Familie als Ausrede, um nicht abnehmen zu können? Beklagst du dich lieber, wie viel schwerer du es hast, weil du zusätzlich für andere Menschen kochen musst oder konzentrierst du dich darauf, wie du es dennoch schaffen kannst?

In einem YouTube Video hörte ich einmal den Spruch: *„Niemand kann dich ohne deine Erlaubnis verletzen."* Ich musste erst einmal darüber nachdenken, aber es stimmt. Dahinter steckt die Aussage, dass du entscheiden kannst, ob dich eine verletzende Äußerung einer anderen Person trifft oder nicht. Die Äußerung steht erst einmal im Raum. Wie du auf diese reagierst, bestimmt, wie du dich danach fühlst. Du kannst sie aufnehmen und dich verletzt fühlen oder sie an dir abprallen lassen. Deine Entscheidung.

Das bedeutet im Umkehrschluss, dass **die Reaktion auf Umstände wichtiger ist, als der Umstand selbst.** Das eine kannst du beeinflussen, das andere nicht. Du wirfst Perlen vor die Säue, wenn du ständig deine Gedanken daran verschwendest, unveränderliche Umstände verändern zu wollen. Die Diagnose wird nicht durch Gedankenkraft verschwinden. Daran kannst du nichts ändern. Wie du aber auf die Diagnose reagierst, kannst du selbst bestimmen.

DAS PROBLEM SITZT ZWISCHEN DEINEN OHREN

Ein Löwe in freier Wildbahn ist ein majestätisches Tier, das keine Sekunde zögern würde, um sein Überleben zu sichern. Er ist absolut erbarmungslos. Sein Killer-Instinkt übernimmt. Wenn das passiert, denkt er nicht nach. Er ist im Moment und weiß genau, was zu tun ist. Keine ablenkenden Gedanken, kein Plan B. Er hat seine Beute im Visier und um diese zu erlegen, schaltet er seinen Kopf aus.

Ein Löwe im Zoo hingegen liegt demotiviert am Boden. Sobald er durch Gitterstäbe eingezäunt ist, verschwindet der Killer-Instinkt. Er wirkt fast harmlos.

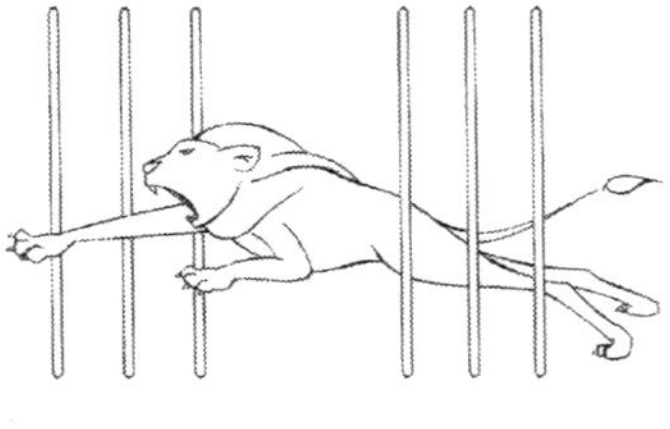

Wir Menschen verhalten uns oft wie der Löwe im Zoo. Der große Unterschied ist nur, dass die Gitterstäbe nicht wirklich da sind. Wir bilden sie uns nur ein. Du könntest einfach durch sie hindurchlaufen, bist aber vorsichtig, als hättest du dir schon einmal den Kopf gestoßen, als du ausbrechen wolltest. Also bleibst du demotiviert am Boden liegen, statt zu jagen.

Wir erfinden häufig „Probleme", von denen wir glauben, sie lösen zu müssen, bevor wir anfangen können. Wir erschaffen unsere eigenen Blockaden, unsere eigenen Gitterstäbe. Wir sperren uns in unserem eigenen Käfig ein. Und den Schlüssel zum Schloss halten wir auch noch selbst in Händen. Wir schaffen es aber nicht, das Schloss zu öffnen.

Was steckt dahinter? Ganz einfach: **Die Angst zu versagen.** Andere und sich selbst zu enttäuschen. Es ist einfacher, nichts zu tun, als in Aktion zu treten. So muss man sich nicht der eventuellen Peinlichkeit aussetzen, nicht durchgehalten zu haben. Die Wahrheit ist aber: Wer kämpft, kann verlieren. Wer nicht kämpft, hat schon verloren.

Falls du lange gezögert hast, dieses Buch zu lesen oder in der Vergangenheit den Startschuss zum Abnehmen immer in die Zukunft verlegt hast, plagen dich Versagensängste.

Anzeichen für Versagensängste sind beispielsweise:

- Du bewahrst Klamotten auf, die dir zu groß sind (weil du unterbewusst glaubst, wieder zuzunehmen).
- Du zögerst den Anfang immer weiter raus, indem du Probleme für dich erfindest (beispielsweise den richtigen Ernährungsplan oder die richtige Sportart finden, bevor man anfängt).
- Wenn du anfängst, hörst du nach kurzer Zeit wieder auf und kannst dich nur schwer motivieren, einen Neuanfang zu starten.
- Nach anfänglichen Erfolgen plagen dich seltsamerweise wieder Essanfälle und du verfällst scheinbar grundlos wieder in alte Gewohnheiten, obwohl es eigentlich gut lief.

Du weißt, wie das Abnehmen funktioniert. Nichts hält dich auf. Nichts hindert dich daran, heute eine Sporteinheit zu absolvieren oder eine gesunde Mahlzeit zu essen. Es ist nur dein Kopf.

Tim Grover war der Trainer von Michael Jordan, dem wohl bekanntesten und besten Basketballspieler der Geschichte. In seinem Buch „Relentless" spricht Tim Grover darüber, was Michael Jordan von seinen Teamkollegen unterschieden hat. Michael war mit Abstand der beste Spieler des Teams. Wie konnte das sein?

Tim sagt, dass sich andere Spieler regelmäßig selbst ein Bein stellen, indem sie sich selbst Probleme einreden, die es eigentlich gar nicht gibt.

Vor wichtigen Spielen fingen die anderen Spieler an, an sich zu zweifeln. Auf einmal kamen Gedanken auf, wie:

- *„Was ist, wenn wir das Finale verlieren?"*
- *„Ich kann die negative Presse schon sehen, sollten wir verlieren."*
- *„Ich habe tierische Angst, die Bälle nicht zu versenken."*

Gedanken wie diese sind die Gitterstäbe des Käfigs, in dem wir gefangen sind. Es sind solche Zweifel, die uns paralysieren und handlungsunfähig machen. Das Bemerkenswerte ist, dass sie selbsterschaffen sind. Die Probleme, die sich die Spieler einreden, gibt es nicht wirklich. Sie entstehen nur in ihren Köpfen.

Michael Jordan hatte seine Zeit nie mit solchen Gedanken verschwendet. Er wollte raus auf das Spielfeld und gewinnen. Er war der Löwe in freier Wildbahn. Die anderen Spieler lagen demotiviert am Boden, weil sie einen Käfig um sich herum erschaffen hatten.

Die Probleme, die du dir einredest, sind keine, solange du sie nicht zu welchen machst. Hinter den Problemen, die du für dich erschaffst, steckt die Angst, anzufangen.

Ich hatte mir lange Zeit eingeredet, dass ich erst Seminare besuchen oder Kurse belegen muss, bevor ich ein Buch schreiben kann. Also habe ich meine Zeit damit verbracht, nach Seminaren und Kursen zum Thema „Autor werden" zu suchen. Was ich stattdessen hätte machen sollen, ist das erste Kapitel zu schreiben. Aber das hat mir eine Menge Angst eingejagt. Folglich habe ich mir selbst Probleme erschaffen, um den Anfang in die Zukunft zu verschieben. Ich hatte Versagensängste.

Du weißt, was zu tun ist. Du weißt, wie du es tun solltest. Der Käfig, in dem du sitzt, ist selbstgemacht. Die Gitterstäbe sind deine eigenen Gedanken und Blockaden. Denk nicht nach, sondern handle.

DIE WICHTIGSTEN PUNKTE

- Die Art und Weise, wie man über bestimmte Dinge denkt, nennt man „Mindset".
- Wenn du etwas in deinem Leben verändern willst (beispielsweise das Gewicht), ist es notwendig, dass du deine Ansichten zu bestimmten Themen überdenkst.
- Deine aktuellen Glaubenssätze, Angewohnheiten und dein Selbstbild haben dich zu dem gemacht, was du heute im Spiegel siehst. Wenn du etwas ändern willst, musst du etwas ändern.
- Nur wer Verantwortung übernimmt, hat auch die Macht, etwas zu ändern. Wenn du die Schuld für dein Übergewicht bspw. Medikamenten, Krankheiten oder anderen Personen überträgst, gibst du gleichzeitig die Macht ab, etwas zu ändern.
- Wer will, findet Wege. Wer nicht will, findet Gründe. Du kannst Ausreden oder Ergebnisse haben, aber nicht beides. Statt dich auf Probleme zu fixieren, solltest du nach Lösungen suchen, um trotz deiner Umstände dein Ziel zu erreichen. Es gibt immer jemanden, der mit mehr Problemen zu kämpfen hatte und es trotzdem geschafft hat, abzunehmen.
- Zeit hat man nicht, man nimmt sie sich. Mit der Aussage *„ich habe keine Zeit für Sport"* sagt man im Endeffekt aus, dass Sport keine Priorität ist. Wenn es dir wirklich wichtig genug ist, findest du Zeit für Sport oder gesunde Ernährung. Den meisten Menschen ist es

schlichtweg wichtiger, abends nach der Arbeit auf der Couch zu entspannen. Diese Zeit könnte genutzt werden, um vorzukochen oder Sport zu treiben.

- Deine Reaktion auf Umstände ist wichtiger, als der Umstand selbst. Die Reaktion kannst du selbst bestimmen, den Umstand oftmals nicht.
- Wenn du heute einen Hähnchenbrustsalat statt der Pizza isst, macht das morgen kaum einen Unterschied auf der Waage. Vielleicht nicht mal eine Woche später. Wenn du aber kontinuierlich über 90 Tage den Hähnchenbrustsalat isst, wirst du einen großen Unterschied feststellen. Jede gesunde Mahlzeit ist ein Teil der 90, ohne die es nicht funktionieren wird. Du musst bereit sein, kurzzeitig auf Genuss oder Glücksgefühle zu verzichten, um langfristig dein Ziel zu erreichen.
- Fast immer sitzt das eigentliche Problem zwischen deinen Ohren. Die Angst, von einer hübschen Frau einen Korb zu bekommen, ist wesentlich schlimmer, als der Korb selbst. Die Angst zu versagen macht uns oftmals handlungsunfähig. Sport ist in den allermeisten Fällen nicht das Problem, sondern die selbsterzeugte Angst, dass wir es nicht schaffen könnten. Mit Selbstzweifeln, Ängsten und den negativen Selbstgesprächen paralysieren wir uns selbst. Versuche die negativen Gedanken auszuschalten und anzufangen. Ist der Anfang gemacht, wirst du feststellen, dass alles halb so wild ist.

TEIL IV: DIE BEZIEHUNG ZUM ESSEN

WARUM WIR UNTERBEWUSST IMMER WIEDER ZUM ESSEN GREIFEN UND UNS SELBST SABOTIEREN.

DAS GESTÖRTE ESSVERHALTEN

Wenn ich im Fernsehen einen Bericht über magersüchtige Menschen sah, konnte ich es nie nachvollziehen, wie sie sich für zu dick halten können. Ich dachte mir nur: *„Sehen die denn nicht, dass sie offensichtlich zu dürr sind? Da ist doch kaum noch was dran. Man sieht die Knochen schon."* Das war damals für mich unbegreiflich. Heute weiß ich, dass ich überhaupt nicht qualifiziert war, das zu beurteilen, denn diese Menschen hatten eine gestörte Wahrnehmung der Realität.

Warum erzähle ich das? Nun, in einer bekannten Fernsehsendung, in der stark übergewichtige Menschen abnehmen, gibt es meistens eine Episode, in welcher die Kandidaten mit ihrem alten Essverhalten konfrontiert werden. Ihnen werden Videoaufnahmen von vor der Campzeit gezeigt. Wenn sie diese Aufnahmen sehen, weiten sich die Augen und alle Anwesenden verfallen in eine Schockstarre. In dem Moment der Aufnahme war das allerdings normal für sie. Auch sie hatten eine gestörte, verzerrte Wahrnehmung der Realität; genauso wie Menschen, die an Magersucht leiden. Worauf ich hinauswill: Wenn du mit dem Abnehmen beginnst, werden dir deine Portionen möglicherweise zu klein vorkommen. Du wirst dich fragen, wie man so satt werden soll.

Die Wahrheit ist aber, dass die neuen, kleineren Portionsgrößen nicht zu klein sind. Die Portionen vorher waren nur viel zu groß. Über die Zeit entwickelt sich völlig automatisch eine neue Vorstellung von „normalem" Essverhalten. In dieser Sektion des Buches werden wir genau das erforschen: Wie man wieder zu einem normalen, gesunden Essverhalten zurückfindet und seine Wahrnehmung entzerrt.

ZURÜCK ZUR NORMALITÄT

Sonntagnachmittag: Ich komme vom Training zurück, laufe in meine Küche, öffne das Gefrierfach und stelle den 500ml Eisbecher schon einmal raus, damit das Eis leicht auftaut, während ich duschen gehe. Ich muss aber aufpassen, dass das Eis nicht zu flüssig wird. Also beeile ich mich unter der Dusche. Abtrocknen, anziehen, Eisbecher greifen, ab in den Sessel und Türe abschließen. Niemand darf stören. Wenn die Wohnung brennt, will ich es nicht wissen. Ich esse jetzt mein Eis.

Es läuft kein Fernsehen, kein YouTube und das Handy ist auf stumm. Ich esse das Eis nicht, sondern genieße es. Schokoladeneiscreme mit einem Karamellkern und kleinen Keksstückchen. Schon während ich den Deckel abnehme, läuft mir das Wasser im Munde zusammen. Ich nehme den ersten Löffel und ertappe mich dabei, wie ich die Augen schließe, um mich stärker auf den Geschmack konzentrieren zu können. Ich bin auf Wolke 7.

Dieses Szenario wiederholt sich maximal zweimal im Monat. Eher seltener. Ich bin ein absoluter Eis-Junky und könnte es den ganzen Tag essen. Aber das mache ich nicht. Und das ist auch gut so.

Zucker- und fetthaltiges Essen ist etwas Besonderes. Und als solches muss man es auch ansehen. Es ist eine Belohnung, die man sich hin und wieder gönnen darf und sollte. In der Realität sieht es aber so aus, dass Chips aus Routine abends gegessen werden. Der spontanen Lust nach Eis wird sofort nachgegangen und wenn die Fertigpizza das Mittagessen ersetzt, ist das auch nicht weiter schlimm. Stark verarbeitete Lebensmittel werden immer mehr zum Standard und dann können wir sie auch nicht mehr genießen oder als etwas Besonderes ansehen.

Wann ist etwas wertvoll für den Menschen? Wenn es selten ist. Denk einmal an Hummer oder Kaviar. Diese Lebensmittel haben eine gewisse Bedeutung. Sie sind besonders, weil du sie nicht im Supermarkt um die Ecke kaufen kannst (und sie verflixt teuer sind). Fast jeder von uns würde es gerne einmal essen, wenn auch nur aus Neugier. Du kannst sicher bestätigen, dass eine Pizza vom Italiener besser schmeckt, wenn du seit Monaten keine Pizza mehr gegessen hast.

Heutzutage wird einfach dann gegessen, wie es gerade passt und auch das, was gerade schmeckt. Fertigpizza oder Eisbecher werden zum Alltag. Mal um 12 Uhr, mal um 13 Uhr oder auch erst um 15 Uhr.

Das Überangebot und die ständige Verfügbarkeit von fast allen Lebensmitteln führt dazu, dass wir zu bequem werden und immer öfter zu Fertigvarianten oder dem greifen, auf das wir gerade Lust haben, anstatt frisch zu kochen. Auf lange Sicht entsteht so eine neue Definition von „normalem Essen". Statt einer gesunden, bunten Mahlzeit, bestehend aus Süßkartoffeln, Kaisergemüse und Fisch, wird die Fertigpizza aus dem Supermarkt nebenan in den Ofen geschoben. Anstatt Karotten zu snacken, greift man in die Chipstüte.

Andersrum verläuft es ähnlich: Wir essen grünen Salat mit Gemüse und fettarmen Dressing nur dann, wenn wir abnehmen wollen und nicht etwa, weil wir unserem Körper etwas Gutes tun wollen oder (Gott bewahre!) er uns einfach gut schmeckt. Verstehe mich nicht falsch: Pizza, Eis und Co. gehören zum Leben genauso dazu, wie grüner Salat oder Gemüse. **Es wird nur zum Problem, wenn dieses Essen zur Routine wird. Wir entwerten hochkalorisches Essen, indem wir es täglich essen.** Wir genießen es nicht mehr, sondern schlingen es einfach runter. Am besten noch nebenbei, während der Fernseher läuft.

Wir sollten unser Essverhalten noch einmal untersuchen. Ist es wirklich „normal" immer zu Süßigkeiten und Fast Food zu greifen, wenn uns danach ist? Ist es wirklich „normal", dass wir hochverarbeitete Lebensmittel tagtäglich essen? Ist es wirklich „normal", dass uns Gemüse nur mit einer fettreichen Soße gut schmeckt?

Der Weg zurück zur Normalität wird einige Zeit dauern. Ähnlich, wie Magersüchtige ihren offenbar unterernährten Körper im Spiegel sehen und als zu dick abstempeln, wirst du vollkommen normale Portionen als zu klein ansehen. Wenn du seit langer Zeit auf unbehandeltes Gemüse verzichtet hast, wird es dir anfangs nicht schmecken.

DIE SUCHT NACH ESSEN

Wie viele Punkte treffen auf dich zu?

- Du hast gerade gegessen, bist voll und hast trotzdem das Verlangen nach bestimmten Lebensmitteln.
- Wenn du nachgibst und schwach wirst, isst du sehr viel mehr, als du dir vorgenommen hattest (bis zu dem Punkt, an dem du dich vollgestopft fühlst).
- Du fühlst dich schuldig, dass du das Lebensmittel gegessen hast, aber du isst es bald schon wieder.
- Du erfindest Ausreden, um den Konsum bestimmter Lebensmittel zu rechtfertigen („*Heute war ein stressiger Tag!*").
- Du verheimlichst den Konsum von ungesunden Lebensmitteln vor anderen.
- Du kannst dich nicht bändigen, obwohl du weißt, dass zu viel ungesundes Essen schädlich für dich ist.

Hast du dich in den Aussagen wiedergefunden? Dann bist du vielleicht süchtig nach ungesundem Essen. Das klingt erst einmal schlimmer, als es ist. Raucher sind auch süchtig nach Zigaretten – und die können sich das Rauchen ebenfalls abgewöhnen.

Aber wie entsteht die Sucht nach dem Essen? Es ist eigentlich ganz logisch. In unserer heutigen Gesellschaft ist schnelles, fett- und zuckerhaltiges Essen überall verfügbar. Ist man in der Stadt, braucht man keine 5 Minuten gehen, und man kann sich irgendwo etwas für wenig Geld auf die Hand kaufen: Ein Sandwich, Schokolade, Pizza und vieles mehr. Nichts ist so verfügbar und verhilft so schnell zu Glücksgefühlen, wie Essen.

Das Prinzip, welches dahintersteht, nennt sich „instant gratification" (oder zu Deutsch: sofortige Belohnung). Essen ist für jeden von uns eine sofortige Belohnung. Hast du Kummer? Essen hilft. Bist du gestresst? Essen hilft. Hast du Langeweile? Essen hilft. Essen liefert Glücksgefühle auf Knopfdruck. Wann immer wir wollen, für wenig Geld und ohne Kontrolle.

Essen reiht sich damit neben Nikotin, Koffein und Kokain ein, denn es macht abhängig. Ganz besonders Lebensmittel, wo Fett auf Zucker trifft. Einen Löffel puren Zucker oder Butter würde vermutlich jeder von uns ausschlagen, aber wenn beides in Form von Kuchen aufeinandertrifft, sieht die Sache anders aus. Andere Lebensmittel mit viel Fett und Zucker gleichzeitig sind beispielsweise Bratwurst im Brötchen, Kekse, Schokolade, Pizza, Eis und sonstiges süßes Gebäck. Diese Lebensmittel kommen in der Natur nicht vor.

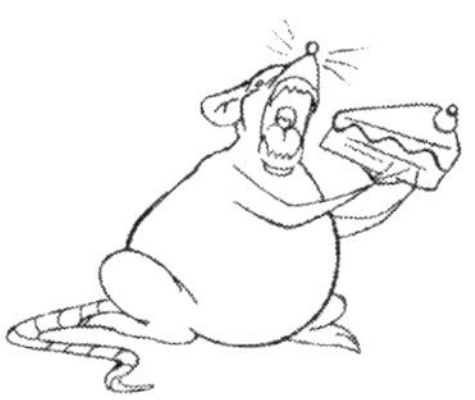

In einem Experiment hat man Ratten in 3 unterschiedliche Gruppen aufgeteilt: Die erste Gruppe bekam handelsübliches Laborfutter. Die zweite Gruppe ebenfalls, aber sie hatten für eine Stunde am Tag Zugang zu fett- und zuckerhaltigen Essen. Die dritte Gruppe hatte unbegrenzten Zugang zu allen möglichen Schlemmereien: Käsekuchen, Würstchen, Keksen und dergleichen. Die letzte Gruppe Ratten wurde stark übergewichtig. Sie fraßen immer weiter und weiter. Bei manchen Menschen kann man ein ähnliches Verhalten beobachten.

Das Ganze ist ein Teufelskreis. **Weil Essen so einfach zu bekommen ist, wird es zu einem dauerhaften Begleiter und zur Standardantwort bei Kummer, Stress oder Langeweile.** Dadurch entsteht eine Gewohnheit. Essen unterdrückt für kurze Zeit negative Gefühle. Eben weil wir immer zum Essen greifen, entwickeln wir eine Toleranz. Wir brauchen mehr vom Essen, um dieselbe Menge Glücksgefühle zu produzieren. Auf Dauer essen wir somit immer mehr und mehr, ohne es wirklich zu merken.

Es ist nicht einfach, aus diesem Teufelskreis auszusteigen. Der erste Schritt ist, das Verhalten bei sich zu erkennen und einzugestehen.

DIE BEDEUTUNG VON ESSEN

Der Kellner bringt mehrere XXL-Schnitzel an den Tisch. Ein Kilo Fleisch mit ordentlich Pommes. Nicht für die ganze Mannschaft, sondern für jeden einzeln. Es wird direkt eine neue Runde Bier nachbestellt, denn die Erste ist schon alle. Die Stimmung ist gut, ein lautes Klirren geht durch die Runde, als die Biergläser aneinanderstoßen. *„Prost!"*

Zeit zu essen. Die Männer stacheln sich gegenseitig an: *„Harald, kannst du schon nicht mehr? Du hast doch nicht mal die Hälfte gegessen!"* Harald ist zwar satt, aber sichtlich verärgert über den Kommentar seines Kollegen. Er öffnet die Gürtelschnalle und isst weiter, bis ihm schlecht wird. Die Pommes sind gegessen, das komplette Schnitzel wurde sich reingezwungen. 4.000 Kalorien mehr, als er hätte essen sollen. Aber Harald konnte seine Ehre als Mann wahren.

In diesem Stammtisch-Szenario trägt das Essen eine besondere Bedeutung. Den Männern geht es hierbei schon lange nicht mehr um Sättigung oder Genuss, sondern um Alpha-Verhalten. Wer sein XXL-Schnitzel nicht schafft, ist ein Weichei in den Augen der anderen. Das führt dazu, dass alle Anwesenden sich zum Essen zwingen; bis ihnen schlecht wird – und meist noch darüber hinaus.

Ein anderes Szenario: Eine Frau und ein Mann treffen sich zum ersten Mal in einem Restaurant, um sich kennenzulernen. Als der Kellner kommt und nach dem Essenswunsch fragt, bestellt der Mann einen leichten Salat mit Putenbruststreifen und bittet darum, nicht zu viel Fett für das Dressing zu verwenden. Die Frau hingegen bestellt ein Steak, Bratkartoffeln und 2 Spiegeleier.

Das kann man sich nur schwer vorstellen, oder?

Essen ist also viel mehr, als einfach nur Nahrung, um Hunger zu stillen. Es ist Bedeutungsträger. Durch das Essen können wir ausdrücken, was uns wichtig ist, welchen Gruppen wir zugehören (wollen) oder auch, welchem Geschlecht wir angehören. Es kann auch als Stresslinderer fungieren. Warum nehmen Menschen oftmals zu, wenn sie mit dem Rauchen aufhören? Die Zigarette war für sie ein Ventil, um Stress abzulassen. Wenn das wegfällt, muss ein Ersatz her. Essen ist dabei die erste Wahl. Durch Essen können wir auch unsere soziale Zugehörigkeit zeigen: Wenn der Arbeitskollege einen Kuchen zur Feier des Tages mitbringt, alle zusammen am Tisch sitzen und nur einer den Kuchen nicht isst, weil er abnehmen möchte, fühlt man sich schnell wie ein Außenseiter.

Essen kann auch eine Kompensation sein. Wer starken emotionalen Schmerz verspürt, weil ein geliebter Mensch aus seinem Leben getreten ist, baut im wahrsten Sinne des Wortes einen Schutzpanzer auf. **Um keinen Kummer mehr zu verspüren, frisst man den Schmerz einfach in sich hinein.**

Es fördert ebenfalls die Gemeinschaft. Wenn man sich im Sommer mit Freunden zum Grillen trifft, stärkt man mit dem gemeinsamen Essen die Freundschaft.

Essen ist also heutzutage viel mehr, als einfach nur Nahrung. Über unsere Lebensmittelauswahl drücken wir uns selbst aus. Wer zum gemeinsamen Abendessen seine Tupperdose öffnet und ein vorbereitetes Reis-Huhn-Brokkoli-Gericht in der Mikrowelle aufwärmt, zeigt seinen Drang nach einem durchtrainierten Körper und einer gesunden Lebensweise. Wer in der Stammtisch-Runde sein XXL- Schnitzel halb-aufgegessen liegen lässt, riskiert seine Männlichkeit in den Augen der Anwesenden. Wer den Kuchen auf der Arbeit zugunsten eines Salats verschmäht, wird schief angeschaut.

PASSIVES UND AKTIVES ESSEN

Heutzutage hat fast jeder ein Smartphone, Tablet oder Laptop. Es gibt immer einen Bildschirm in unserer Nähe, der uns ablenkt. Ein Griff in die Hosentasche reicht, um sich sofort mit der gesamten Welt zu vernetzen, lustige Videos zu schauen oder sich Informationen zu beschaffen. Das ist auf der einen Seite eine wunderbare Entwicklung, auf der anderen Seite fördert es einen Trend, den ich „passives essen" nenne.

Beim passiven Essen wird das Essen an sich zur Nebensache. Eigentlich hatte man sich vorgenommen, genüsslich zu Abend zu essen, aber daraus wird eher Fernsehen schauen und dabei ins Brot beißen. Ein anderes Beispiel ist das Popcorn im Kino. Warum isst man das eigentlich? Und genießt man es wirklich? Oder ist es einfach nur Beilage zum Film?

Unsere Aufmerksamkeit wird also von den Nahrungsmitteln weg und hin zum Bildschirminhalt transportiert. Das Essen wird nicht mehr wertgeschätzt und passiv runtergeschlungen. Es ist ein Phänomen, das oftmals bei stark übergewichtigen Menschen zu beobachten ist. Sie realisieren gar nicht, wie viele Kalorien sie da „nebenbei" essen. Das große Problem dabei ist, dass dieses passive Verhalten das Essen entwertet.

Lebensmittel mit vielen Kalorien (Eis, Schokolade, Chips, Kuchen und dergleichen) sind etwas Besonderes. Es ist ein absoluter Genussmoment, wenn wir uns Dinge wie diese gönnen. Diese Kalorien kommen nicht ohne einen Preis, daher sollten wir sie als echtes Erlebnis feiern. Aber das tun wir nicht mehr. Wir zerstören diese Genussmomente, indem wir dem Essen nicht die nötige Aufmerksamkeit schenken.

Dem gegenüber steht „aktives essen" oder auch „bewusstes essen". Hier schenken wir dem Essen unsere volle Aufmerksamkeit und erleben es mit all unseren Sinnen. Hast du schon mal nach 2 Monaten Entzug wieder eine Pizza gegessen? Dann wirst du feststellen, dass du diese Pizza voll und ganz genießen wirst, ohne dabei am Smartphone rumzuspielen oder Fernsehen zu schauen. Dafür ist das Geschmackserlebnis zu intensiv. Es ist etwas vollkommen anderes, als eine Tiefkühlpizza beim Fernsehen zu essen.

Beim aktiven Essen versuchen wir die Mahlzeit mit allen Sinnen wahrzunehmen, bevor wir sie essen. Das sorgt für die nötige Wertschätzung und verhindert das passive Runterschlingen. Rieche einmal intensiv an deinem Essen, bevor du zugreifst. Schau es dir richtig an. Fasse es an. Und vor allem: Sei konzentriert, wenn du es isst. Lass den Fernseher, das Smartphone oder Tablet aus und konzentriere dich voll und ganz auf den Genussmoment.

Iss langsam, kaue alles gut durch und warte immer kurz ab, bevor du den nächsten Bissen nimmst. Du wirst feststellen, dass du schneller gesättigt bist und dir das Essen wieder schmeckt. Essen wird dann keine Nebenbeschäftigung mehr, sondern wieder ein Erlebnis (was es auch sein sollte).

Das ist im Übrigen auch eines der großen Ziele einer dauerhaften Ernährungsumstellung: Essen wieder genießen lernen. **Heutzutage essen wir immer mehr, immer ungesünder und dazu noch passiv**. Ungesunde Lebensmittel gehören zu einem normalen Leben genauso dazu, wie gesunde. Aber dann sollten wir sie auch mit der nötigen Aufmerksamkeit wertschätzen.

Iss heute oder morgen eine große Mahlzeit aktiv. Setze dich in einen leeren Raum. Kein Fernseher, kein Handy, kein Radio. Nimm dir 10-15 Minuten Zeit und konzentriere dich voll und ganz auf das Essen. Du wirst bemerken, dass dir das sehr schwer fällt. Vermutlich wird der Drang nach Ablenkung in dir aufkommen, aber unterdrücke diesen. Genieße das Essen einmal bewusst. Du wirst überrascht sein.

AUFHÖREN, WENN MAN SATT IST

Hand auf's Herz: Hörst du auf, Schokolade oder Chips zu essen, wenn du satt bist, oder wenn die Packung leer ist?

Falls du zu der Kategorie Mensch gehörst, die nach „ein paar" Chips die Tüte wieder weglegen kann, beneide ich dich. Ich bin da eher der „die-ganze-Packung-oder-nichts-Typ".

Der Gedanke aufzuhören, wenn man satt ist, obwohl noch etwas auf dem Teller liegt, hat mir nie gefallen. Ich konnte es nie umsetzen. Ich habe immer gegessen, bis der Teller leer war. Auch, wenn ich schon längst satt war. Vielen von uns wurde das in der Kindheit eingetrichtert: *„Du musst aufessen, damit es morgen gutes Wetter gibt."* Dieser Satz kommt unscheinbar daher, ist aber bei vielen von uns auch im Erwachsenenalter immer noch verankert. Darüber hinaus kommen Schuldgefühle auf, wenn wir unseren Teller nicht leer machen. Eine kleine Stimme flüstert uns dann leise zu: *„Das kann ich doch nicht wegschmeißen."*

Diese Gedanken nenne ich „noble Ausrede". Wir essen für einen scheinbar noblen Zweck: Das gute Wetter oder um nichts wegschmeißen zu müssen. Aber leider auf unsere Kosten. Man spürt regelrecht, wie sich der Magen weitet, wie ein Unwohlsein oder sogar leichte Übelkeit aufkommt, aber man isst weiter. Ich sage nicht, dass man Essen wegschmeißen sollte. Idealerweise reduziert man die Portionsgröße, damit man weniger essen *und* den Teller leer machen kann. Aber wenn du merkst, dass du dein Essen stopfen musst und du nur wegen einer noblen Ausrede isst, dann lass es sein.

Auf Dauer verlernen wir sonst ein natürliches Sättigungsgefühl. Ich konnte beispielsweise immer essen. Ich war nie wirklich satt. Und wenn ich ehrlich bin, ist das auch heute noch der Fall. Um sowas zu verhindern, müssen wir Sättigung verstehen.

Die Sättigung wird durch 3 Komponenten beeinflusst: **der Magenfülle, der Kalorienanzahl und dem Hormonhaushalt.** Wir alle haben Rezeptoren an den Mageninnenwänden, welche die Dehnung des Magens messen. Ist der Magen gedehnt, weil sich Nahrung darin befindet, senden diese Rezeptoren ein Signal ans Hirn, dass Nahrung im Magen angekommen ist. Eine gewisse Sättigung tritt ein.

Deshalb ist Gemüse dein bester Freund beim Abnehmen. Gemüse ist extrem kalorienarm und füllt den Magen, was diese Rezeptoren aktiviert. Gemüse ist also ein echter Hunger-Killer.

Aber natürlich können wir das Hirn nicht einfach so austricksen. Sonst wäre unser Hunger bereits nach einem Glas Wasser gestillt, denn das dehnt den Magen. Der Mageninhalt muss ebenfalls genügend Kalorien aufweisen. Das wird durch andere Rezeptoren im Magen gemessen, welche ein Signal mit der Botschaft ans Hirn senden, dass genügend Kalorien aufgenommen wurden. Ideal sind also Lebensmittel, die den Magen dehnen und moderat viele Kalorien aufweisen. Zuckerhaltige Softgetränke liefern viele Kalorien, aber dehnen den Magen nicht besonders lange, daher sättigen sie trotz vieler Kalorien kaum. Nur Gemüse hingegen dehnt den Magen, hat aber wenig Kalorien. Ideal wäre also eine Mahlzeit mit Gemüse und Beilagen, die moderat viel Kalorien haben. Beispielsweise Kartoffeln, magere Hühnerbrust und Gemüse.

Der Vollständigkeit halber muss auch der Hormonhaushalt erwähnt werden. Das Hormon Leptin wird in Fettzellen gebildet und signalisiert dem Hirn, dass ausreichend Fettreserven verfügbar sind. Dadurch wird das Hungergefühl reguliert. Zu wenig Leptin sollte also theoretisch Hunger erzeugen. Stark übergewichtige Menschen haben allerdings sehr viele Fettzellen, sodass mehr als genug Leptin vorhanden sein sollte, um den Hunger zu drosseln. Die Erfahrung zeigt aber, dass genau diese Menschen den meisten Hunger haben. Wie kann das sein?

Und genau da ist sich die Wissenschaft unsicher. Möglicherweise entwickeln wir eine Leptinresistenz, weil das Hormon permanent im Überfluss im Körper vorhanden ist. Dadurch kann es irgendwann nicht mehr richtig an die Rezeptoren andocken. Das kannst du dir wie einen Schlüssel vorstellen, den du Jahre lang immer in das gleiche Schloss steckst. Dabei kommt es zu Abnutzungserscheinungen: Die Zacken vom Schlüssel hobeln sich ab und vielleicht bricht er sogar eines Tages.

Es macht sowieso wenig Sinn, sich Gedanken über den Leptinspiegel zu machen. Zu viel oder zu wenig Leptin wird nicht der Grund dafür sein, warum du nicht abnehmen kannst. Steuere deine Sättigung lieber durch eine sinnvolle Zusammensetzung von Lebensmitteln, die einerseits ausreichend Kalorien liefern, andererseits den Magen genügend dehnen.

Zu guter Letzt sind hier noch ein paar Tipps für eine bessere Sättigung:

1. **Mehr Protein essen.** Proteine muss der Körper erst in seine Einzelteile zerlegen. Dieser Prozess ist sehr zeitaufwändig und währenddessen empfinden wir keinen Hunger. Daher empfehle ich, jede Mahlzeit des Tages mit einer Proteinbasis zu beginnen.
2. **Mehr Ballaststoffe essen.** Ballaststoffe kann der Körper nicht richtig verdauen, aber er versucht es trotzdem. Dadurch bleiben die Ballaststoffe lange Zeit im Magen liegen, wo sie für ein Sättigungssignal sorgen.
3. **Bewusst essen und kauen**. Wie schon oft erwähnt, tritt das Sättigungsgefühl erst nach 15-20 Minuten ein. Indem wir langsamer und bewusster essen, geben wir uns die nötige Zeit, bis die Sättigung eintritt und essen nicht über den Hunger hinaus.

ERNÄHRUNGSGEWOHNHEITEN, DIE DICK MACHEN

Ich war immer als Erster fertig. Alle bekamen im Restaurant gleichzeitig ihr Essen und obwohl ich eine der größten Portionen hatte, war ich immer als Erster fertig. Manchmal wurde ich sogar von anderen darauf hingewiesen (*„Da hat aber jemand Hunger"*). Egal, wie sehr ich mich zu zügeln versuchte: Ich war den anderen immer meilenweit voraus.

Über die Zeit hatte ich einige schädliche Essgewohnheiten aufgebaut, die ich für völlig normal hielt, für Außenstehende aber nicht greifbar waren. Falls du am Esstisch schon mal mit den Worten *„Iss mal etwas langsamer"* ermahnt wurdest, dann weißt du, wovon ich rede. Manche dieser Gewohnheiten sind fest in uns verankert und sorgen dafür, dass wir immer dicker und dicker werden. Wenn wir diese Gewohnheiten nicht ändern, werden wir immer wieder zunehmen. Egal, wie viel Gewicht wir verlieren.

Der Jojo-Effekt ist nämlich genau das: Das Zurückfallen in alte Gewohnheiten. Lass uns das Übel also an der Wurzel packen und uns ein paar dieser typischen, schlechten Essgewohnheiten anschauen.

1. **Immer aufessen.** Vielen von uns wurde von den Eltern der Glaubenssatz eingepflanzt, dass es morgen kein gutes Wetter gibt, wenn wir nicht aufessen (oder haben diesen Spruch sogar den eigenen Kindern mitgegeben). Wird diese Gewohnheit im Kindesalter eingepflanzt, ist es im Erwachsenenalter sehr schwer, diese zu verlernen. Kein Essen verschwenden zu wollen ist zwar ein nobler Gedanke, schadet uns aber auf lange Sicht. Dadurch

konditionieren wir uns dazu, über den Hunger hinaus zu essen und sogar notfalls zu stopfen. Die körpereigenen Signale Hunger und Sättigung werden verlernt. Ich bin auch kein Fan davon, Essen wegzuschmeißen, aber wir sollten uns nicht zum Essen zwingen.

2. **Zu große Portionen.** Stark übergewichtige Menschen beurteilen zu große Portionen als normal, weil sie von Kleineren nicht mehr gesättigt werden. Teilweise isst man doppelt so viel wie Normalgewichtige und ist immer noch nicht gesättigt.
3. **Unregelmäßiges Essen.** Das Mittagessen wird mal in der Kantine gegessen, mal von der Tankstelle um die Ecke gekauft oder sogar ausgelassen. Abends isst man, was da ist oder holt sich auf dem Weg von der Arbeit schnell noch etwas. Diese Unregelmäßigkeit sorgt nicht nur für drastische Kalorienschwankungen von Tag zu Tag, sondern auch für Heißhunger-Attacken.
4. **Schaufeln.** Kaum ist der erste Bissen durchgekaut und runtergeschluckt, wartet schon die vollgeladene Gabel vor dem Mund. Das „Schaufeln" geht Hand in Hand mit der nächsten Essgewohnheit einher:
5. **Zu schnelles Essen.** Erst nach 15-20 Minuten tritt ein Sättigungsgefühl ein. Durch zu schnelles essen und das Schaufeln der Nahrung nehmen wir in kürzester Zeit zwei- bis dreimal mehr Kalorien auf, als „Normalesser". Wenn das Essen in 10 Minuten verputzt ist, tritt das Sättigungsgefühl noch nicht ein. Deshalb füllen wir die übrige Zeit bis zur Sättigung mit weiterem Essen, obwohl wir 5-10 Minuten später satt wären. Essen wir langsamer, kommt es nicht zu den Extrakalorien.
6. **Ohne echten Grund essen.** Essen ist viel mehr, als Nahrungsaufnahme. Mit Essen können wir Freundschaften stärken, fremde Kulturen kennenlernen oder einfach nur Genussmomente erschaffen. All das sind legitime Gründe, um zur Gabel zu greifen. Oftmals essen wir aber aus Langeweile, ohne wirklichen Grund.
7. **Unbewusst essen.** Kalorien haben ihren Preis. Fatal wird es, wenn all diese Gewohnheiten gleichzeitig zusammenfinden. Und das ist meistens Realität. Wir essen zu große Portionen zu schnell, zu unregelmäßig und über das Hungergefühl hinaus. Dadurch entsteht ein gestörtes Essverhalten, ohne es wirklich zu merken.

Welche der Gewohnheiten findest du bei dir wieder?

ERNÄHRUNGSGEWOHNHEITEN, DIE SCHLANK MACHEN

In der dritten Praxisstunde zur Vorbereitung auf meine Führerscheinprüfung fuhr ich mit meinem Fahrlehrer durch einen abgelegenen Stadtteil. Alles verlief wie am Schnürchen, bis ich an eine Kreuzung kam, vor der ein Stop-Schild angebracht war. Ich fuhr vorbildlich und sehr langsam an die Kreuzung heran, bemerkte das Stop-Schild und wurde immer langsamer und langsamer. Das Auto bewegte sich im Schneckentempo, wie ich nach links und rechts schaute, um zu überprüfen, ob die Straßen frei waren.

Das Auto war nach wie vor in Bewegung. Sehr langsam, aber in Bewegung. Als ich nah genug am Stop-Schild war und keine Autos sah, trat ich selbstsicher auf das Gaspedal, um am Stop-Schild vorbei zu fahren und in die Kreuzung einzubiegen. Als ich beschleunigte, stoppte das Auto prompt und ich hörte von Beifahrersitz nur ein lautes *„STOP!"*. Mein Fahrlehrer hatte seinen Fuß auf der Bremse.

„Wenn du das in der Prüfung machst, fällst du durch. Hier ist ein Stop-Schild. Der Wagen muss hier einmal kurz zum kompletten Stillstand kommen. Es reicht nicht, dass du langsam an die Kreuzung heranfährst. Der Wagen muss einmal kurz stehen. Nicht mit 1 oder 2 km/h fahren, sondern stillstehen."

Gut, dass mein Fahrlehrer mir das sagte, denn in der echten Fahrprüfung sind wir durch denselben Stadtteil gefahren. Aber warum erzähle ich dir das?

Dieses Szenario verdeutlicht sehr schön unser Essverhalten. **Viele von uns essen so, wie ich an die Kreuzung gefahren bin. Immer in Bewegung, keine Pause.** Der letzte Bissen ist noch nicht völlig runtergeschluckt, ehe die nächste vollgeladene Gabel im Mund landet. Dadurch essen wir zu schnell und zu viel.

Du erinnerst dich sicherlich an das Schaufeln, das ich in einem anderen Kapitel erwähnte. Es ist eine schädliche Essgewohnheit, die dafür sorgt, dass wir viel zu viele Kalorien aufnehmen.

Die Lösung für das Schaufeln lautet (angelehnt an die kleine Fahrschulgeschichte) **„STOP-Essen."** Anstatt langsam an die Kreuzung heranzufahren, kommen wir vor dem Stop-Schild zum Stillstand. Bevor wir also einen neuen Bissen nehmen, schlucken wir erst das komplette Essen herunter und warten einen kurzen Moment. Der Wagen steht. Für 1-2 Sekunden nach dem Runterschlucken wartest du einfach ab. Du kaust nicht weiter, sondern wartest. Du stoppst.

Erst nach dieser kurzen Pause nimmst du den nächsten Bissen. Nach jedem weiteren Bissen stoppst du wieder kurz, sodass du immer kurze Pausen hast, anstatt ständig in Bewegung zu sein.

Du wirst merken, dass du so wesentlich länger dafür brauchst, um deine Mahlzeit zu essen und dadurch viel früher gesättigt bist. Es kommt sehr oft vor, dass du deine üblichen Portionen nicht essen kannst, weil du sie stopfen müsstest, obwohl du sie vorher immer problemlos essen konntest. Der Sinn hinter dem Stop-Essen ist, sich wieder ein langsames, normales Esstempo anzugewöhnen, anstatt seine Mahlzeiten zu schaufeln. Du wirst nicht jede Mahlzeit auf Dauer so essen, denn wenn ich ehrlich bin, ist das Stop-Essen zwar effektiv, aber es ist auch ein wenig nervig.

Es ist eher ein Mittel zum Zweck, um sich auf Dauer ein normales Esstempo anzugewöhnen und Essen wieder intensiver wahrzunehmen. Wenn du ein paar Mal bewusst darauf achtest und das Stop-Essen anwendest, wirst du automatisch langsamer und aktiver essen.

Hunger zu tolerieren ist eine weitere Essgewohnheit, die wir uns antrainieren sollten. Hunger zu spüren ist nicht so schlimm, wie man glaubt. Wir haben es nur verlernt, weil wir an jeder Ecke innerhalb von ein paar Minuten Essen bekommen können. Das sorgt dafür, dass wir immer nach einer sofortigen Belohnung gelüsten, sobald wir auch nur ein klein bisschen Hunger verspüren. Wenn du Hunger spürst, warte kurz ab. Nimm ihn wahr. Nur für 5 Minuten.

Später dann für 10 oder auch 15 Minuten. Warte kurz, bevor du zum Essen greifst. Wir müssen auf lange Sicht die Gewohnheit brechen, beim kleinsten Gefühl von Hunger nachzugeben.

KÖRPERLICHE UND GEISTIGE GESUNDHEIT

Als ich noch ein kleines Kind war, freute ich mich jedes Mal, wenn wir zu Oma gefahren sind. Meine Großmutter kaufte extra für mich und meinen Bruder eine bestimmte Sorte Chips und Orangensaft-Trinkpäckchen ein. Nachdem ich auf sie zulief und begrüßte, ging es postwendend in ihr Wohnzimmer, wo ich die 2. Schublade von links des großen Schranks öffnete. Da waren sie: Die Chips. Immer, wenn ich diese Schublade öffnete, war sie neu gefüllt.

Ich aß ein paar der Chips und ging zielsicher in die Küche. Dort waren auch schon die Trinkpäckchen aufgestellt, die ich so sehr mochte. Die Enkelkinder wurden nach allen Regeln der Kunst verwöhnt. Typisch Großmutter.

Das hört sich auf Anhieb ungesund an. Chips und zuckerhaltiger Orangensaft für ein Kind? Ich behaupte, dass das gesund für mich war (und für meine Großmutter, denn sie erfreute sich daran, wenn sie ihren Enkelkindern etwas Gutes tun konnte). Heute habe ich wunderschöne Erinnerungen an diese Zeit. Ich weiß nicht, ob ich mich so sehr gefreut hätte, wenn meine Oma ein frisches Glas Wasser, Gurkenscheiben und getrocknete Grünkohl-Chips für uns vorbereitet hätte. Vermutlich eher weniger.

Wenn wir von „gesundem" Essen reden, hat jeder sofort eine Vorstellung davon, was gemeint ist. Gemüse, Salat, Vollkornbrot, fettarmer Joghurt, Obst und dergleichen. „Ungesund" hingegen sind Dinge wie Schokolade, Fertiggerichte, Eis, Pizza oder Kekse. Diese Einteilung in gesund und ungesund ist aber zu einfach. **Wir müssen zwischen „körperlicher" und „geistiger" Gesundheit unterscheiden.**

Die Chips und die Trinkpäckchen meiner Großmutter waren körperlich ungesund. Rein objektiv gesehen sind Chips und zuckerhaltiger Orangensaft nicht gut für den Körper, denn sie haben zu wenige Vitamine, zu viele Kalorien und zu viel Zucker. Egal, ob bei meiner Großmutter oder Zuhause: Chips sind körperlich nicht gesund.

Diese Lebensmittel waren dafür aber geistig gesund, weil sie für schöne Kindheitserinnerungen gesorgt haben. Kein Elternteil verwehrt seinem Kind die Süßigkeiten an Sankt Martin, weil sie ja so furchtbar ungesund sind. Kinder dürfen und sollen diese Süßigkeiten essen, weil sie sich in diesem Moment darauf freuen. Oder möchtest du dich später daran erinnern, wie du als Kind brav dein Gemüse gegessen hast, während all deine Freunde sich den Bauch mit Bonbons und Keksen vollgeschlagen haben?

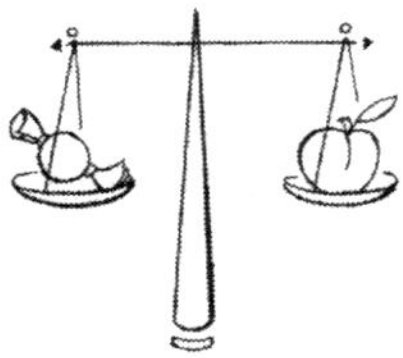

Lebensmittel sind also nicht per se gesund oder ungesund. Wer sein ganzes Leben lang Schokolade meidet, weil sie so „ungesund" ist, lernt die besonderen Dinge im Leben nie zu schätzen. Wer sich hingegen überwiegend von Fertiggerichten, Trinkpäckchen und Chips ernährt, bekommt natürlich ein Problem mit seiner körperlichen Gesundheit.

Wir werden nie vollkommen gesund sein, wenn wir uns nur von körperlich gesunden Dingen ernähren. Ein deftiges Abendessen mit Freunden gehört genauso zum Leben dazu, wie der Salat mit Putenbruststreifen. Es ist nur meist die Balance zwischen den beiden Extremen, die uns fehlt. Heutzutage werden viel zu viele körperlich ungesunde Lebensmittel gegessen. Und dadurch entsteht Übergewicht.

Wer sich hingegen die körperlich ungesunden Dinge strikt verbietet (also eine Diät beginnt), wird schnell feststellen, dass er sich nicht gut fühlt, Heißhungerattacken hat und auf kurz oder lang schwach wird. **Die Kunst ist es, sich überwiegend von körperlich gesunder Nahrung zu ernähren und hin und wieder geistig gesunde Dinge zu essen, um am Ball zu bleiben** und zu genießen. Problematisch wird es nur, wenn wir in Extremen leben.

Es ist, wie so oft im Leben: **Die Dosis macht das Gift.** Niemand wird übergewichtig, weil er einmal pro Woche ein paar Kekse isst. Genauso nimmt niemand ab, wenn er einmal pro Woche einen Salat isst. Beides gehört zu einem normalen Leben dazu – und beides sollte in deiner Ernährung vorkommen. Nur in den richtigen Maßen.

DIE ABWÄRTSSPIRALE

Montagmorgen. Der erste Tag deiner Diät. Du hast dir geschworen, keinerlei Kohlenhydrate zu essen und es durchzuhalten. Diesmal wirklich. Nicht so, wie letztes Mal. Die ersten 4 Tage verlaufen ganz gut. Hier und da Heißhungerattacken, aber du bist stark geblieben. Auf der Arbeit packt die Kollegin dann den Schokoladenkuchen aus. Sie hat Geburtstag. Es fällt schwer, aber du bleibst standhaft. Wer schön sein will, muss leiden, oder wie war das?

Zuhause zieht der Partner leider nicht mit und isst all das Essen, das du dir verboten hast. Es wird langsam etwas schwieriger, aber du hältst durch. 2 Wochen später: Die Heißhunger-Attacken werden immer mehr. Für ein Stück Brot würdest du fast alles geben. Kohlenhydrate. Du brauchst Kohlenhydrate. Aber ... du darfst nicht. Eines Tages ist es dann soweit. Du kommst 3 Stunden zu spät nach Hause (dank Stau auf der Autobahn), bist gestresst, hast nicht so viel Gewicht verloren, wie du dir erhofft hast und bist immer noch auf Kohlenhydratentzug.

Und dann schaut sie dich an. Deine bessere Hälfte sitzt auf der Couch, wedelt mit der Chipstüte und fragt dich unverblümt: *„Willst du auch welche?"* Du willst sie schon, aber du hast es dir verboten. Also konterst du mit einem souveränen *„Nein, danke."* Zeitgleich staut sich in dir der Wunsch nach genau diesen Chips auf. Das Wasser im Mund läuft zusammen und du nimmst den Geruch der Tüte wahr. Das müsste Geschmacksrichtung Paprika sein.

Da dein Partner nur dein Bestes im Sinn hat, fragt er noch mal nach: *„Sicher?"* Diesmal schlägst du zu. Der Heißhunger ist unerträglich. Du weißt, dass du es nicht solltest, aber du tust es trotzdem. Mit dem ersten Bissen bist du im siebten Himmel. Nach dem zweiten macht sich ein Gefühl der Enttäuschung breit. Verdammt, du wolltest doch stark bleiben. Aus 2 Bissen werden 3, dann 10 und dann die ganze Tüte. Und war da nicht auch noch die Schokolade im Schrank? Die gibt's gleich hinterher, denn *„Jetzt ist es ja auch egal."*

Das ist die typische Abwärtsspirale. In einem Moment der Schwäche schmeißen wir alles hin, was wir bis dahin geschafft haben. Wir entwickeln eine „alles egal"-Haltung und essen alles, was nicht bei 3 auf dem Baum ist. Völlig egal, ob es schmeckt oder wir echten Hunger haben. Ehe man sich versieht, hat man 3 Wochen strenge Diät in 3 Stunden zunichte gemacht. Wie kann sowas passieren?

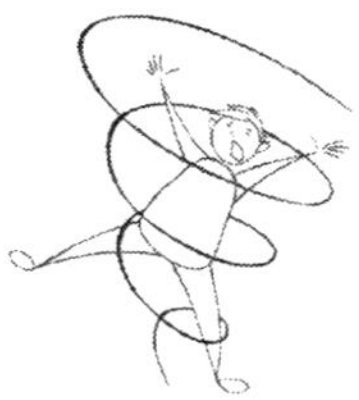

Ursache ist das Verbot. In einem vorherigen Kapitel haben wir besprochen, dass wir genau das Essen haben wollen, das unnahbar scheint oder verboten ist (Hummer, Kaviar). Wenn man sich ein eigenes Verbot auferlegt und sich keine Kohlenhydrate mehr erlaubt, wird dieses Essen plötzlich umso kostbarer. Das Problem ist, dass wir ständig mit Kohlenhydraten oder Süßigkeiten konfrontiert werden. Im Gegensatz zum Hummer siehst du sie überall und musst aktiv widerstehen. Wenn du 500 Mal auf das Tor schießt, wird der Ball irgendwann drinnen sein. Auch, wenn du kein guter Fußballer bist. Übertragen heißt das: **Irgendwann werden wir schwach, wenn wir ständig mit dem verbotenen Essen konfrontiert werden.**

In der Ernährungspsychologie gibt es den Spruch **„Verbote sind verboten"**, denn genausolche Situationen entstehen, wenn man sich krampfhaft Essen verbietet. Eine viel bessere Alternative ist, die begehrten Lebensmittel seltener zu essen, beispielsweise einmal die Woche. Das ist ein enormer Unterschied, denn wenn du sie dann isst, hältst du dich nur an deinen Plan und bist nicht enttäuscht von dir. Du verfällst nicht in die Abwärtsspirale.

Darüber hinaus werden Lebensmittel mit einem Verbot zu einer Sünde in deinem Kopf. Wenn du es hingegen einmal die Woche einplanst, wird daraus eine Belohnung. Du hast keine Angst vor dem Essen, sondern freust dich darauf. Siehst du, wie unterschiedlich diese beiden Herangehensweisen sind?

WIE MAN ESSANFÄLLE STOPPT

Es ist, als seist du ferngesteuert; als habe eine andere Person Kontrolle über dich, obwohl du eigentlich bei vollem Bewusstsein bist. Mit dem halb-aufgegessenem Nutella-Brot in der Hand stehst du vor dem Kühlschrank und überlegst schon, was du als nächstes essen könntest.

Die Schokolade? Die Reste vom Vortag? Oder noch ein Brot? Und war da nicht auch noch ein Eis in der Tiefkühltruhe?

Es ist kein Genießen, sondern ein Schlingen. Du weißt genau, dass du es nicht tun solltest, aber du tust es trotzdem. Du hast scheinbar keine Kontrolle mehr über dein Essverhalten. In kurzer Zeit hast du gut und gerne 4.000 Kalorien oder mehr in Form von Schokolade, Chips, sonstigen Süßigkeiten (oder auch Herzhaftem) gegessen.

Kurze Zeit später erhältst du die Quittung: Du bist maßlos enttäuscht von dir, redest dich selbst schlecht und hast dich vermutlich in deiner Abnehmreise eine gute Woche nach hinten katapultiert. Nachdem du ein wenig in den schlechten Gefühlen gebadet hast, beschließt du, einen neuen Versuch zu starten. Aber es dauert nicht lange, bis sich der Kreislauf wiederholt: Essanfall erleiden, enttäuscht von sich sein, sich selbst Druck machen, einen neuen Versuch starten, Essanfall erleiden …

Essanfälle, bei denen man sich nicht mehr kontrollieren kann, sind mittlerweile ein verbreitetes Phänomen. Man fühlt sich seinem Verlangen schutzlos ausgeliefert. Man steht komplett neben sich und isst teilweise so viel, dass man sich hinlegen muss. Was passiert hier? Wie entstehen solche Situationen und was kann man dagegen unternehmen?

Bei Essanfällen unterscheide ich zwischen physischen (bzw. auch körperlichen) und psychischen (bzw. emotionalen) Essanfällen.

Bei physischen Essanfällen entsteht ein Verlangen nach Süßem oder Herzhaftem, weil der Blutzuckerspiegel zu schnell und zu stark abgesunken ist. Vereinfacht dargestellt reagiert das Hirn auf das plötzliche Absinken des Blutzuckerspiegels mit einem erhöhtem Verlangen nach (meist) zuckerhaltigen Lebensmitteln, um den Blutzucker wieder auszugleichen. Das passiert beispielsweise, wenn wir Weißbrot, Schokolade oder sonstige Einfachzucker konsumieren. Daher sollten wir stark zuckerhaltige Lebensmittel reduzieren und auf Vollkornvarianten zurückgreifen, wie beispielsweise Schwarzbrot. So hält man den Blutzuckerspiegel konstant und verhindert die starken Schwankungen, die für einen physischen Essanfall verantwortlich sind.

Das ist die übliche Strategie, welche „Ernährungsexperten" gegen Essanfälle verordnen. Das stimmt auch alles und hat seine Berechtigung, aber das hilft nur gegen die physischen Essanfälle. Die psychischen (oder emotionalen) Essanfälle wirst du damit aber nicht stoppen. Nachdem ich mit tausenden Menschen zusammengearbeitet habe, kann ich dir versichern, dass emotionale Essanfälle weitaus verbreiteter sind. Da hilft kein Schwarzbrot und auch kein Verzicht auf Schokolade.

Während des Abnehmens wird es dazu kommen, dass du dir Gedanken um dein Leben machst. Wenn man abnimmt, verbessert man sein Leben in einem bestimmten Bereich (Gesundheit). Da liegt es nahe, sich auch die anderen Bereiche anzuschauen. Beispielsweise Beziehungen, Familie oder die Karriere. Wenn du dich näher mit deinem Leben auseinandersetzt, kommen vor allem abends, an Wochenenden und während man im Bett liegt unangenehme Gedanken oder auch Gefühle wie Reue, Frust oder Wut ans Tageslicht. Du beschäftigst dich auf einmal wieder mit Dingen, die du sonst geschickt ignoriert hast. Dieses Aufkommen der Gefühle und Gedanken wirkt überwältigend. Alles, was man vorher mit Essen zu unterdrücken versuchte, kommt nun an die Oberfläche. Gleichzeitig. Die Folge ist meistens ein psychischer Essanfall, denn **Essen liefert in diesem Moment Trost und gute Gefühle.**

Du musst ehrlich mit dir sein. Wenn du mit bestimmten Bereichen deines Lebens grundlegend unzufrieden bist, musst du diese angehen. Gibt es da etwas, das du in deinem Leben bereust? Eine Partnerschaft, die Arbeitsstelle oder wie sich das Verhältnis zu Freunden oder Familie entwickelt hat? Schiebst du etwas Wichtiges vor dir her? Welche Gedanken schwirren in deinem Kopf, die dich nachts im Bett wachhalten? Durchlebst du bestimmte Szenarien immer und immer wieder im Kopf? Wandern deine Gedanken immer wieder zu einem bestimmten Thema? Über-analysierst du Dinge oft und machst dir unnötig viele Sorgen?

Sich mit tiefliegenden Ängsten auseinanderzusetzen, ist nicht einfach. Es schmerzt. Aber nur so kannst du die emotionalen Essanfälle stoppen. **Essen ist nichts weiter, als eine Möglichkeit, sich selbst zu medikamentieren. Essen ist Medizin.**

Es liefert gute Gefühle auf Knopfdruck. Das Belohnungszentrum im Hirn wird aktiviert und schüttet das Glücksgefühl Dopamin aus. Je öfter wir zu Essen greifen, wenn uns die Gefühle übermannen, desto mehr Dopamin brauchen wir, um uns gut zu fühlen, da wir auf Dauer resistenter gegenüber den Effekten des Glückshormons werden. Das wiederum bedeutet, dass wir immer mehr Essen benötigen. Irgendwann verschlingt man gut und gerne 5.000 Kalorien in einer Mahlzeit, da uns weniger nicht mehr glücklich macht.

Das Essen ist also Ventil für Stress, Frust, Angst und andere Emotionen. Diese entstehen durch Verdrängung von Gefühlen, Aufschieben von Problemen und fehlenden Mut das anzugehen, was einen beschäftigt. Mit Essen können wir die Gefühle wortwörtlich in uns hineinfressen, die wir nicht fühlen wollen. Essen ist also ein Fluchtverhalten. Wenn du einen Braunbären vor dir siehst, nimmst du vermutlich die Beine in die Hände und läufst davon. Genauso greifen wir zum Essen, wenn sich Gefühle bedrohlich vor uns aufrichten.

Das ist also die Ursache für die psychischen Essanfälle. Wenn man ein Problem lösen möchte, hilft es nicht, das Symptom zu behandeln. Man muss das Übel an der Wurzel packen. Eine Leserin berichtet mir beispielsweise, dass sie sich nie mit ihrem Vater aussprechen konnte. Es gab viele Dinge, die sie ihm sagen wollte. Das Problem war, dass er mittlerweile von uns gegangen war. Sie hatte keine Möglichkeit mehr, mit ihm zu sprechen. Das belastete sie so sehr, dass sie jedes Mal zum Essen griff, wenn sie daran denken musste.

Sie löste das Problem, indem sie einen ausführlichen Brief an ihren Vater verfasste, indem sie ihm ihre Gefühle offenbarte. Sie ging zum Grab des Vaters und las ihm den Brief vor. Ihr liefen die Tränen vom Gesicht herunter, aber gleichzeitig spürte sie eine unheimliche Erleichterung. Es war, als hätte sich ein Knoten im Inneren gelöst.

Vermutlich gibt es auch Bereiche in deinem Leben, die du angehen musst. Womöglich erfüllt dich die Partnerschaft nicht, die du eingegangen bist. Die Angst davor, später vielleicht niemanden mehr zu finden, wenn du die aktuelle Partnerschaft beendest, hindert dich daran, Schluss zu machen. Und so verharrst du in einer Situation, die dich nicht glücklich macht. Dieses Unglück kompensieren wir häufig mit Essen.

Was auch immer es ist, das dich beschäftigt: Du musst Verantwortung übernehmen und handeln. Sprich dich aus. Sei mutig. Es mag furchterregend sein, aber es ist notwendig, um emotionale Essanfälle zu stoppen.

Wenn ich Klienten davon erzähle, sagen sie mir häufig, dass sie mit ihrem Leben eigentlich zufrieden sind und es nichts gibt, was sie klären müssten. Sie versichern mir, dass unterdrückte Gefühle nicht der Grund für ihr Übergewicht sind. In diesem Fall werden die Essanfälle durch ein niedriges Selbstwertgefühl ausgelöst.

Diese Menschen sind womöglich nicht mit ihrer Partnerschaft oder dem Beruf unzufrieden, aber mit sich selbst. Ich habe in den vorherigen Kapiteln schon einiges zum Thema Selbstbildnis gesagt. Eines möchte ich aber in aller Deutlichkeit betonen: **Dein Selbstwertgefühl steigt nicht, wenn du in Selbstmitleid badest und nichts tust.** Wie so oft musst du Verantwortung für dein Leben übernehmen und aktiv werden. Jeder ist seines Glückes Schmied.

Mir haben vor allem 2 Dinge dabei geholfen, mein eigenes Glück zu schmieden: Lesen und Krafttraining.

Stell dich dir selbst als Marmorskulptur vor. Das Krafttraining ist der Hammer und Meißel, mit dem du dein Äußeres nach deinem Wunsch formen kannst. Krafttraining baut wunderschöne, starke und beneidenswerte Muskulatur auf, die dein Äußeres formt. Es ist so viel mehr, als einfach nur Gewichte zu heben. Es lehrt dir Disziplin, Durchhaltevermögen, an deine Grenzen (und darüber hinaus) zu gehen und so vieles mehr.

Muskulatur ist fleischgewordener Erfolg. Überleg einmal: Wenn du „erfolgreich" in deiner Beziehung oder im Beruf bist, kannst du diesen Erfolg nicht wirklich anfassen. Er äußert sich in einem gefüllten Bankkonto oder einer harmonischen Partnerschaft. Aber nur beim Krafttraining kannst du deinen Erfolg mit deinen eigenen Augen sehen und sogar mit den Händen berühren. Du siehst den strafferen Po oder die trainierten Oberarme tatsächlich im Spiegel. Nichts wird deinen Charakter und dein Selbstbildnis so sehr stärken, wie Krafttraining.

Das Training mit Gewichten formt also das Äußere, welches für ein gesundes Selbstbild notwendig ist. Lesen hingegen formt den Geist. Es ist quasi Krafttraining für das Innere.

Es gibt wunderbare Bücher, welche dein Leben verändern können. Es gibt Millionäre, die ihr Wissen in Buchform aufschreiben und jedem zugänglich machen. Wissen, für das sie selbst hunderttausende Euros und etliche Stunden Zeit investiert haben. Und du kannst von ihnen lernen. Für 10-15€.

Gleichermaßen kannst du durch Bücher Beziehungsprobleme lösen, dich motivieren oder neue Sprachen lernen. Du kannst dich fortbilden und dadurch einen besseren Beruf erlernen. Regelmäßiges Lesen von Sachbüchern ist Balsam für die Seele. Neben dem Beitrag für ein Fitnessstudio, kannst du dein Geld nicht besser investieren, als in deine eigene Fortbildung durch Bücher.

Durch Lesen und Krafttraining kannst du das Selbstbildnis also stärken. Gleichzeitig solltest du Dinge vermeiden, die dein Selbstbildnis schädigen. In der heutigen Zeit suggerieren Magazine dir eine bestimmte Norm. Du „musst" einem bestimmten Schönheitsideal entsprechen und dich auch entsprechend verhalten.

Auf Social-Media-Plattformen wie Instagram präsentiert sich jeder nur von seiner Schokoladenseite. Wenn du dir die Beiträge der scheinbar glücklichen Menschen anschaust, entsteht der Eindruck, andere haben ein perfektes Leben, während man selbst stetig mit Problemen zu kämpfen hat. **Jeder Scroll durch Instagram, Facebook und andere Netzwerke raubt dir ein wenig Selbstbewusstsein, da du dich ständig vergleichst.** Wenn auch unterbewusst. Folge niemandem auf Social Media, der dir keinen Mehrwert bietet. Räume einmal die Liste der Personen auf, deren Inhalte du regelmäßig konsumierst. Das ist genauso befreiend, wie Gewicht zu verlieren; nur für das Selbstbewusstsein, statt dem Körper.

Im Zuge dessen möchte ich das Konzept der „Informationsdiät" ansprechen. Wenn wir zu viel minderwertige Nahrung konsumieren, entsteht auf Dauer Übergewicht mit all seinen Krankheiten und Begleiterscheinungen. Gleichermaßen entsteht geistiges Übergewicht mit all seinen Krankheiten und Begleiterscheinungen, wenn wir zu viel minderwertige Informationen aufnehmen. Der Fernseher, Zeitschriften, Arbeitskollegen, Familie, Bücher und Social Media Plattformen sind alles geistige Imbissbuden. Jedes Mal, wenn wir uns die Nachrichten anschauen, nehmen wir einen Happen geistiger Nahrung auf.

Meldungen über Katastrophen zu lesen, mit den Arbeitskollegen zu lästern oder sich stundenlang auf Facebook die Zeit mit lustigen Bildern zu vertreiben, ist damit vergleichbar, einen fettigen Burger zu essen. Ein gutes Buch zu lesen, um sich geistig weiterzuentwickeln, ist hingegen der frische, bunte Salat voller unbehandelter Nahrungsmittel, der unsere Gesundheit stärkt.

Um psychische Essanfälle unter Kontrolle zu bekommen, solltest du also einerseits weniger geistiges Fast Food konsumieren (um dein Selbstwertgefühl zu schonen), andererseits durch Krafttraining und Lesen in dich selbst investieren (um dein Selbstwertgefühl aktiv zu stärken).

Ein Leser teilte mir einst folgende Worte mit, die das Ganze sehr gut zusammenfassen: ***Ist Hunger nicht das Problem, ist Essen nicht die Lösung.***

DIE WICHTIGSTEN PUNKTE

- Über die Zeit haben wir neue Standards akzeptiert. Portionen, die wir früher als viel zu groß empfanden, sind mittlerweile Normalität geworden. Somit werden die Portionen über Zeit immer größer, ohne dabei zu realisieren, dass wir zu oft, zu schnell und zu viel essen.
- Essen ist überall verfügbar und liefert gute Gefühle auf Knopfdruck. Es ist somit der perfekte Begleiter bei Frust, Kummer und Sorgen.
- Essen ist viel mehr, als reine Nahrungsaufnahme. Durch Essen können wir soziale Zugehörigkeit ausdrücken, uns für harte Arbeit belohnen oder Freundschaften vertiefen.
- Essen ist zu oft nur Nebensache. Die Tüte Chips vor dem Fernseher gehört einfach dazu und wird passiv runtergeschlungen. Dieses passive essen entwertet Nahrung auf Dauer, besonders hochkalorische Dinge wie Eis oder Schokolade. Essen wir diese Dinge zu oft, ohne sie aktiv zu genießen und wertzuschätzen, entwerten wir diese besonderen Lebensmittel.
- Sind wir beim Essen geistig nicht anwesend, essen wir zu oft zu viel und zu schnell. Besonders hochkalorische Lebensmittel müssen mit Bedacht und Bewusstsein genossen werden. Hier hilft das „Stop-Essen“.
- Kein Lebensmittel ist direkt „gesund“ oder „ungesund“. Schokolade ist durch seine hohe Kaloriendichte, den Zuckeranteil und die wenigen Nährstoffe zwar körperlich ungesund, kann aber geistig

gesund sein. Es kann eine Belohnung für Strapazen oder Hilfsmittel sein, um am Ball zu bleiben. Solange deine Ernährung überwiegend körperlich gesund ist, darf ein Teil auch auf „geistig gesunde" Nahrung entfallen.

- Essen ist ein Ventil für Stress, Frust oder sonstige Emotionen. Die meisten Essanfälle entstehen nicht durch eine falsche Ernährungsweise, sondern durch emotionalen Stress. Um diese Essanfälle zu beseitigen, muss man die Quelle des Problems angehen. Das Essen ist lediglich eine Reaktion auf Probleme, Frust oder Stress, die an die Oberfläche kommen.
- Ist Hunger nicht das Problem, ist Essen nicht die Lösung.

TEIL V: DIE KÖRPERLICHE TRANSFORMATION

WIE MAN DEN KÖRPER SEINER TRÄUME ERREICHT, OHNE SICH STUNDENLANG SPORT AUFZUZWINGEN ODER ZU VERZICHTEN.

ES IST KEIN KAMPF, SONDERN EINE REISE

In Abnehm-Foren wird oftmals damit geprahlt, dass man den „Kampf" gegen den Körper mit jedem verlorenen Kilo mehr und mehr gewinnt. Man erhält Zuspruch, wenn man sich quält, dem Körper immer weniger Kalorien zuführt und immer mehr Sport macht. Je härter man gegen seinen Körper arbeitet, desto erfolgreicher ist man scheinbar.

Ich halte dieses Denken für gefährlich. Wir alle haben nur einen Körper, den wir pflegen sollten. Du bist auf deinen Körper angewiesen und er auch auf dich. Sei daher nicht auf Kriegsfuß mit ihm. **Abnehmen ist kein Kampf gegen den Körper, sondern eine Reise mit ihm.**

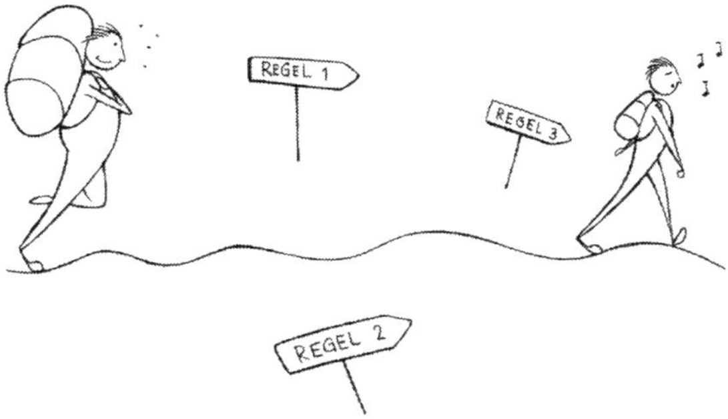

In diesem Teil des Buches geht es zwar um das Abnehmen, aber du wirst hier keine Strategien finden, um in möglichst kurzer Zeit maximal viel Gewicht zu verlieren. Ich spreche mich ausdrücklich gegen kurzzeitige Diäten aus, die dem Körper auf Dauer schaden können. Hier erfährst du einen nachhaltigen Ansatz, wie du **mit** deinem Körper arbeitest, nicht gegen ihn. So erhältst du das Gewicht auch auf Dauer. Und ganz nebenbei musst du dich auch nicht quälen oder hungern.

Wir sprechen in dieser Sektion also über alles, was für die körperliche Transformation relevant ist: Wie du deine Ernährung umstellst, wie du die passende Ernährungsweise für dich findest, wie du am Ball bleibst, wie es mit Sport aussieht und dergleichen.

Du wirst merken, dass dir vieles bereits bekannt ist, was du hier lesen wirst. Das hat einen guten Grund: Wir alle wissen, wie das Abnehmen funktioniert. Wir tun nur oftmals nicht die Dinge, die wir tun sollten. Die Abnehm-Industrie erfindet daher neue Diätkonzepte am Fließband, um den Menschen neue Hoffnung zu geben. Etwas Neues ist immer aufregend, funktioniert aber nicht.

Du brauchst nichts Neues, sondern musst dich einfach an die grundlegenden Dinge halten. Es ist sehr wahrscheinlich, dass du diese grundlegenden Dinge bereits kennst, aber bisher nicht umgesetzt hast. Den Schlüssel für permanenten Gewichtsverlust findest du nicht in einer neuen Diät, in exotischen Lebensmitteln oder indem du auf Kohlenhydrate verzichtest. Die geheime Formel lautet **Geduld und Kontinuität.**

Das mag nicht sonderlich aufregend klingen, ist aber die Wahrheit. Wenn du kontinuierlich im Kaloriendefizit bist, dich gesund ernährst und ausreichend aktiv bist, wirst du dein Ziel früher oder später erreichen. Das ist das große Geheimnis beim Abnehmen.

Wenn dir nach diesen Kapiteln also der Gedanke *„hier steht nichts Neues“* aufkommt, hast du den Sinn des Abnehmens nicht verstanden.

Nachdem du diese Sektion gelesen hast, weißt du alles, was du wissen musst, um mit dem Abnehmen zu beginnen. Es liegt dann an dir, am Ball zu bleiben.

MEINE EMPFEHLUNG

Du wirst bei mir keine vorgefertigte Diätform finden, die ich für jeden empfehle. Du wirst noch häufiger lesen, dass du einen Weg finden musst, der für dich funktioniert. **Solange du dich an ein paar Spielregeln hältst, wird er funktionieren.** Diese Spielregeln habe ich in den 10 Säulen einer dauerhaften Ernährungsumstellung aufgezeigt, die du später noch sehen wirst.

Hier ist mein Ansatz (grob zusammengefasst): Du musst zu einem Gefühl für angemessene Portionsgrößen und Kalorien zurückfinden. Die allermeisten wissen nicht, wie viele Kalorien sie wirklich tagtäglich essen. Woher auch? Die Wenigsten haben bisher aktiv Kalorien gezählt.

Daher empfehle ich für das Abnehmen, eine Zeit lang seine Kalorien zu zählen und sehr bewusst zu essen. Das Kalorienzählen wird dir die Augen öffnen: Wer bemerkt, dass mit 5 Spekulatiuskeksen bereits knapp 20% seiner täglichen Kalorien gedeckt sind, wird sich mehrfach überlegen, zuzuschlagen.

Wenn du einerseits deine Kalorien zählst und andererseits mehr Proteine und Gemüse isst, bist du schon auf einem sehr guten Weg. Ich gebe dir natürlich Empfehlungen und Ideen an die Hand, aber was du am Ende des Tages isst, bleibt dir überlassen.

Wir werden in den folgenden Kapiteln zusammen deinen Kalorienbedarf zum Abnehmen ermitteln und deine Ernährung umstellen. Bleibst du in deinen Kalorien und hältst dich an die Spielregeln, wirst du Erfolg haben. Versprochen.

ALLES ÜBER KALORIEN

Man kann es drehen und wenden, wie man möchte: Am Ende des Tages kommt es immer auf die Kalorienbilanz an. Jeder Versuch abzunehmen wird scheitern, wenn man zu viele Kalorien isst. Bedeutet das, dass man bis an sein Lebensende Kalorien zählen muss? Nein, natürlich nicht. Aber es ist eine große Hilfe für den Anfang.

In dieser Sektion wirst du alles über Kalorien erfahren, was du wissen musst. Wir werden zusammen deinen Bedarf ausrechnen, das Kalorienzählen lernen und versteckte Kalorien in alltäglichen Lebensmitteln aufdecken, die dich bislang am Abnehmen gehindert haben.

Der Kalorienbedarf

Wie viele Kalorien du täglich isst, entscheidet darüber, ob du abnehmen wirst oder nicht. Wenn du deinen Kalorienbedarf nicht ausrechnest, wirst du dich monatelang im Kreis drehen.

Und genau deshalb haben wir vermutlich alle schon einmal nach einem online Kalorienrechner gesucht. Aber dem Ergebnis eines solchen Rechners zu vertrauen, ist ein großer Fehler. Sie sind fast immer viel zu hoch. Bei mir kam bei verschiedenen Rechnern heraus, dass ich 3.000 Kalorien essen solle. Mit meiner heutigen Erfahrung weiß ich, dass ich bei 3.000 Kalorien aufgehen würde, wie ein Hefekloß.

Aber hier ist die gute Nachricht: Es gibt einfache Formeln, um seinen täglichen Kalorienbedarf auszurechnen. Diese Werte sind viel genauer und bieten einen guten Referenzwert (und um diese anzurechnen, muss man kein Mathe-Genie sein. Das habe sogar ich geschafft).

Wie viele Kalorien werden pro Tag empfohlen?

Laut DGE (Deutscher Gesellschaft für Ernährung) benötigt ein gesunder Mann im Schnitt 2.400 Kalorien, eine gesunde Frau 1.900 Kalorien am Tag.

Es gibt allerdings ein großes Problem mit diesen Empfehlungen. In den letzten Jahren sind die Menschen immer träger geworden. Der technologische Fortschritt sorgt dafür, dass wir immer öfter sitzen und uns weniger bewegen. Darüber hinaus ist Fast Food günstiger und verfügbarer geworden. Selbst in kleinen Städten und Dörfern kann man sich fast überall kalorienreiche Leckereien kaufen. Die Erfahrung zeigt eindeutig, dass die empfohlenen Mengen der DGE zu hoch sind. Sie beziehen sich auf einen aktiven, sportlichen Menschen, der heutzutage leider nicht mehr die Norm ist. **Die meisten Menschen sitzen zu viel und bewegen sich zu wenig. Dadurch sinkt der Kalorienbedarf drastisch.**

Und deshalb sind die online Kalorienrechner so ungenau. Sie orientieren sich an Zahlen, die nicht mehr zeitgemäß sind. Glücklicherweise ist es ziemlich einfach, seinen eigenen Kalorienbedarf zum Abnehmen zu berechnen.

Wie entsteht der Kalorienbedarf?

Um seinen Kalorienbedarf zum Abnehmen auszurechnen, sollte man erst einmal wissen, wie dieser überhaupt entsteht. Im Grunde ist es eine simple Gleichung:

Grundumsatz x Leistungsumsatz = Kalorienbedarf

Der Grundumsatz ist das, was wir im Volksmunde als „Stoffwechsel" bezeichnen. Dieser ist abhängig von Alter, Geschlecht, Alltagsaktivität, Muskelmasse und dergleichen. Es sind die Kalorien, die unser Körper zum Überleben benötigt. Beispielsweise um alle Organe am Laufen zu halten.

Der Leistungsumsatz bezieht deine alltägliche Aktivität ein. Er ist also abhängig von Beruf, Bewegung im Alltag und die Anzahl der Stunden Sport pro Tag. Ein LKW-Fahrer, der den Großteil seines Jobs sitzend verbringt hat natürlich einen geringeren Leistungsumsatz, als ein Paketbote, welcher jeden Tag schwere Pakete schleppt. Ergibt Sinn, oder?

Beides zusammen ergibt den Kalorienbedarf. Aber Moment! Welchen? Den

Kalorienbedarf zum Abnehmen? Nein, leider nicht. Wenn du diese beiden Werte miteinander multiplizierst, erhältst du deinen Kalorienbedarf zur Erhaltung des Körpergewichts. Und dieser Wert wiederum zeigt dir, wie viele Kalorien du täglich essen solltest, um dein Gewicht zu halten. Das ist aber nicht unser Ziel. Wir wollen abspecken. Von dem gerade errechneten Kalorienbedarf ziehen wir nun ein Kaloriendefizit ab. Wenn wir abnehmen wollen, sollten wir den Kalorienbedarf um 15-25% reduzieren (keine Sorge, ich rechne das gleich genau vor).

Wie groß dein Kaloriendefizit sein sollte, hängt maßgeblich von deinem Ausgangsgewicht ab. Je höher das Ausgangsgewicht, desto ein höheres Defizit kannst du auch nutzen. Ein 25% Defizit stellt die Obergrenze dar, weil man mit einem weitaus höheren Defizit mit Hunger und Heißhunger-Attacken zu kämpfen hat.

2 Wege, deinen Kalorienbedarf auszurechnen

Es gibt einen komplizierteren (aber genauen) Weg, um deine Kalorien zu berechnen. Dieser berücksichtigt all die angesprochenen Faktoren (Alter, Geschlecht, Beruf, Körpergröße, Bewegung im Alltag etc). Es gibt noch einen zweiten, schnelleren Weg, um den Tagesbedarf an Kalorien auszurechnen. Es ist ein Annäherungswert, der für die meisten ausreicht. Der Vorteil ist, dass man innerhalb weniger Minuten anfangen kann.

Schauen wir uns also zuerst den „komplizierteren" Weg an. Dieser geht auf die Mifflin St Jeor Formel zurück. Diese sieht wie folgt aus:

Grundumsatz = 10 x [Gewicht in KG] + 6,25 x [Größe in cm] – 5 x [Alter] + s

("s" ist die geschlechterabhängige Variable. Männer setzen hier den Wert 5, Frauen den Wert -161 ein. Ja, wirklich einen Negativwert). Wie wir vorhin schon gelernt haben, kommt zum Grundumsatz noch der Leistungsumsatz hinzu. Zu diesem Wert kommen wir gleich noch. Diesen kannst du aber einfach aus dieser Tabelle entnehmen.

PAL-Level Tabelle

Multiplikator	Aktivitätslevel	Beispiel
0,90	Schlafen	
1,1	Übermäßig sitzen/stehend	Senioren
1,1 - 1,2	Sitzend, wenig Bewegung	Büroarbeiter
1,2 - 1,4	Sitzend, gehend, teilweise stehend	Studenten oder Schüler
1,5 - 1,7	Stehend und gehend	Kellner, Handwerker
1,8 - 2,1	Körperlich anstrengende Arbeit	Bauarbeiter, Hochleistungssportler, Paketboten

(PAL steht für „physical activity level", das englische Wort für Leistungsumsatz).

Ich denke, das wird alles etwas klarer, wenn wir es an einem Beispiel verdeutlichen. Dann wollen wir einmal zusammen den Kalorienbedarf für Max berechnen.

Max ist ein fiktiver Student mit folgenden Eckdaten:

- Geschlecht und Alter: Mann, 24 Jahre alt
- Beruf: Student
- Körpergröße: 180cm
- Gewicht: 100 Kilo

Wenn wir uns die Formel von vorhin noch einmal anschauen, müssen wir eigentlich nur die Werte einsetzen.

Grundumsatz = 10 x 100 + 6,25 x 180 – 5 x 24 + 5

Jetzt musst du dich noch einmal in die 5. Klasse zurückbegeben. Erinnerst du dich an die Regel „Punkt- vor Strichrechnung"? Lass uns ein paar Klammern um die Punktrechnungen legen, damit alles ein wenig übersichtlicher wird.

Grundumsatz = (10 x 100) + (6,25 x 180) – (5 x 24) + 5

Ah! Schon viel besser.

Wenn man das einmal ausrechnet, erhält man folgendes Ergebnis:

1000 + 1125 – 120 + 5 = **2010 Kalorien Grundumsatz.**

Soweit, so gut. Jetzt müssen wir noch den Leistungsumsatz hinzufügen. Dieser ist abhängig davon, wie aktiv du im Alltag bist und wie viel Sport du treibst.

Hier haben wir es zum Glück etwas einfacher, da wir den Leistungsumsatz der Tabelle entnehmen können. Wie du siehst, sind dort Spannen angegeben. Hier musst du dich selber ein wenig einschätzen: Bist du ein aktiver Student? Fährst du viel mit dem Fahrrad oder betreibst du noch hobbymäßig Sport? Dann kannst du den höheren Wert nutzen (in dem Beispiel 1,4). Ich empfehle aber immer, sich eher am unteren Wert zu orientieren. Lieber zu wenig, als zu viel.

Nehmen wir an, unser fiktiver Max ist ein sehr fauler Student. Wir arbeiten also mit dem Wert 1,2. Unseren ausgerechneten Grundumsatz müssen wir nun mit dem Leistungsumsatz multiplizieren.

2010 x 1,2 = 2412 Kalorien Gesamtbedarf.

Wir wissen nun, dass Max mit 2412 Kalorien weder zu- noch abnehmen würde. Wenn Max also nun etwas abspecken möchte, sollte er noch ein Kaloriendefizit einbauen. Wenn du dich an den Anfang des Kapitels zurückerinnerst, empfehle ich ein Defizit von 15 – 25%. Je nachdem, wie übergewichtig man ist und wie schnell man abnehmen möchte. Nehmen wir bei Max das Mittelmaß von 20%, die wir jetzt noch von den 2412 Kalorien abziehen müssen. 20% von 2412 sind ungefähr 480 Kalorien. Das bedeutet im Klartext:

2412 – 480 = 1932 Kalorien.

Max darf also täglich ca. 1.932 Kalorien essen und würde damit abnehmen.

Wir sind allerdings noch nicht ganz am Ende. Ich empfehle von diesem Wert noch mal 100-150 Kalorien abzuziehen. Dadurch bildet ihr einen Puffer für Dinge, die man täglich zu sich nimmt, aber über die man nicht nachdenkt. Beispielsweise die Milch im Kaffee, der extra Schuss Öl in der Pfanne, die 2-3 Würfel Feta zu viel im Salat und dergleichen. Mit einem Puffer von 100-150 Kalorien bist du auf der sicheren Seite. MAX sollte also versuchen, eher auf 1800 – 1850 Kalorien zu kommen. Das war die „anstrengende", aber genaue Methode. Kommen wir zur zweiten Variante, dem Annäherungswert.

Variante 2: Der Annäherungswert

Diese Variante ist für alle geeignet, dich sich fragen, wie viele Kalorien sie täglich zum Abnehmen essen dürfen, aber keine komplizierte Rechnung aufstellen wollen. Es reicht, wenn du mit einem ungefähren Überschlagwert anfängst. Wichtiger ist, wie du weitermachst und welche Anpassungen du vornimmst. Basierend auf meinen Erfahrungen empfehle ich folgende Faustformeln für den Kalorienbedarf:

- Frau: [Körpergewicht] x 15 (aber mindestens 1400, maximal 1900 Kalorien)
- Mann: [Körpergewicht] x 17 (aber mindestens 1600, maximal 2100 Kalorien)

Es gibt hier einen Maximalwert, weil mehr Körpergewicht irgendwann keine höhere Kalorienzufuhr mehr rechtfertigt. Das erhöhte Gewicht kommt meist durch mehr Fettmasse zustande, was kaum mehr Kalorien verbrennt (in Gegensatz zu Muskulatur).

Ich weiß: Um einen genauen Kalorienbedarf auszurechnen, müsste man noch die Aktivität im Alltag, das Alter, den Muskelanteil und, und, und einbeziehen. Aber der Sinn dieser Formel ist es, einen Wert zu errechnen, mit dem man anfangen kann. Schaue dann nach 1-2 Wochen, wie es läuft. Hast du zu viel Hunger? Dann iss ein wenig mehr. Nimmst du kaum was ab? Dann iss etwas weniger. Auch bei diesen Werten würde ich einen Puffer von 100-150 Kalorien einbauen. Ziehe also von dem errechneten Wert noch einmal 150 Kalorien ab.

Ein Kaloriendefizit ist Grundvoraussetzung für das Abnehmen. Immer. Entscheidend ist nicht die Anzahl der Kohlenhydrate oder wie viel Sport du machst, sondern wie viele Kalorien du isst. Was auch immer du tust, bitte vertrau keinen Online-Rechnern. Deren Ergebnisse sind in 9/10 Fällen viel zu hoch oder viel zu niedrig. Sie beziehen sich auf veraltete Zahlen.

~

Kalorien zählen

Als ich letztens im Restaurant saß, habe ich mitbekommen, wie ein Gast vor mir eine Küchenwaage aus der Tasche seiner Freundin fischte, diese unter seinen Teller legte und die Kartoffeln anhob, um diese abzuwiegen. Den

Vorgang wiederholte er mit seinem Steak. Anschließend holte er sein Handy hervor und tippte ein wenig darauf herum, um die abgewogenen Lebensmittel in eine Kalorienzähl-App einzutragen.

Ich finde es auf der einen Seite bemerkenswert, wie viel Disziplin diese Person an den Tag legt. Ich möchte sie auch nicht belächeln oder niedermachen, denn wenn ich ehrlich bin, habe ich das früher ebenfalls gemacht. Auf der anderen Seite ist ein solch akribisches Verhalten natürlich nicht zielführend. Er kann den Moment mit seiner Freundin nicht genießen, da er sich voll und ganz um sein Essen kümmert.

Diese kleine Geschichte zeigt die Ausmaße, wenn man sich zu sehr auf das Zählen von Kalorien versteift. In einem YouTube-Video fasste es eine ehemals stark übergewichtige Person sehr gut zusammen: *„The more you try to control food, the more it controls you."* (Je mehr du das Essen zu kontrollieren versuchst, desto mehr kontrolliert es dich).

Dich wird es vermutlich überraschen, dass ich mich nach all dem dennoch für das Kalorienzählen ausspreche. Jedenfalls für eine gewisse Zeit. Auch ich habe jahrelang gewissenhaft jede Kalorie gezählt, die in meinen Mund wanderte. Dadurch habe ich auch verlässlich wie ein Schweizer Uhrwerk abgenommen. Es hat aber auch dazu geführt, dass ich Urlaube in fremden Ländern nicht genießen konnte, weil ich mir ständig Gedanken ums Essen machte. Bis heute bereue ich, dass ich mich auf Reisen kulinarisch nicht etwas mehr ausgetobt habe.

Jeder von uns sollte mindestens 3-4 Monate lang Kalorien zählen, um ein Gefühl dafür zu bekommen, wie viel man wirklich jeden Tag isst. Wann immer ich meinen Klienten Kalorien zu zählen empfahl, weiteten sich ihre Augen. Nicht selten hieß es: *„Ich wusste gar nicht, dass da so viel Zucker drin ist"* oder *„Ich dachte immer, ich esse viel weniger."* Das vorübergehende Zählen von Kalorien hatte ein Bewusstsein für Lebensmittel und Kalorien generell entwickelt. Wenn man immer öfter beim Einkaufen auf die Lebensmittelangaben schaut und zu rechnen beginnt, überlegt man sich schnell mehrfach, ob man die Tafel Schokolade wirklich mitnimmt.

Dafür empfehle ich Apps, mit denen man heutzutage in wenigen Sekunden sein Essen dokumentieren kann. Man selbst wählt nur das Lebensmittel aus, gibt die Menge an und die App erledigt den Rest. Viele dieser Apps haben auch einen Scanner integriert, mit dem man Lebensmittelcodes direkt einscannen kann. Ich empfehle die App Yazio, welche du für Android Handys und iPhones herunterladen kannst.

Kalorien zu zählen wird dir also ein Gefühl für Lebensmittelmengen geben, das du über die Zeit vermutlich verloren hast. Auch wird es dir dabei helfen, verlässliche Abnehm-Ergebnisse zu erzielen, da so das Risiko vom versehentlichen Überessen stark reduziert wird. Im selben Atemzug möchte ich aber auf die Gefahr hinweisen, dass du Essen nicht mehr genießen kannst, wenn du zu lange und zu akribisch zählst. Auf Dauer sollte sich ein gesundes, intuitives Essen entwickeln. Das ist das Ziel, aber nicht der Weg. Um an diesem Ziel anzukommen, solltest du eine Weile Kalorien zählen.

~

Qualitätskalorien

Als ich meinem Tiefstgewicht immer näher kam, optimierte ich meine Ernährung mehr und mehr. Es wurden überall Kalorien eingespart, wo es möglich war: Deutlich weniger Dressing im Salat (hin und wieder gar keines), Quinoa statt Reis und keine Milch mehr im Kaffee. Letzteres sind ja immerhin 20 Kalorien am Tag, die man einsparen kann.

Rein theoretisch betrachtet, stimmt das auch. Ob ich Milch im Kaffee habe oder nicht, wirkt sich nicht auf meine Sättigung aus. 20 Kalorien weniger am Tag sind immerhin 600 Kalorien im Monat oder knapp 100g pures Fett weniger. Über ein Jahr nimmt man so ein komplettes Kilogramm ab, indem man die Milch im Kaffee weglässt.

Klingt super, war es aber nicht. Ich liebe Milch im Kaffee. Man sagt mir manchmal scherzhaft nach, ich trinke eher meine Milch mit einem Schuss Kaffee, statt andersrum. Seit Jahren war es ein etabliertes Morgenritual von mir, mich mit einem warmen Kaffee morgens in den Sessel zu setzen und zu lesen. Jeder Schluck ein Genuss.

Als ich den Kaffee ohne Milch zu trinken begann, konnte ich das morgendliche Lesen überhaupt nicht mehr genießen. Ganz im Gegenteil: Ich zögerte es regelrecht hinaus, einen Schluck Kaffee zu trinken. Ich wusste, dass es mir bei Weitem nicht so gut schmecken würde, wie früher. Ich ekelte mich sogar ein Stück weit.

14 Tage hielt ich es aus, ehe ich wieder zur Milch griff. Wohlgemerkt die Vollfett-Variante, die ich immer für meinen Kaffee verwendete. Die Milch einzusparen mag eine simple Möglichkeit sein, die aufgenommenen Kalorien zu senken, aber die 20 Kalorien waren viel mehr wert für mich, als beispielsweise 20 Kalorien aus Reis.

Genau das ist der Sinn der Qualitätskalorien. Dabei handelt es sich um Kalorien, die dir wichtig sind und deinem Gemüt guttun. Es ist egal, wie stark ich mein Gewicht zu reduzieren versuche, ich möchte nicht auf die

Milch im Kaffee verzichten. Diese 20 Kalorien versüßen mir den Morgen ungemein.

Qualitätskalorien entstammen häufig Lebensmitteln, die allgemein als „ungeeignet" zum Abnehmen angesehen werden. Es können die Croutons im Salat sein, der 20% Speisequark statt Magerquark oder eben die Milch im Kaffee. Du weißt aus vorherigen Kapiteln schon, dass auch solche geistig gesunden Nahrungsmittel in deiner Ernährung vorkommen sollten. Auch, wenn sie scheinbar unnötige Kalorien für dich bedeuten. Qualitätskalorien isst du nicht für den Körper, sondern für den Kopf.

10% meiner Kalorien entfallen auf diese Qualitätskalorien. Es ist logisch, dass du dich zum Abnehmen ein wenig einschränken musst. Das bedeutet aber noch lange nicht, dass du striktem Verbot unterliegst. Finde also auch einen Weg, Qualitätskalorien in deine Ernährung zu integrieren. Ich esse beispielsweise lieber 60g Reis mit ein wenig Ketchup (ist das seltsam, Reis mit Ketchup zu essen?), als 70g Reis ohne Zusatz.

~

Versteckte Kalorien

Wenn ich jedes Mal 1€ bekäme, wenn ich die die Aussage *„Ich esse nur 500 Kalorien und nehme trotzdem nicht ab"* lese, wäre ich heute ein reicher Mann. Wer wirklich nur 500 Kalorien am Tag isst, nimmt auch ab. Garantiert.

Wie kommen solche Aussagen dann zustande? Nun, ich unterstelle niemanden, dass er bewusst lügt, wenn er solche Aussagen trifft. Wahrscheinlicher ist, dass diese Personen unbewusst zu viele Kalorien zu sich nehmen.

Wir alle nehmen im Alltag mehr Kalorien auf, als wir glauben. In vielen Lebensmitteln, die wir als gesund einstufen, verbirgt sich zugesetzter Zucker:

- Fruchtjoghurt
- Multivitaminsaft
- Nüsse
- Light-Müsli
- Käse
- Ketchup

Was wir normalerweise für ideale Diätprodukte halten, sind in Wahrheit echte Kalorienbomben. Früchte und Naturjoghurt mögen einzeln betrachtet gesund sein, aber ein Frucht-Joghurt aus dem Supermarkt ist mit knapp 33g

Zucker pro Becher eine echte Zuckerbombe. Ebenso Multivitaminsaft. Der Name trügt, denn mit 10g Zucker auf 100ml ist es höchstens eine bessere Cola.

Nüsse sollten zwar wegen ihrer wertvollen Fette in Maßen in deiner Ernährung vorkommen, aber sie sind keinesfalls ein geeigneter Snack für zwischendurch, wie oftmals behauptet. Nüsse sind eine der kalorienreichsten Lebensmittel und sättigen nur geringfügig. Eine Hand voll Nüsse hat weit über 150 Kalorien. Gerade bei Erdnüssen oder Cashews ist es sehr einfach, innerhalb von kürzester Zeit viel zu viele Kalorien aufzunehmen, ohne merkbar gesättigt zu sein.

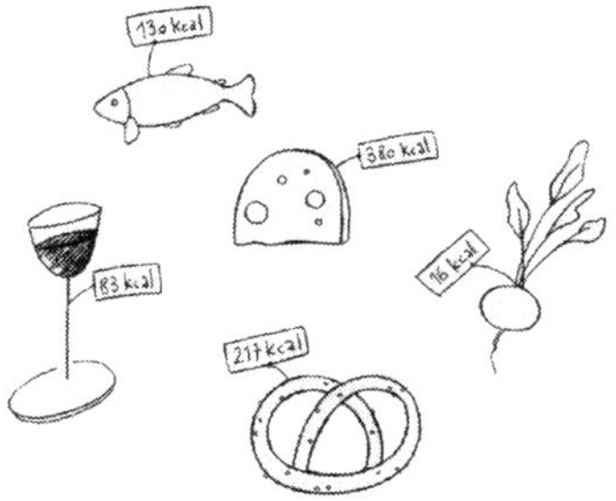

Und die Liste geht noch weiter. Dem Ketchup, mit dem wir unsere Speisen verfeinern, ist extrem viel Zucker zugesetzt. Der Fertigkaffee aus dem Supermarkt hat in der Regel sehr viel Fett. Genauso, wie der Käse auf dem Brot. Bevor man also vertrauensvoll zum Joghurt oder der Light-Variante eines Lebensmittels greift, lohnt sich ein Blick auf die Nährwertangaben. Wurde dem Produkt Zucker hinzugefügt? Ist der Fettanteil höher als geglaubt?

Ein weiteres Problem sind versteckte Kalorien. Das sind Kalorien, um die wir uns wenig Gedanken machen, aber trotzdem tagtäglich aufnehmen. Beispielsweise:

- Das Light Dressing für den Salat: 80 Extrakalorien
- Der Zucker im Kaffee: 80 Extrakalorien pro Tasse
- Der Soßendicker: 60 Extrakalorien

Das mag auf Anhieb nicht nach viel aussehen, macht aber einen extrem großen Unterschied auf Dauer. Wenn du jeden Tag 3 Scheiben Brot isst und diese mit 5g Butter pro Scheibe bestreichst, sind das knapp 137 Extrakalorien am Tag. Oder 955,5 Kalorien in der Woche. Oder 49.686 Extrakalorien im Jahr. Um 955 Kalorien pro Woche zu verbrennen, müsstest du 90-120 Minuten auf dem Laufband verbringen.

Dazu jeden Tag 30g Zucker für den Kaffee: 123 Kalorien am Tag. 861 in der Woche. 44.772 Kalorien im Jahr. 44.772 Kalorien sind knapp 6 Kilo Fett im Jahr, die auf unseren Hüften landen.

Das ist nur der Anfang. Diese versteckten Kalorien, um die wir uns keine Gedanken machen, summieren sich. Und Kleinvieh macht auch Mist. Sogar eine Menge Mist.

Was ich ebenfalls in der Arbeit mit vielen Menschen sehen konnte, war das regelrechte Ausblenden von Mahlzeiten. Wenn ich Menschen nach ihrem alltäglichen Essverhalten befrage, zählen sie mir meist nur oberflächlich 3 Mahlzeiten auf. Frühstück, Mittag- und Abendessen. Frage ich dann, was es dazwischen gibt, kommt noch zögerlich: *„Ja, vielleicht hier und da mal ein Stück Kuchen"* oder *„Die Kollegen bringen ab und an mal Kekse oder so mit."* Diese Geständnisse werden dann unmittelbar von der Aussage *„aber daran kann es nicht liegen, das passiert nicht oft"* begleitet.

Am Ende des Tages kommt dann heraus, dass diese Person vielleicht **glaubt** nur 3 Mahlzeiten zu essen, in Wahrheit aber jeden 2. Tag ein zusätzliches Stück Kuchen isst, zuckerhaltige Fruchtgetränke und Kaffee mit viel Milch und Zucker trinkt. Aus den 500 Kalorien am Tag werden dann schnell mal 2.500.

Ich rate jedem, sich eine Woche lang aufzuschreiben, was man den Tag über isst. Und damit meine ich alles. Wenn es Kalorien hat und in deinen Mund wandert, schreibst du es auf. Ohne Ausnahme. Die Ergebnisse erschrecken die Leute immer wieder.

ERNÄHRUNG VERSTEHEN

Als ich mit dem Abnehmen anfing, wusste ich nichts über Ernährung. Gar nichts. Ich wusste nicht, was genau Kohlenhydrate sind, was sie mit meinem Körper machen und warum ich sie angeblich meiden sollte. Ich hatte keine Ahnung, wie viel Protein ich jeden Tag essen sollte und welche Rolle Fett in unserer Nahrung übernimmt. Ich war ein unbeschriebenes Blatt Papier.

Ich dachte, ich sei der einzige, dem es so geht. Ich musste aber feststellen, dass niemand so wirklich Ahnung von Ernährung hatte, den ich fragte. Keiner war sich bei seinen Antworten sicher und irgendwie hatte jeder eine andere Meinung. Bei meinen Kunden fiel mir ebenfalls auf, dass kaum jemand etwas über das Essen wusste, das er tagtäglich isst. Woher auch? Ernährung wird nicht in der Schule erklärt und die Eltern wissen meist genauso wenig, wie man selbst. Wenn man sich nicht auf eigene Faust mit dem Thema auseinandersetzt, lernt man es auch nicht.

Dieses Kapitel soll also Grundlagen zum Thema Ernährung vermitteln, damit du deine Lebensmittel verstehst. Ich halte es so kurz wie möglich und gehe dabei nur auf das Wichtigste ein, damit es nicht zu theoretisch wird.

Allgemeines

Lebensmittel setzen sich aus Makronährstoffen und Mikronährstoffen zusammen. Makronährstoffe sind Proteine/Eiweiße (beides bezeichnet dasselbe), Kohlenhydrate und Fette. Streng genommen, müsste man Alkohol und Ballaststoffe dazuzählen, diese lassen wir aber der Einfachheit außen vor. Mikronährstoffe sind Vitamine, Mineralien und Spurenelemente. Der Körper benötigt in gewissem Maße Mikronährstoffe, um deine Muskeln zu bewegen oder das Immunsystem zu unterstützen. Ein Mangel an Mikronährstoffen führt zu Krankheiten, wie beispielsweise Skorbut bei Vitamin-C-Mangel. Wichtig für den Alltag ist ein grundlegendes Verständnis der Makronährstoffe. Und genau denen widmen wir uns jetzt einzeln.

Proteine

Proteine liefern 4,1 Kalorien pro Gramm. Wenn ein Lebensmittel 10g Proteine aufweist, liefert es also 41 Kalorien. Proteine werden in unserem Körper zu einzelnen Aminosäuren aufgespalten. Aminosäuren sind die Bausteine unseres Körpers und werden beispielsweise für den Muskelaufbau benötigt. Stell dir vor, du willst ein Haus bauen: Aminosäuren sind in dieser Metapher die Ziegelsteine.

Die DGE (Deutsche Gesellschaft für Ernährung) empfiehlt 0,8g Protein pro Kilogramm Körpergewicht pro Tag. Ein 100 Kilo schwerer Mann sollte laut DGE also 80g Protein am Tag essen. Dabei muss aber erwähnt werden, dass dieser Wert für den Otto-Normalbürger gedacht ist, der weder Sport treibt noch abnehmen will. Unser Proteinbedarf steigt, wenn wir abnehmen wollen oder anstrengende, körperliche Arbeit verrichten. **Ich empfehle, 40% der benötigten Kalorien aus Protein zu beziehen.** Proteine sättigen sehr stark, unterstützen den Muskelaufbau und verhindern den Muskelabbau. Sie sind der Makronährstoff, dem wir beim Abnehmen die meiste Beachtung schenken sollten. Wenn du deine Proteinzufuhr auf ca. 40% deiner Kalorien erhöhst, wirst du deutlich weniger Hunger haben, weniger Muskulatur verlieren und mehr Fett verbrennen. Indem du jede Mahlzeit mit einer Proteinbasis beginnst, erhöhst du automatisch deine Proteinzufuhr. Jede deiner Mahlzeiten sollte 30-40g Protein haben. Falls du diese höheren Mengen Protein nicht gewohnt bist, kannst du mit einem Proteinshake arbeiten.

Hervorragende Proteinquellen sind Hühnchen, Pute, Eier, Magerquark, Magermilch, Naturjoghurt, mageres Rindfleisch, Hülsenfrüchte oder Fisch.

Kohlenhydrate

Die Kohlenhydrate können einem fast schon leidtun. Sie werden oftmals als Dickmacher verschrien. Obwohl ich ein Fan von kohlenhydratarmer Ernährung bin, kann ich dir versichern, dass sie keine Dickmacher sind. Sie liefern ebenfalls 4,1 Kalorien auf 1g. Sie sind für unser Leben nicht essenziell, da der Körper im Notfall Glucose (unter anderem Energielieferant für das Hirn) auch aus Proteinen herstellen kann. Wir müssen also theoretisch keine Kohlenhydrate essen, aber zu wenige sorgen für schlechte Laune, Antriebslosigkeit und mangelnde Konzentrationsfähigkeit.

Vereinfacht gesagt bestehen Kohlenhydrate aus Zuckerketten. Das kannst du dir wie kleine Zuckermoleküle vorstellen, die miteinander verhakt und zu einer Kette aus beispielsweise 6 oder 8 Teilchen geworden sind. Da der Körper allerdings nur die einzelnen Kettenglieder aufnehmen kann, muss er die Ketten in Einzelteile aufspalten. Das passiert durch die Enzyme, die wie kleine Scheren die Zuckerketten aufschneiden, bis eine Kette aus 6 Teilchen zu 6 Einzelteilen geworden ist. Danach wandelt der Körper die einzelnen Kettenglieder in Glucose um. Glucose ist die Energie für den Körper, die er in der Muskulatur oder Leber abspeichern kann. Das Hirn verbraucht beispielsweise täglich 120-150g Glucose (also knapp 600 Kalorien). Glucose ist quasi der Treibstoff für den Motor.

Du hast sicherlich schon mal von „guten und schlechten" oder „simplen und komplexen" Kohlenhydraten gehört. Was steckt hinter diesen Begriffen? Nun, der einzige Unterschied ist die Länge der Ketten. Sogenannte schlechte Kohlenhydrate bestehen aus vielen, kurzen Ketten. Vermeintlich gute Kohlenhydrate hingegen aus wenigen, langen Ketten. 50 Zuckermoleküle wären bei Schokolade beispielsweise in 25 Zweier-Ketten angeordnet, bei Haferflocken in 5 Zehner-Ketten (rein hypothetisch). Je länger die einzelnen Ketten, desto länger braucht der Körper auch, um sie in seine Einzelbestandteile zu zerlegen. Bei 25 Zweier-Ketten müssen alle Enzyme (also die „Scheren" des Körpers) nur einmal im Einklang schneiden, bei 5 Zehner-Ketten dauert das Zerschneiden hingegen deutlich länger. Das ist im Übrigen der einzige Unterschied zwischen den Kohlenhydraten in der Schokolade und den Haferflocken: Die Zeit, die der Körper benötigt, um sie in Glucose zu verwandeln. Am Ende des Tages werden aber beide Lebensmittel zu Glucose. Ob Schokolade oder Haferflocken, Salat oder Eis.

Wenn viele kurze Ketten im Körper ankommen, wie beispielsweise nach dem Verzehr von Süßigkeiten oder Weißbrot, entstehen schnell viele einzelne Glucose-Teilchen, die der Körper aus dem Blut und in die Zellen befördern möchte. Dafür benötigt er Insulin, welches die Bauchspeicheldrüse herstellt. Wenn viel Glucose auf einmal im Blutkreislauf ankommt (weil wir zu viele simple Kohlenhydrate auf einmal gegessen haben), wird schlagartig eine größere Menge Insulin ausgestoßen, um den Blutzuckerspiegel zu regulieren.

Der Blutzuckerspiegel steigt schnell an, fällt aber auch schnell wieder ab, wodurch Heißhunger-Attacken entstehen.

Essen wir hingegen eher langkettige Kohlenhydrate, wie beispielsweise Vollkornbrot oder Haferflocken, braucht der Körper deutlich länger, um einzelne Glucose-Teilchen herzustellen. Es entsteht kein plötzlicher „Zucker-Schub", wie bei simplen Kohlenhydraten, wo viel Zucker auf einmal in den Blutkreislauf gelangt. Bei langkettigen Kohlenhydraten wird der Zucker gleichmäßiger in den Blutkreislauf abgegeben, wodurch der Insulinspiegel beständiger ansteigt und nicht schlagartig wieder abfällt. Das beugt Heißhunger-Attacken vor.

Alle Kohlenhydratquellen werden zu Glucose, aber einige begünstigen Heißhunger-Attacken (simple, kurzkettige Kohlenhydrate), andere beugen diesen vor (komplexe, langkettige Kohlenhydrate). Wir sollten also eher auf die komplexen Kohlenhydrate setzen. Essen wir zu oft zu viele simple Kohlenhydrate, produziert die Bauchspeicheldrüse permanent zu viel Insulin. Irgendwann kommt es zu Abnutzungserscheinungen: Die Zellen werden resistent gegenüber dem Insulin, wodurch wir immer mehr brauchen, um denselben Effekt zu erzielen. Gleichzeitig wird die Bauchspeicheldrüse überfordert, weswegen sie kaum noch Insulin produzieren kann.

Das Ergebnis: ein dauerhaft erhöhter Blutzuckerspiegel, der Diabetes zur Folge hat. Bei stark übergewichtigen Menschen ist es nicht eine Frage ob, sondern **wann** Diabetes auftritt.

Darüber hinaus unterdrückt Insulin die Fettverbrennung. Sobald Insulin im Blut ist, wechselt der Körper in den „Speichermodus". Währenddessen ist es nicht möglich, Fett zu verbrennen. Genau hier ist entsteht der schlechte Ruf der Kohlenhydrate. Klingt doch auch logisch: Kohlenhydrate sorgen für einen Insulinausstoß und Insulin verhindert die Fettverbrennung. Also machen Kohlenhydrate dick. Leuchtet ein, oder?

Ganz so einfach ist es aber nicht. Entscheidend ist immer die Kalorienbilanz. Wenn du nur 500 Kalorien isst, diese aber aus 100% Kohlenhydraten bestehen, wirst du abnehmen. Isst du 5.000 Kalorien, welche zu 100% aus Fett bestehen, wirst du zunehmen. Egal, ob es zu einem Insulinausstoß kommt oder nicht. Man sollte auf Kohlenhydrate achten, da sie Heißhunger-Attacken und Diabetes verursachen können. Aber sie sind nicht der Grund für Übergewicht. Ich empfehle daher, seine Kohlenhydrate auf eine oder zwei Mahlzeiten am Tag zu begrenzen und nicht konstant Zucker über den Tag verteilt aufzunehmen. So schonen wir die Bauchspeicheldrüse und verhindern, dass unsere Zellen insulinresistent werden.

Der Bedarf an Kohlenhydraten ist unterschiedlich. Wer mehr Sport macht, darf und sollte mehr essen. Wer abspecken möchte und sich eher als Sportmuffel bezeichnet, sollte die Kohlenhydrate reduzieren, um Kalorien einzusparen.

Die besten Kohlenhydratquellen sind Haferflocken, (Süß-)Kartoffeln, Reis, Nudeln, Vollkornbrot, Hülsenfrüchte, Obst, Gemüse oder Samen wie Quinoa.

Fette

„Fett macht fett" hieß es in den 90er Jahren. Immer mehr fettreduzierte Produkte erblickten das Licht der Welt und die Fette wurden gemieden, so gut es ging. Heutzutage wissen wir, dass das so nicht stimmt. Fette sind zu einem bestimmten Teil lebensnotwendig und müssen in unserer Ernährung vorkommen.

Fette haben mit 9,3 Kalorien pro Gramm mehr als doppelt so viele Kalorien, wie Proteine oder Kohlenhydrate. Es ist somit sehr leicht, unbewusst zu viele Kalorien über Fett aufzunehmen. Ein Extralöffel Öl in den Salat schlägt mit knapp 100 Kalorien zu Buche, sättigt aber nicht merklich. Nutzt man jeden Tag 10g Butter statt 3g zum Braten, sind das fast 70 Kalorien zusätzlich jeden Tag. Eine Handvoll Nüsse ist sehr schnell gegessen, liefern aber dafür knapp 150 Kalorien. Bei dem Fett gilt es also aufzupassen.

Fette sind essenziell, das heißt, im Gegensatz zu Kohlenhydraten ist der Körper auf Fette angewiesen. Wir brauchen sie unter anderem für den Zellschutz, die Hormonproduktion oder auch als Transporteur für Vitamine. Wir müssen also eine Mindestmenge jeden Tag essen, damit wir keine körperlichen Probleme bekommen, aber sollten auch nicht zu viel essen, da man über Fett zu schnell zu viele Kalorien aufnimmt.

Bei Fetten unterscheidet man grob zwischen HDL und LDL. LDL-Fettsäuren sind die „schlechten" Fette, die wir zwar in geringen Maße benötigen, aber Großteils meiden sollten. Fettige Wurstwaren, Chips, Käse und dergleichen liefern LDL und sorgen langfristig für einen erhöhten Cholesterinspiegel. HDL hingegen sind die „guten" Fette, auf die wir maßgeblich setzen sollten. Nüsse, Leinsamen, Rapsöl, Avocados oder Lachs sind typische HDL-Lieferanten. Folgende Eselsbrücke hilft dabei, die beiden zu unterscheiden: HDL steht für „hat dich lieb", LDL für „lässt dich leiden".

Um abzuspecken, empfehle ich 0,6g - 0,8g Fett pro Kilogramm Körpergewicht pro Tag. Dabei solltest du darauf achten, überwiegend gute Fettsäuren (also HDL) zu konsumieren, wie beispielsweise aus Avocados, Nüssen oder geschroteten Leinsamen. Ein Teil sollte auch aus LDL kommen, da dieses für die Hormonproduktion benötigt wird. LDL Lieferanten sind beispielsweise Eier oder Milch.

Zum Braten empfiehlt sich Butter oder Kokosöl. Dabei solltest du ein Stück Butter in die Pfanne legen und diese anschließend mit einem Zewa auswischen. So entsteht eine leichte Fettschicht in der Pfanne, die zum Anbraten ausreicht, aber nur wenige Kalorien beisteuert. Gänzlich meiden sollten wir sogenannte Transfettsäuren. Das sind Fette, die genutzt werden, um Lebensmittel haltbar zu machen oder zu erhärten, wie beispielsweise beim Croissant oder Pommes. In Maßen können wir Lebensmittel wie Chips, Schokolade oder Eis essen. Aber eher aus Genuss oder Belohnung, anstatt als bewusste Fettlieferanten.

Bei stark übergewichtigen Menschen ist es typischerweise so, dass unbewusst zu viel Fett über den Tag gegessen wird. In Fertigessen oder Wurstwaren verbirgt sich beispielsweise sehr viel Fett und das eigene Essen wird oftmals in zu viel Butter angerichtet. All das sind versteckte Kalorien, die zusammen gut und gerne 400-500 Extrakalorien pro Tag bedeuten. Bei Fetten gilt also Vorsicht: Iss genug, um deine Zellen zu versorgen und einen geregelten Hormonhaushalt zu gewährleisten, aber nicht mehr.

Makronährstoffverteilung

Du kannst deinen Abnehmerfolg durch die Verteilung deiner Makronährstoffe (wie viele Proteine, Kohlenhydrate und Fette du isst) beeinflussen. Personen, die zu wenig Proteine essen, werden sich beim Abnehmen schwertun. Dafür gibt es zahlreiche Gründe: Proteine sättigen stark, verweilen relativ lange im Magen, wodurch sie Heißhunger-Attacken vorbeugen und sie kurbeln die Fettverbrennung an.

Am Ende des Tages kommt es zwar immer auf die Kalorienbilanz an, aber ich habe es immer wieder erlebt, dass diejenigen, die ausreichend viele Proteine essen, verlässlicher und schneller abnehmen. Sie leiden unter weniger Hunger, haben mehr Energie und halten länger durch.

Daher empfehle ich für das Abnehmen eine Makronährstoffverteilung von 40/30/30. Das bedeutet, dass 40% deiner Kalorien aus Proteinen, 30% aus Kohlenhydraten und 30% aus Fetten bestehen sollten.

Wie viel das genau ist, kommt auf deinen individuellen Kalorienbedarf an. Begehe bitte nicht den Fehler und iss zu wenig Proteine. Du wirst merken, dass dir das Abnehmen mit der 40/30/30-Verteilung deutlich leichter fallen wird.

DIE ERNÄHRUNG UMSTELLEN

Die Ernährung umzustellen, ist tatsächlich sehr einfach. Du kennst mich mittlerweile und weißt, dass ich dir keine einseitige Ernährung aufzwingen werde. Vermutlich weißt du auch schon, wie gesunde Ernährung in ihren Grundzügen aussieht.

Du weißt, dass du statt zum Weißbrot öfter zum Knäckebrot greifen solltest. Du weißt auch, dass du mehr Gemüse essen solltest. Alles keine großen Geheimnisse.

Wie du deine Ernährung umstellst, ist dir überlassen. Ich werde nicht müde zu betonen, dass du nur dann erfolgreich abgenommen hast, wenn du nicht wieder zunimmst. Dafür ist es notwendig, dass du einen Ansatz findest, der für dich funktioniert. Er muss für niemand anderen funktionieren. Nur für dich.

Im Folgenden werde ich dir nur einen Rahmen vorgeben, in dem du dich bewegen musst, damit du abnimmst. Sofern du dich an ein paar Regeln hältst, hast du viel Freiheit, was die Ernährung angeht. Schauen wir uns also an, wie man seine Ernährung umstellt.

Die einzige Ernährungsform, die für jeden funktioniert

Stell dir deine eigene Beerdigung vor. Du liegst im Sarg und um dich herum sind Freunde und Angehörige. Es kommt zu dem Moment, wo jeder der Anwesenden nacheinander nach vorne tritt und ein paar Worte über dich verliert.

Was sollen die anderen über dich berichten? Was würde dein Vater über dich sagen? Dein Partner, deine engsten Freunde oder Arbeitskollegen?

Dieses Szenario beschreibt Stephen Covey in einem seiner Bücher. Er behauptet, man solle sein Leben so gestalten, dass man zufrieden mit dem ist, was Angehörige während der eigenen Beerdigung über einen sagen würden. Wenn es dir wichtig ist, dass dein Kind bei deiner Beerdigung davon berichtet, dass du ihm eine gute Mutter warst, solltest du im Hier und Jetzt genügend Zeit mit deinem Kind verbringen.

Diese durchaus traurige Vorstellung hat schon so manch einen wachgerüttelt. Immer wieder liest man von erfolgreichen Geschäftsmännern, welche nach dieser Übung mächtig ins Grübeln geraten. Sie verbringen die meiste Zeit mit ihrer Arbeit, kaufen sich teure Autos und glauben mit luxuriösen Urlauben die Gunst ihrer Kinder erkaufen zu können. Wenn sie aber ehrlich zu sich sind und diese Übung einmal durchführen, wird ihnen klar, dass ihre Kinder bei der Beerdigung vermutlich nicht über die tollen Autos oder das viele Geld berichten würden. Vermutlich würden sie eher trauern, dass ihr Vater kaum Zeit für sie hatte.

Sich die eigene Beerdigung vorzustellen, rückt die Prioritäten ins rechte Licht und zeigt auf, was wirklich im Leben zählt. Die Übung geht auf Stephen Covey zurück, welcher seinen Lesern dadurch folgende Lektion mitgeben möchte: *„Begin with the end in mind"* (habe das Ende im Hinterkopf, wenn du anfängst).

Das ist eine bedeutsame Erkenntnis, welche du dir auch beim Abnehmen zu Herzen nehmen solltest. Zum einen solltest du dich fragen, wie das Ende deiner Abnehmreise aussehen soll: Was für eine Person willst du dann sein? Wie viel wirst du wiegen? Was wird diese neue Person unternehmen? Welche Dinge wird sie tun, die heute für dich unmöglich sind?

Zum anderen solltest du dich auch fragen, wie das Ende aussehen wird, wenn du irgendeine Diätform wählst, um schnellstmöglich abzunehmen. Was wird am Ende passieren, wenn du dich heute für eine Suppendiät entscheidest?

Ich prognostiziere einfach mal, dass du dich nicht den Rest deines Lebens von Suppe ernähren möchtest. Schlussendlich wirst du wieder feste Nahrung essen wollen. Wenn du währenddessen nicht an deinen Essgewohnheiten arbeitest, wirst du auch wieder zunehmen. Wenn du das Ende betrachtest, bevor du anfängst, ersparst du dir eine Menge Frust mit Radikaldiäten.

Wenn du also deine Ernährung zum Abnehmen umstellst, dann behalte das Ende im Hinterkopf. Frage dich vorher, ob du es dauerhaft so durchhalten kannst, wie du es dir ausmalst. Wenn die Antwort „nein" lautet, ist es nicht die richtige Ernährungsform für dich. In den meisten ist der Wunsch nach einem schlankeren Körper so stark verankert, dass sie die langfristige Zukunft einfach ausblenden. Sie starten irgendeine Radikaldiät, verlieren dabei viel Gewicht (hauptsächlich Wasser und Muskulatur) und nehmen es kurze Zeit später wieder zu. Meist mehr, als sie abgenommen hatten.

Gewicht zu verlieren ist keine große Kunst. Die wahre Herausforderung ist es, das neue Gewicht auf Dauer zu halten. Eine Ernährungsform solltest du also nicht danach bewerten, ob du damit abnehmen kannst. Du solltest sie danach bewerten, ob du sie auf Dauer durchhalten kannst. Denn darauf kommt es am Ende des Tages wirklich an. Was nutzt dir eine Diätform, bei der du 2 Kilo pro Woche verlierst, aber später wieder in alte Gewohnheiten verfällst? Erfolgreich abgenommen hast du nur, wenn du später nicht wieder zunimmst. **Daher musst du deine Ernährung dahingehend umstellen, dass du sie optimal durchhalten kannst.** DU musst sie durchhalten können, niemand anders. Es ist also egal, ob du dich für Low Carb, Low Fat, Intervallfasten oder einen ganz eigenen Ansatz entscheidest. Solange du dich an die 10 Säulen einer dauerhaften Ernährungsumstellung hältst und am Ball bleibst, wirst du erfolgreich sein.

Nichtsdestotrotz fällt es vielen schwer, anzufangen. Die Unsicherheit darüber, wie man genau starten sollte, paralysiert oftmals. Solltest du zu diesen Personen gehören, empfehle ich dir mit Low Carb zu starten. Nicht, weil es das beste Ernährungskonzept ist, sondern weil es sich in fast jeden Alltag integrieren lässt. Low Carb ist einfach umzusetzen, leicht zu verstehen und im Gegensatz zu FDH nicht gesundheitsgefährdend (sofern du dich an die 10 Säulen hältst). Indem du weniger Kohlenhydrate isst (wohlgemerkt: weniger, nicht keine), sparst du oftmals automatisch viele Kalorien ein. Wenn weniger Brot oder Nudeln gegessen werden, entfällt auch die oftmals fettige Soße oder der deftige Aufschnitt.

Die Quintessenz aus diesem Kapitel lautet aber nicht, dass du dich Low Carb ernähren solltest, sondern dass du einen Ansatz finden musst, den du auf Dauer durchhalten kannst. Manchmal bedeutet das, dass du dein morgendliches Joghurt-Müsli-Frühstück mit ein paar Schoko-Knusperflakes aufwertest, weil es dir so deutlich besser schmeckt. Auch, wenn das nicht „körperlich gesund" ist, ist es genau das Richtige für dich, wenn du dich dadurch an deine neue Ernährung halten kannst.

DIE 10 SÄULEN EINER DAUERHAFTEN ERNÄHRUNGSUMSTELLUNG

Wie du schon weißt, ist keine Ernährungsform die beste für jeden. Statt dir eine Lebensweise vorzuschreiben, habe ich also 10 Säulen definiert, mit der eine dauerhafte Ernährungsumstellung und das Abnehmen glücken. Wenn du diese umsetzt, wirst du Erfolg haben. **Wie** du diese im Endeffekt umsetzt, bleibt aber dir überlassen.

1. **Ein Kaloriendefizit erzeugen.** Es führt kein Weg dran vorbei, dass wir ein Kaloriendefizit erzeugen müssen. Für das Abnehmen ist es Voraussetzung, dass wir weniger Kalorien aufnehmen, als wir verbrauchen. Andernfalls wird der Körper die Fettreserven nicht anzapfen.
2. **Mehr Protein essen.** Proteine helfen nicht nur dabei, Muskeln zu erhalten und aufzubauen, sondern sättigt auch sehr stark. Jeder von uns sollte mehr Protein in seine Ernährung aufnehmen, unabhängig vom Alter, Aktivitätsgrad oder Ziel. Für eine Gewichtsreduktion sollten 40% deiner Kalorien aus Protein stammen. Darfst du beispielsweise 1600 Kalorien zu dir nehmen, solltest du jeden Tag ungefähr 160g Protein essen.
3. **Gemüse und Obst jeden Tag.** Es ist wichtig, dass wir Gemüse fest in unseren Ernährungsplan integrieren, um genügend Vitamine und Mineralien aufzunehmen. Weiterhin müssen wir wieder erlernen, den Geschmack von Gemüse wertzuschätzen. Es ist kalorienarm, sättigt stark und füllt den Magen. Es sollten mindestens 250g

Gemüse am Tag sein, lieber 500g. Obst sollten wir auf 1-2 Stück pro Tag reduzieren (da es deutlich mehr Zucker enthält), beispielsweise einen Apfel, Kiwi und / oder eine Banane.

4. **Leckereien hin und wieder.** Dinge wie Chips, Schokolade oder Pizza gehören zu einem normalen Leben dazu und sollten nicht verboten werden. Durch den leichtsinnigen Überkonsum dieser Lebensmittel haben wir sie aber über die Zeit immer weniger wertgeschätzt. Indem wir sie seltener essen, erlernen wir wieder den richtigen Umgang mit kalorienreichen Lebensmitteln.
5. **Aktiv essen.** Wie in einem der vorherigen Kapitel erwähnt, sollten wir unser Essen aktiv zu uns nehmen und nicht, während wir nebenbei Fernsehen schauen oder am Handy spielen. Durch das aktive Essen geben wir unseren Mahlzeiten wieder eine Bedeutung und die Aufmerksamkeit, die es verdient. Wer aktiv isst, isst automatisch weniger und ist schneller gesättigt.
6. **Fettärmer essen.** Es ist sehr leicht, zu schnell zu viele Kalorien über fettreiche Lebensmittel aufzunehmen, ohne es zu merken oder satt zu werden. Fett hat mit 9,3 Kalorien auf 1g mehr als doppelt so viele Kalorien, wie Protein oder Kohlenhydrate. Fettreduzierte Lebensmittel zu essen ist eine einfache Möglichkeit, um viele Kalorien einzusparen, ohne mehr Hunger zu haben.
7. **Kein Verbot.** In der Ernährungspsychologie gibt es den Spruch „Verbote sind verboten". Der Mensch will immer das haben, was er nicht haben kann. Verbieten wir uns Süßigkeiten strikt, steigt das Verlangen immer mehr und mehr. Werden wir dann einmal schwach, sind wir von uns enttäuscht und verfallen in die Abwärtsspirale. Deshalb verbieten wir uns nichts, sondern planen es im Voraus ein. Beispielsweise einmal pro Woche.
8. **Finde einen Weg, der für dich funktioniert.** Nur, weil Low Carb bei mir oder jemand anderen funktioniert hat, heißt das nicht, dass es die passende Ernährungsform für dich ist. Behalte im Hinterkopf, dass du nur dann erfolgreich abgenommen hast, wenn du nicht wieder zunimmst. Dafür ist es notwendig, dass du eine Ernährungsform wählst, mit der du zurechtkommst. Diese Ernährungsform muss in dein Leben passen und dir schmecken, niemand anderem.
9. **Mehr trinken.** Mehr Wasser zu trinken ist das Einfachste, was jeder von uns tun kann, um schneller, gesünder und einfacher abzunehmen. Du wirst mehr Energie haben, konzentrierter sein und weniger Krämpfe erleiden, wenn du deinen Wasserkonsum

hochschraubst. Ich empfehle pro 30 Kilo Körpergewicht 1 Liter Wasser am Tag (bis zu maximal 4 Liter). Starte deinen Tag mit einem großen Glas Wasser und trinke immer wieder im Laufe des Tages. Idealerweise stellst du die Wasserzufuhr 3-4 Stunden vor dem Schlafengehen ein, um in der Nacht nicht auf die Toilette zu müssen.

10. **Geduld haben und am Ball bleiben.** Wie schon so oft erwähnt, kann nichts Geduld und Kontinuität ersetzen. Für dein Wunschgewicht musst du Zeit und Arbeit investieren – und das für eine längere Zeit. Du musst Geduld beweisen und kontinuierlich die Dinge tun, die notwendig sind. Welche Dinge notwendig sind, erfährst du in dieser Sektion des Buches. Wie du es schaffst diese Dinge kontinuierlich zu tun, hast du in der Sektion „Die geistige Transformation“ erfahren.

Eine dauerhafte Ernährungsumstellung ist der einzige Weg, um abzunehmen und später nicht wieder zuzunehmen. Lass mich das wiederholen, weil es so wichtig ist: **Eine dauerhafte Ernährungsumstellung ist der einzige Weg, um abzunehmen und später nicht wieder zuzunehmen.** Keine Diät dieser Welt wird dir eine Abkürzung zum dauerhaften Wunschgewicht bieten können. Pack das Übel deshalb direkt an der Wurzel und stelle deine Ernährung dauerhaft um.

LEBENSMITTELAUSWAHL

In einem anderen Kapitel habe ich angesprochen, dass wir heutzutage eine falsche Vorstellung von „normalem" Essen haben. Tiefkühlpizza wird eher zur Regel als Ausnahme und ein bunter, frischer Salat wird nur dann gegessen, wenn man abspecken möchte. Nicht aber etwa, weil er einfach gut schmeckt. Daher möchte ich in diesem Kapitel darauf eingehen, auf welche Lebensmittel wir für eine Ernährungsumstellung setzen und von welchen wir Abstand nehmen sollten. Dafür gibt es eine einfache Daumenregel: **Was der Bauer nicht kennt, isst er nicht.**

Es mag sich auf Anhieb seltsam anhören, ist aber eine gute Richtlinie. „Was der Bauer nicht kennt, isst er nicht" bedeutet, dass wir weniger stark verarbeitete Produkte, dafür aber mehr natürliche Lebensmittel essen sollten. Kannst du bei Milchschnitten oder Haselnusswaffeln auf Anhieb erkennen, aus welchen Lebensmitteln dieses Produkt besteht? Würde der Bauer es erkennen? Nein. Also wird es nicht gegessen (jedenfalls nicht ständig).

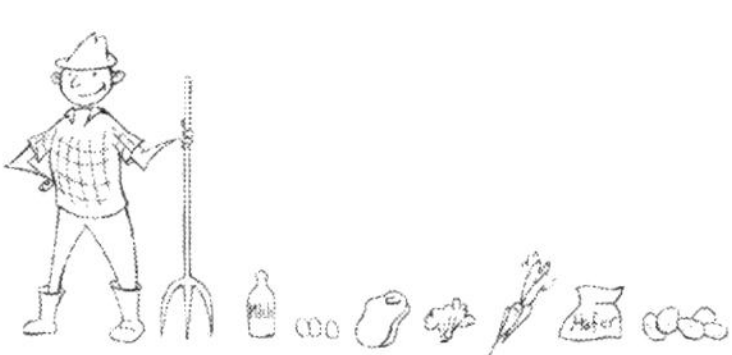

Der Bauer erkennt echte, unbehandelte Lebensmittel. Beispielsweise Eier, Fleisch, Fisch, Nüsse, Bohnen, Reis, Kartoffeln, Milch, Obst, Gemüse und dergleichen. Es läuft also auf folgendes hinaus: **Wir sollten mehr echte Lebensmittel essen, anstatt fertige Produkte aus Lebensmitteln.** Eine Fertigpizza ist ein Produkt aus Öl, Hefeteig, Tomaten, Eiern, Käse und vielen mehr. Stattdessen sollten wir frische, einzelne Lebensmittel einkaufen und aus diesen unsere eigenen Mahlzeiten zubereiten.

Um konkret zu werden, möchte ich auch ein paar empfehlenswerte Lebensmittel aufzählen. Hervorragende Proteinquellen sind: fettarme Milchprodukte wie Magerquark oder Naturjoghurt, Fleisch, Fisch, Linsen, Bohnen, Nüsse, Huhn, Eier oder auch Quinoa.

Bei Kohlenhydraten sollten wir uns auf die komplexen setzen, also die Vollkornvarianten. Essen wir zu viele simple Kohlenhydrate auf einmal, kommt es zu Heißhunger-Attacken. Schwarzbrot, Vollkornnudeln, Reis oder auch Obst sind ideale Lieferanten von Kohlenhydraten. Kartoffeln sind perfekt. Sie sättigen stark, haben wenig Kalorien auf großen Raum und haben viele Vitamine und Mineralien. Haferflocken sind mein persönlicher Favorit. Sie sind ballaststoff- und proteinreich, sättigen extrem stark und saugen sich mit Flüssigkeit voll: empfehlenswert für jede Ernährungsumstellung.

Bei den Fettquellen sollten wir darauf achten, nicht zu viele gesättigte Fettsäuren aufzunehmen. Der Fokus sollte hier auf Lebensmitteln, wie Avocados, Nüssen, Leinöl, Walnussöl, Eiern oder Fisch liegen.

Wichtig zu erwähnen ist, dass kein Lebensmittel an sich dick macht, immer nur zu viele Kalorien. Wenn du 4.000 Kalorien in Form von magerer Hühnerbrust isst, wirst du am Tag mehr zunehmen, als mit 2 Pizzen mit 2.000 Kalorien. Es ist allerdings sehr viel schwieriger einen deutlichen Kalorienüberschuss zu erzeugen, wenn der Großteil deiner Ernährung aus unverarbeiteten, gesunden und frischen Lebensmitteln besteht (aus Lebensmitteln, die der Bauer kennt). Eine Pizza mit 2000 Kalorien ist schnell gegessen. Versuche einmal 2.000 Kalorien in Brokkoli aufzunehmen. Das wirst du nicht schaffen, da du vorher zu stark gesättigt sein wirst.

DIE 80/20 REGEL

DIE 80/20 REGEL

Ernährung soll keine Qual sein. Sich gesund zu ernähren, eine vitalere, schlankere Version von sich zu erschaffen ist wundervoll. Man hat mehr Energie, mehr Selbstbewusstsein und fühlt sich einfach wieder wohler in der eigenen Haut. Aber manchmal leidet die Lebensqualität unter all der gesunden Ernährung. Manchmal will man einfach in die Schokoladentafel beißen. Oder das Eis auslöffeln. Oder beides.

Keine Ernährungsumstellung muss man zu 100% jeden Tag strikt umsetzen. Und das soll man auch gar nicht. **Es geht darum, eine Balance zwischen gesunder Ernährung und Genussmitteln zu finden.** Wenn du dich an das Kapitel über geistige und körperliche Gesundheit erinnerst, dann weißt du, dass „ungesunde" Lebensmittel zu einem glücklichen, gesunden Leben ebenso gehören, wie „gesunde". Wenn wir beispielsweise mit der Familie ins Restaurant fahren wollen und wir dann aufgrund unserer super-gesunden Ernährungsumstellung einen Salat mit fettreduziertem Dressing essen, während alle anderen den Tag genießen und sich das bestellen, worauf sie Lust haben, dann kann gesunde Ernährung eine Strafe sein. Und genau hier kommt die 80/20 Regel ins Spiel.

Bei der 80/20 Regel handelt es sich um eine Ernährungsweise, die man tatsächlich auf Dauer – also sein Leben lang – durchhalten kann. Sie besagt, dass **solange 80% deiner Ernährung aus unbehandelten, frischen und gesunden Lebensmitteln besteht, dürfen die restlichen 20% auch aus ungesunden Lebensmitteln bestehen.** Den Großteil unserer Nahrung beziehen wir also aus körperlich gesunder, aber ein Kleinteil auch aus geistig gesunder Nahrung. Das darf Schokolade sein, ein Restaurantbesuch, Eis oder was auch immer dein Herz begehrt.

Der große Vorteil dieser Ernährung ist, dass man grundsätzlich auf nichts verzichten muss. Chips und Brokkoli stehen beide auf dem Plan: Chips nur etwas seltener.

Wenn du gerade erst mit dem Abnehmen anfängst, würde ich das Verhältnis auf 90/10 setzen, um nicht Gefahr zu laufen, zu viele Kalorien aufzunehmen. Das könnte man beispielsweise so realisieren, indem man jeden Tag 10% der verfügbaren Kalorien auf Schokolade verwendet. Bei 1800 Kalorien am Tag dürften also 180 Kalorien für Schokolade verwendet werden. Das ist zwar eine Möglichkeit, funktioniert für die meisten aber nicht, weil sie Heißhunger nach mehr bekommen, sobald sie anfangen. Die zweite Variante ist eine großzügigere Schummelmahlzeit pro Woche. Man isst also 6 Tage gesund und am 7. Tag gönnt man sich eine Mahlzeit, die nicht auf dem Plan steht, beispielsweise ein Sonntagsfrühstück mit der Familie, bei dem man auch mal Weißbrot isst. Diese Schummelmahlzeit halte ich für die bessere Alternative. Sie ist für viele wie der Fels in der Brandung. Sie gibt dir etwas, worauf du dich freuen kannst. Jeden Tag ein paar Stücke Schokolade sind weniger befriedigend.

So lernen wir auch mit „verbotenen" Lebensmitteln abzunehmen und das Gewicht zu halten. Das ist wichtig, um später nicht wieder zuzunehmen, denn irgendwann werden wir sie sowieso wieder essen. Sie gehören genauso zum Alltag wie Gemüse.

ERNÄHRUNGSGEWOHNHEITEN ÄNDERN

„Wir sind das, was wir wiederholt tun. Exzellenz ist daher keine Handlung, sondern eine Gewohnheit."

Dieses Zitat stammt von Aristoteles – und er traf damit genau ins Schwarze: Gewohnheiten bestimmen unser Leben. Viele Entscheidungen, die wir tagtäglich treffen, passieren unterbewusst. Es sind automatisierte Handlungen. Raucher entscheiden sich beispielsweise nicht aktiv dazu, eine Zigarette zu rauchen, sondern tun es einfach aus Gewohnheit, wenn Zeit für die Mittagspause ist. Oder der Kaffee aufbrüht. Oder vor dem Sport.

Die meisten unserer Essgewohnheiten schaden uns. Wer routiniert beim Stress zum Essen greift, wird auf Dauer übergewichtig. Im Gegenzug bedeutet das allerdings auch, dass gute Essgewohnheiten schlank machen können. Wenn wir es also schaffen, unsere schlechten gegen gute Essgewohnheiten auszutauschen, machen wir einen großen Schritt Richtung Wunschgewicht.

Wie Gewohnheiten entstehen

Gewohnheiten entstehen nach demselben Muster. Sie bestehen aus einem **Auslöser, einer Aktion und einer Belohnung**. Ein Auslöser kann eine Uhrzeit, ein bestimmter Ort, ein Gefühl oder ein Ereignis sein. Die Aktion ist das Ausführen der Routine, also das schädliche Verhalten (rauchen, naschen etc). Die Belohnung ist das Dopamin. Ein Hormon, das uns glücklich macht. Lass es mich an einem konkreten Beispiel erklären:

Ines arbeitet beim Ordnungsamt, sitzt gerade an ihrem Schreibtisch und kümmert sich um die letzten paar Knöllchen, bevor es in 8 Minuten Zeit für die Mittagspause wird. Als es endlich 12 Uhr schlägt (Auslöser), steht sie auf, geht in das Raucherzimmer und zündet sich ihre Zigarette an (Aktion). Ein Gefühl der Entspannung macht sich breit (Belohnung). Dasselbe passiert, wenn wir um 20:15 Uhr einen Film schauen und zur Chipstüte greifen. Auslöser, Aktion, Belohnung.

Typische Auslöser sind: der Film am Abend, die Zeit vor dem Zubettgehen, der Feierabend, die Mittagspause, der Weg nach Hause oder auch Stress auf der Arbeit, Probleme in unserer Beziehung oder im Privatleben.

Gewohnheiten sind der Grund, warum wir nicht vergessen, wie man schwimmt oder Fahrrad fährt, sobald wir es einmal gelernt haben. Wir können es versuchen, aber wir werden es nicht schaffen, die Fähigkeit zum Fahrradfahren zu „entlernen". Sind diese Verknüpfungen einmal im Hirn angelegt, können wir sie nicht mehr einfach löschen.

Das bedeutet aber nicht, dass wir unseren Gewohnheiten schutzlos ausgeliefert sind, ganz im Gegenteil. Wir können diese zu positiven Gewohnheiten umändern. Der Dreh- und Angelpunkt ist hierbei die Aktion. Anstatt auf den Auslöser „20:15 Uhr Film schauen" mit der Tüte Chips zu reagieren, können wir zu einem Apfel greifen und diesen langsam schälen, entkernen und essen. Das mag anfangs nicht so gut schmecken wie die Tüte Chips, wird aber auf Dauer den Auslöser von der Aktion „Chips essen" entkoppeln.

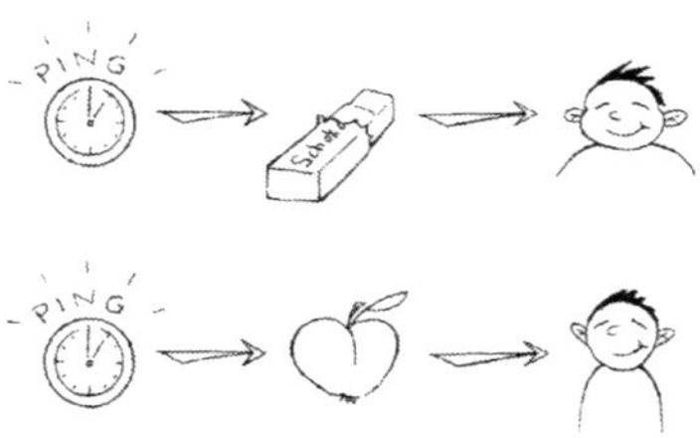

Um eine neue Gewohnheit zu erlernen ist es wichtig, dass die neue Aktion immer auf den Auslöser folgt. **Jedes Mal, ohne Ausnahme.** Stelle dir selbst die Herausforderung, 30 Tage lang die Chips durch den Apfel zu ersetzen und bleibe hartnäckig. Irgendwann wird es dich keine Überwindung mehr kosten, da es zur Normalität geworden ist.

Auf dieselbe Weise sind schlechte Ernährungsgewohnheiten entstanden. Das sonst gesunde Mittagessen wurde immer öfter durch Fast Food ersetzt; auf unangenehme Emotionen haben wir immer öfter mit Essen reagiert, bis es zur Normalität geworden ist.

Wichtig zu erwähnen ist, dass wir uns nicht nur schlechte Essgewohnheiten abgewöhnen, sondern zeitgleich auch gute Gewohnheiten aufbauen sollten. Jeden Tag 15 Minuten früher aufzustehen, um 15 Minuten Morgensport zu machen ist anfangs unangenehm, aber irgendwann Routine.

Im Großen und Ganzen geht es darum, schlechte Gewohnheiten zu erkennen und auf Dauer abzutrainieren. Das ist der Schlüssel zu permanentem Gewichtsverlust. Menschen nehmen nach einer Diät wieder zu, weil sie sich nicht mit ihren alten Gewohnheiten beschäftigt haben. Es ist nur logisch, dass sie nach der Diät wieder in diese zurückfallen.

DIE ERNÄHRUNGSUMSTELLUNG DURCHHALTEN

„Nobody is taller than the last man standing" – Day Nandan.

Ich liebe dieses Zitat. Übersetzt heißt es: *„Niemand ist größer, als derjenige, der übrig bleibt."* Ich interpretiere es so, dass nicht derjenige gewinnt, der die besten Voraussetzungen hat, sondern derjenige, der kontinuierlich am Ball bleibt.

Womöglich wirst du bemerken, dass Personen um dich herum schneller Gewicht verlieren als du, weil sie eine radikale Diät machen. Sie haben vielleicht anfänglich einen Vorteil, werden aber auf Dauer verlieren, da sie ihren Ansatz nicht durchhalten können. Am Ende des Tages geht es nicht darum, möglichst schnell abzunehmen, sondern nie wieder zuzunehmen.

Wenn 25 Menschen in den Ring steigen, gewinnt nicht der schnellste oder muskulöseste, sondern derjenige, der am Ende übrig bleibt. Daher bespreche ich in diesem Kapitel, wie du deine Ernährungsumstellung auf Dauer durchhalten kannst.

Motivation

Ich habe schlechte Neuigkeiten für dich: Motivation funktioniert nicht. Du hast sicherlich schon einmal davon gehört, dass du deine Sporttasche am Abend zuvor bereits packen sollst, damit du sie am nächsten Tag einfach greifen und direkt ins Fitnessstudio fahren kannst. Das ist nur einer zahlreicher Motivationstricks, die nur für kurze Zeit funktionieren. Du wirst feststellen, dass nach ein paar Wochen auch eine gepackte Tasche in der Ecke liegen bleibt. Deshalb funktioniert Motivation auf Dauer nicht.

Durch solche Tricks versuchst du dir etwas aufzuzwingen, was grundsätzlich gegen deine Natur spricht. **Du arbeitest ständig gegen einen Widerstand an, was dich auf lange Sicht ermüden wird.** Du bist dabei der Fisch, der flussaufwärts schwimmt. Das Geheimnis ist, nicht noch mehr Kraft aufzuwenden, sondern deine Natur zu ändern. Das bedeutet, dass du weiterhin an deinen Überzeugungen, Glaubenssätzen und Gewohnheiten arbeiten musst. Du kannst nicht erwarten schlank und gesund zu werden (und zu bleiben), wenn du dieselbe Person bleibst, die derzeit übergewichtig ist. Wenn du eine Katze in die Badewanne schmeißt, wird sie schnellstmöglich rausspringen. Du kannst sie zwar durch Gewalt dazu zwingen, länger im Wasser zu bleiben, aber sie wird immer wieder auszubrechen versuchen. Genau dasselbe passiert, wenn du dir als Person A gesunde Ernährung und Sport aufzuzwingen versuchst.

In vergangenen Kapiteln habe ich über das Mantra-Dokument gesprochen, das ich dir erneut ans Herz legen möchte. In hatte ebenfalls Motivation mit einem Lagerfeuer verglichen: Statt immer mal wieder einen großen Brocken Holz in die Flamme zu werfen, solltest du jeden Tag einen kleinen Holzscheit nachlegen. Täglich das Mantra-Dokument zu lesen ist genau das: einen Holzscheit ins Feuer legen. Wenn du die Flamme aufrechterhältst, wirst du auch nicht mit Motivationsproblemen zu kämpfen haben.

Vorbereitung ist die halbe Miete

Je öfter du die Gelegenheit bekommst schwach zu werden, desto wahrscheinlicher ist es, dass du schwach wirst. Das ist reine Statistik. Du kannst es mit Elfmeterschießen vergleichen. Je öfter du auf das Tor schießen kannst, desto wahrscheinlicher ist es, dass der Ball irgendwann mal im Tor landet. Selbst, wenn du kein guter Fußballer bist.

Gelegenheit macht also schwach. Das ist ein extrem wichtiger Spruch, den ich jedem mit auf dem Weg gebe. Wenn wir die Gelegenheit bekommen schwach zu werden, werden wir schwach. Vielleicht nicht sofort, aber irgendwann. Die menschliche Motivation ist begrenzt. Jedes Mal, wenn wir einer Versuchung widerstehen müssen oder Stress ausgesetzt sind, zapft das deinen Motivationsvorrat an. Je öfter wir also widerstehen müssen, desto wahrscheinlicher ist es, dass wir beim nächsten Mal nicht standhaft bleiben können.

Stell dir vor, du sitzt im Zug oder Auto und bist von der Arbeit auf dem Weg nach Hause. Es ist schon 19 Uhr, weil du Überstunden schieben musstest. Es war ein stressiger Tag, deine Motivation ist am Tiefpunkt und Zuhause ist kein Essen vorbereitet. Sobald du durch die Tür kommst, hast du die Gelegenheit, schwach zu werden. Auf der einen Seite hast du Hunger und auf der anderen Seite hast du nichts vorbereitet. Entweder stellst du dich in die Küche und kochst oder holst dir etwas vom Imbiss. Die perfekte Gelegenheit, um schwach zu werden.

In den allermeisten Fällen entscheiden wir uns gegen das Kochen und für den Imbiss, obwohl wir unsere Ernährung umstellen wollten. Und in dieser Ernährungsumstellung ist leider kein Schnellimbiss vorgesehen. Solche Situationen zu vermeiden ist einfacher, als du glaubst. Wenn wir im Vorfeld die Gelegenheit schwach zu werden eliminieren, dann müssen wir gar nicht aktiv widerstehen oder uns zum Kochen aufraffen.

Ideal wäre es gewesen, wenn du an diesem gestressten Tag einfach eine vorbereitete Mahlzeit daheim gehabt hättest. Dann hättest du weder spät abends kochen, noch zum Imbiss gemusst. **Indem wir unsere Mahlzeiten vorkochen, eliminieren wir von vornherein die Gelegenheit, schwach zu werden.** Wir nehmen uns die Entscheidung ab, was wir morgen essen werden. Diejenigen, die ihre Mahlzeiten regelmäßig vorbereiten, haben eine vielfach höhere Wahrscheinlichkeit, erfolgreich abzunehmen.

Essen vorzukochen hat nur Vorteile: Du hältst dich automatisch an deinen Ernährungsplan, da man das Essen nicht wegschmeißen möchte. Es gibt folglich auch keine Ausreden mehr, warum man auf den Imbiss zurückgegriffen hat (außer, du willst dir eingestehen, dass du zu schwach warst. Aber wer will das schon?)

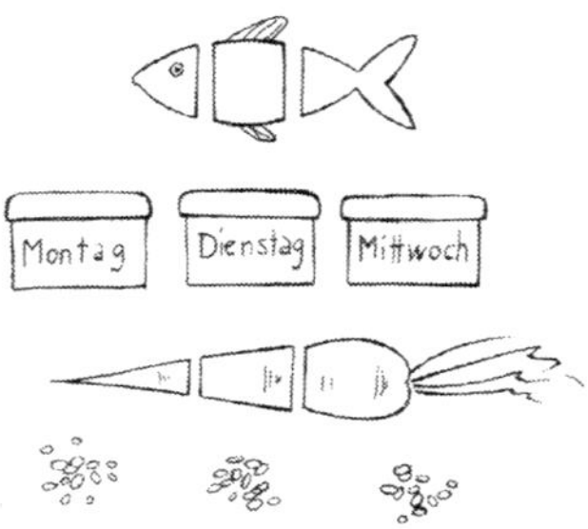

Seltsamerweise höre ich immer dein Einwand: *„Für das Vorkochen hat doch niemand Zeit."* Auf Anhieb scheint das nachvollziehbar, aber Essen vorzukochen spart Zeit. Sogar eine ganze Menge. Wenn wir kochen, nutzen wir ohnehin eine Pfanne und ein paar Töpfe. Jeden Tag. Beim Vorkochen benutzen wir dieselbe Pfanne und dieselben Töpfe, wir nutzen nur den kompletten Raum aus. Anstatt den 1-Liter-Topf wie üblich mit 250g Kaisergemüse für eine Portion zu füllen, dünste ich jetzt einfach 1 Kilogramm. Anstatt 200g Hühnchen in die Pfanne zu legen, brate ich direkt 800g. Anstatt 70g Reis, koche ich direkt 280g.

Beim Vorkochen benutze ich also dieselben Töpfe und Pfannen, ich nutze nur den gesamten Platz aus. Der Kochvorgang dauert einmalig 5 Minuten länger, weil man das Essen in Behälter abfüllen muss, aber das war es. Dafür spare ich mir das komplette Kochen an 3 Tagen der Woche. Zeitsparender geht es nicht.

Du kannst beim Vorkochen einfach mit 3 Lebensmitteln anfangen: Einen Topf mit Gemüse, einen mit Kohlenhydraten und einen für eine fettarme Proteinquelle. Später kannst du auch gesunde XXL-Nudelaufläufe ohne Sahnesauce, dafür mit Tomatenpaste und Thunfisch zubereiten. Oder riesige Reis-/Gemüse-Mahlzeiten in einem Wok kochen. Es gibt hunderte Möglichkeiten, auf einfache Art und Weise seine Mahlzeiten für 3-5 Tage vorzubereiten, sodass man abends nach der Arbeit einfach eine Behälter aus dem Kühlschrank nehmen und die Mahlzeit in der Mikrowelle aufwärmen kann. Sofern du die Mahlzeiten luftdicht verschließt, halten sie sich bis zu 5 Tage im Kühlschrank.

Vorkochen ist also nicht nur extrem zeitsparend, sondern sorgt auch dafür, dass du dich auch an stressigen Tagen an deinen Ernährungsplan halten kannst. Denk dran: Gelegenheit macht schwach. Vorkochen eliminiert die Gelegenheit.

Nahrung für unterwegs

Als ich damals mit dem Abnehmen begann, war ich oft von morgens bis abends in der Uni. Das war nicht immer leicht, denn das Essen in der Mensa war selten diätgerecht und ein Frikadellen-Brötchen vom Kiosk passte auch nicht in den Plan (schade eigentlich, denn die waren verdammt lecker). So kam es manchmal dazu, dass ich mit laut grummelndem Magen in den Hörsälen saß und eisern abwartete, bis ich wieder Zuhause war, um mir dort mein eigenes Essen zu kochen. Dass meine Mitstudenten um mich herum lautstark in ihre Brötchen vom Kiosk bissen, half nicht weiter. Ich sah um mich herum nur noch Frikadellen-Brötchen, Laugenstangen und Käse-Schinken-Croissants. Es schien so, als wollten meine Kommilitonen meine Willensstärke prüfen. So kam es mir jedenfalls vor. Nun gut, vermutlich war ich einfach nur hungrig und nahm deshalb alles Essbare in meiner Umgebung sofort wahr.

Mir war klar, dass das nicht lange gutgehen kann, also habe ich nach einem „Notfall-Essen" gesucht, das ich auch problemlos unterwegs essen kann und keine aufwändige Vorbereitung abverlangt. Und genau das habe ich gefunden: einen Proteinshake.

Seitdem befand sich also jeden Tag immer ein Schüttelbecher („Shaker") und eine kleine abgefüllte Dose mit Proteinpulver in meiner Tasche. Wasser gab es überall, also füllte ich den Becher mit Wasser auf, kippte das Pulver hinein und trank den Shake zwischen den Vorlesungen. Das passte in meine Kalorien, sättigte und war in einer Minute zubereitet. Ich musste kaum etwas vorbereiten und war durch den Shake 3-4h gesättigt. Das ging so weit, dass ich nie ohne Shaker und Pulver das Haus verlassen hatte. Was für den einen extrem klingt, war für mich die ideale Lösung.

Es gab oft Situationen, in denen ich mich durch den Proteinshake an meinen Plan halten konnte. Wenn du immer eine gesunde Alternative bei dir hast, musst du dir selbst bei größtem Hunger nicht irgendwo etwas auf die Hand kaufen, was du nicht essen solltest. Der Proteinshake hat mir oft den Hintern gerettet.

In der Zusammenarbeit mit vielen Menschen ist mir aufgefallen, dass sie in ähnlichen Situationen stecken. Vielleicht nicht in der Uni, aber dafür auf der Arbeit. Es ist noch einige Zeit bis zur nächsten Mahlzeit, aber man hat schon Appetit. Weil man nicht vorbereitet ist, greift man zum Automatenessen oder anderen Dingen, die nicht auf den Plan stehen. Hätte man in diesen Momenten eine Alternative, könnte man standhaft bleiben.

Proteinshakes sind also das perfekte Notfall-Essen für unterwegs. Sie schmecken heutzutage fantastisch, sind preiswert und sättigen für einige Stunden. Deshalb erhalten alle meine Kunden die Empfehlung, sich einen Shaker und Proteinpulver zu kaufen und immer mitzunehmen, wenn sie zur Arbeit fahren. Es kommen immer Situationen auf, in denen der Magen grummelt. Ein Shake stillt den Hunger mit sehr wenigen Kalorien und überbrückt die Zeit, bis man etwas Richtiges essen kann.

Weiterhin hilft ein Shake dabei, den erhöhten Proteinbedarf zu decken. Wie du weißt, solltest du beim Abnehmen deutlich mehr Protein essen als bisher. Wer es schafft, durch gewöhnliche Mahlzeiten auf seinen Proteinanteil zu kommen, braucht auch keine Shakes. Für alle anderen sind sie die ideale Hilfe, mehr Eiweiß aufzunehmen und im Notfall eine Mahlzeit parat zu haben.

Mit Heißhunger umgehen

Als ich mich mit dem Meditieren beschäftigt hatte, sollte ich mir während einer Visualisierungsübung vorstellen, wie ich in einem leeren Raum sitze und Gedanken nicht in mir aufkommen, sondern außerhalb meines Körpers in Blasenform aufsteigen. Wut war beispielsweise eine rote, runde Form, ähnlich einer Luftblase unter Wasser. Enttäuschung war eine gelbe Blase. Ich konnte somit die Emotionen in Ruhe beobachten, statt sie aktiv fühlen zu müssen. Ich wurde der Gefühle bewusst und konnte sie kontrollieren. Ich entschied, ob ich sie fühlen möchte oder einfach von dannen ziehen lasse. Für gewöhnlich identifizieren wir uns sofort mit den Gefühlen. Spüren wir Zorn in uns aufsteigen, wird unsere Stimmlage lauter, die Stirnfalten runzeln und die Augenbrauen verziehen sich. Die Emotion hat die Oberhand gewonnen und wir werden folglich tatsächlich wütend. Als ich die Meditationsübung ausreichend oft wiederholt hatte, passierte etwas Bemerkenswertes.

Auch außerhalb der Übungen konnte ich meine Emotionen als Beobachter neutral wahrnehmen. Ich spürte Zorn nicht mehr direkt in mir aufsteigen, sondern als farbige Blase außerhalb meines Körpers, die ich bewusst wahrnehmen kann, *wenn ich möchte*. Im Gegensatz zu früher blieb ich also selbst in aufbrausenden Situationen ruhig und gelassen. Ich hatte mich dazu entschieden, den Zorn zwar wahrzunehmen, aber weiterziehen zu lassen und mich nicht damit zu identifizieren. Diese Kontrolle über Emotionen hat mir ebenfalls im Umgang mit Heißhunger und Essanfällen weitergeholfen.

Aufkommender Heißhunger ist ähnlich wie Wut, Neid oder Eifersucht eine Emotion, die du kontrollieren kannst. Wenn der Heißhunger in dir aufsteigt, kannst du ihn bewusst wahrnehmen und dich dazu entscheiden, diesem Verlangen nicht nachzugehen.

Üblicherweise folgt auf das Gefühl von Heißhunger der Griff zur Schokoladentafel. Bevor dieses Szenario das nächste Mal zu passieren droht, halte kurz inne. Setz dich hin und nimm 5 tiefe Atemzüge. Atme durch die Nase ein und durch den Mund aus. Sobald du ruhig sitzt, nimm das Gefühl von Heißhunger bewusst wahr. Konzentriere dich darauf, wie es sich in deinem Körper anfühlt und erlaube es. Nimm den erhöhten Speichelfluss oder die Gedanken rund ums Essen aufmerksam wahr. Wenn du möchtest, schließe die Augen und visualisiere den Heißhunger als farbige Blase, die du mit deinen Augen außerhalb deines Körpers sehen kannst. Beobachte sie. Du wirst feststellen, dass du dem Gefühl nicht nachgeben musst und es einfach erlauben kannst. Solange du die Kontrolle über die Emotion hast (und nicht andersrum), kannst du dein Verhalten ebenfalls kontrollieren.

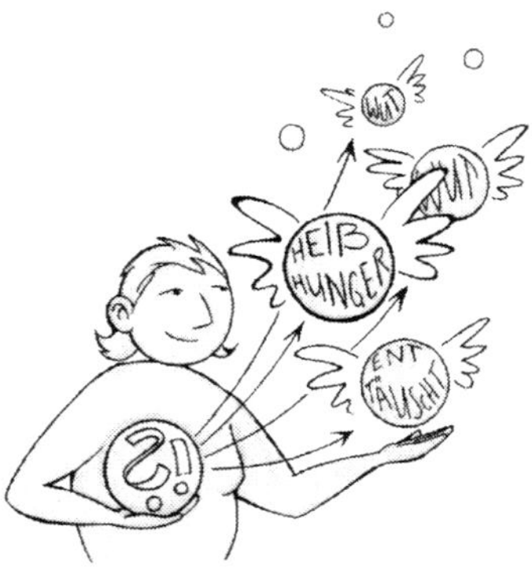

Das Zauberwort lautet Bewusstsein oder Achtsamkeit. **Wer sich seiner Gefühle bewusst ist, kann sie auf lange Zeit kontrollieren, statt von ihnen kontrolliert zu werden.** Gefühle führen zu ungewollten Impulshandlungen. Wenn wir außerordentlich wütend sind, schreien wir unser Gegenüber an. Wurden wir von einer Person emotional verletzt, neigen wir dazu, sie zu beleidigen. Steigt in uns Frust oder Heißhunger auf, greifen wir schnell zu Trost: Essen. Auf das Fühlen folgt also gleich das Handeln. Wenn du deine Gefühle kontrollieren und akuten Heißhunger stoppen möchtest, musst du nach dem Fühlen innehalten und die Emotion bewusst wahrnehmen, ehe du handelst. Denn genau das reicht oftmals schon aus, um der Emotion nicht nachzugeben.

Wenn du also das nächste Mal Heißhunger verspürst, entschleunige die Situation, setze dich hin und nimm ein paar tiefe Atemzüge. Erlaube das Gefühl von Heißhunger und nimm all die Symptome bewusst wahr. Sobald du die Emotion von dir selbst entkoppelst, kannst du die bewusste Entscheidung treffen, auch mit dem Gefühl von Heißhunger standhaft zu bleiben. Du wirst merken, dass das Gefühl verschwinden wird.

FORTSCHRITT RICHTIG DOKUMENTIEREN

Auf die Waage zu steigen kann sehr motivierend sein, wenn sie dir das erhoffte Ergebnis zeigt. Du weißt aber auch, dass sie ziemlich demotivierend wirken kann. Immer dann, wenn du unverhofft zugenommen hast. Ich habe dir bereits in früheren Kapiteln gesagt, dass die Waage lügt. Du solltest dich also niemals nur auf die Waage verlassen.

Machst du dich zu stark von der Zahl auf der Waage abhängig, verschwimmen all die positiven Veränderungen, die beim Abnehmen auftauchen. Um sicherzustellen, dass du nicht zu schnell demotiviert wirst, solltest du sowohl objektive, als auch subjektive Veränderungen dokumentieren.

Objektive Veränderungen sind das Gewicht, der Umfang oder die Kleidergröße. Das sind Dinge, an denen du objektiv ablesen kannst, ob du abnimmst. Sie sind in Zahlen messbar. Zu den subjektiven Veränderungen komme ich gleich noch. Im Laufe deiner Abnahme solltest du deinen Fortschritt dokumentieren, indem du regelmäßig sowohl dein Gewicht, als auch deine Maße aufschreibst.

Für die Maße legst du idealerweise einmal pro Woche (am selben Wochentag, zur selben Uhrzeit) das Maßband um bestimmte Körperteile. Hierfür eignen sich beispielsweise Brust (auf dem Warzenhof oder unterhalb der Brust), Oberschenkel (breitester Punkt), Oberarme, Taille, Hüfte oder Po. Um möglichst immer wieder dieselbe Stelle zu finden, solltest du dich an deinen Körpermerkmalen orientieren, beispielsweise immer 2 fingerbreit über dem Bauchnabel oder angespannt am höchsten Punkt des Oberarms.

Bitte miss niemals nur dein Gewicht, denn das unterliegt starken Schwankungen. Wenn bei Frauen die Menstruation einsetzt, kann das einen Unterschied von bis zu 2 Kilo ausmachen, da Frau zu dieser Zeit hormonbedingt mehr Wasser einlagert. Genau so ist es möglich, dass du am Tag nach einer besonders salzigen oder fettigen Mahlzeit einen Kilo Wasser einlagerst. Das weiß die Waage leider nicht, denn die unterscheidet nicht zwischen Wasser und Fett. Auch wenn man weiß, dass es sich um Wassereinlagerungen handelt, ist das Plus auf der Waage erst einmal demotivierend.

Genau deshalb solltest du immer auch noch deine Maße nehmen. Diese sind verlässlicher und beruhigen dich, wenn die Waage mal streikt. Ich empfehle an Brust, Taille und Hüfte zu messen.

Kommen wir nun zu den subjektiven Veränderungen. Diese kannst du nicht messen. Es sind Dinge, wie

- Mehr Energie im Alltag haben
- Weniger Heißhunger verspüren
- Mit kleineren Portionen zufrieden sein
- Wieder eine bestimmte Art Kleidung tragen können und sich gut fühlen (beispielsweise farbige Oberteile oder einen kurzen Rock)
- Nicht mehr der oder die Dickste unter Freunden oder Arbeitskollegen sein
- Sich ausgeschlafener fühlen
- Produktiver sein
- Weniger Schmerzen haben
- Medikamente absetzen oder niedriger dosieren können.

Ich könnte diese Liste noch ewig weiterführen. Es ist nur ein Bruchteil der wunderbaren Dinge, die geschehen, wenn du abnimmst. Leider sehe ich zu häufig, dass all diese subjektiven Veränderungen vergessen werden, wenn die Waage 100g mehr anzeigt.

Wir Menschen versteifen uns viel zu häufig auf das Negative und vergessen dabei vollkommen, was wir schon erreicht haben. Daher empfehle ich dir, regelmäßig diese Dinge zu reflektieren. Schreib sie dir in dein Tagebuch und lies sie regelmäßig durch. Sie sind viel mehr wert als eine Zahl auf der Waage.

SPORT

„*Ihr schafft das schon*", machte unser Sportlehrer uns Mut. 60 Minuten Dauerlauf stand auf dem Plan. Die motivierenden Worte halfen mir wenig. Ich kam schon nach 10 Minuten ins Straucheln. Wie sollte ich da 60 Minuten durchhalten? Ich hatte regelrechte Panik und konnte mir einfach nicht vorstellen, wie ich das schaffen sollte. Ich war massiv übergewichtig, mir taten die Füße nach 15 Minuten laufen unerträglich weh und ich bekam schon nach kurzer Zeit Seitenstechen.

Wir haben uns damals auf diesen Dauerlauf vorbereitet, indem wir uns langsam herangetastet haben. Erst 10 Minuten, dann 15, dann 20 und so weiter. Bei 15 war bei mir Schluss: Ich musste das Laufen unterbrechen und ein paar Minuten gehen. Die Angst vor den 60 Minuten wurde immer größer und größer. Etwas so simples, ein kleiner Leistungstest in der Sportstunde, bereitete mir schlaflose Nächte. Ich beschloss, mich krankschreiben zu lassen. Keine Lust. Dann nehme ich lieber einfach die schlechte Note in Kauf.

Der Zeitpunkt dieser kleinen Geschichte ist zwar schon ein paar Jahre her, verdeutlicht aber die Einstellung, welche die meisten heutzutage zum Sport haben: Sport ist Mord. Das war er für mich damals und das ist er auch für viele noch heute. Wenn man vom Abnehmen spricht, verbindet man es in erster Linie mit Sport. Und dann erinnert man sich vielleicht an die eigenen Horror-Stories aus dem Schulunterricht. Die Vorstellung, Sport machen zu „müssen", plustert sich so groß im eigenen Kopf auf, dass wir paralysiert werden. Es scheint eine unüberwindbare Hürde zu sein. Wir haben zwar noch kein

Gramm abgenommen, aber haben schon Angst vor all dem anstrengenden Sport, der auf uns zukommt. Also fangen wir gar nicht erst an.

Nun, diese Angst möchte ich dir nehmen. Ich kenne sie nur zu gut, aber sie ist unbegründet. Denn Sport ist nicht schlimm, sondern wunderbar. Er macht dich vitaler, fitter, gesünder, ausdauernder und attraktiver. Alles im Alltag fällt dir leichter, wenn du Sport machst. Du hast weniger Schmerzen, mehr Energie und mehr Lebensfreude. Sport ist ein Jungbrunnen und ein echtes Geschenk. Das Problem ist also nicht der Sport an sich, sondern deine Angst vor Sport. Es ist wie mit dem Elefanten, der sich vor der Maus fürchtet. **Es ist alles nur in deinem Kopf.**

Dein Körper setzt dir keine Blockaden. Selbst, wenn du ein kaputtes Knie hast, Probleme mit der Hüfte oder schon seit Jahren dich nicht mehr aktiv bewegt hast: Es gibt hunderte Beispiele von Menschen, die in viel schwierigeren Situationen wie du oder ich waren und Sport zum Abnehmen genutzt haben. Was dein Körper zu leisten vermag, ist der Wahnsinn. Auch mit über 50, massivem Übergewicht und einer Verletzung. Es ist lediglich dein Kopf, deine Einstellung, Dein Glauben daran, dass Sport schwer, anstrengend und nervig ist. Wenn du mit einer solchen Einstellung an den Sport gehst, wird er dir auch schwer, anstrengend und nervig vorkommen.

Ich war ein junger, gesunder Bursche, der ein „paar Kilo" zu viel auf den Rippen hatte. 60 Minuten zu laufen sollte kein Problem für mich sein. Das wäre es auch nicht gewesen, wenn ich mich am Riemen gerissen hätte. Ich habe mir aber selbst eingeredet, dass ich es nicht packen kann, dass es furchtbar wird und ich es nicht schaffe. Also habe ich es nicht geschafft. Ich habe es nicht mal versucht. Das Problem war nicht mein Gewicht, das Seitenstechen oder die Schmerzen in den Füßen, sondern mein Kopf.

Es geht gar nicht darum, 5 Mal die Woche ins Fitnessstudio zu gehen oder jeden Morgen eine Stunde früher aufzustehen, um seine Sporteinheit zu machen. Es geht darum, aktiver zu werden, weniger zu sitzen und sich mehr zu bewegen. Die Angst vor dem Sport zu verlieren, einfach anzufangen, die Blockade in seinem Kopf zu lösen und seine Bewegungsgewohnheiten zu ändern.

Erinnerst du dich an den Diät-Kreislauf? Das Selbe gibt es beim Sport. Obwohl wir extrem unsportlich sind, nehmen wir uns felsenfest vor, jede Woche 5 Mal joggen zu gehen. Am besten morgens **und** abends. Das halten wir dann vielleicht 1-2 Wochen durch, erzielen erste Erfolge, aber irgendwie hat man die letzte Laufeinheit sausen lassen. Aus einmal ausfallen lassen wird 2 Mal. Und dann gab es schlechtes Wetter. Und dann hatte Oma Geburtstag. Und ehe wir uns versehen, sind aus dem Vorsatz fünfmal die Woche Sport machen zu wollen, zweimal geworden. Und ab Woche 4 fällt es dann komplett aus. Wir verfallen wieder in alte Gewohnheiten.

Auch beim Sport gilt also: **Ändere nicht alles schlagartig, sondern arbeite an deiner alltäglichen Aktivität.** Lass das Auto mal stehen und gehe zu Fuß. Nimm die Treppen, anstatt dem Lift. Sitze weniger und finde einen Sport, der dir Spaß macht und vor dem du dich nicht fürchtest. Das ist etwas, das man auf Dauer durchhalten kann. Genauso wie bei der Ernährung, kommt es darauf am Ende des Tages an. Das möchte ich in aller Deutlichkeit betonen: **Es geht nicht darum, einen Sixpack zu bekommen oder Langstreckenläufer zu werden. Es geht darum, aktiver zu werden. Auf Dauer.**

Habe also keine Angst vor dem Sport. Sport hält dich jung, gesund und fit. Du musst nicht von heute auf morgen vom Sportmuffel zum Marathonläufer werden. Du kannst klein anfangen, oder sogar ohne. Mir ist es viel lieber, jemand stellt erst einmal seine Ernährung um und verliert schon die ersten paar Kilo ohne Sport, anstatt Zuhause zu sitzen und nichts zu tun, weil er eine so große Angst vor der Bewegung hat. Hauptsache, du fängst an.

5 Sportarten, die jeder machen kann

Jeder Sport ist besser, als kein Sport. Es ist egal, was du machst. Hauptsache, du bewegst dich. Damit bist du jedem, der auf der Couch sitzen bleibt, um Meilen voraus. Der ein oder andere weiß vielleicht noch nicht, welcher Sport für ihn am besten ist. Es ist der Sport am besten, den Du durchhalten kannst.

Nichtsdestotrotz möchte ich hier einmal Starthilfe geben, falls du noch keine Ahnung hast, was du machen sollst. Ich möchte im Vorfeld betonen: Schließe nichts von vornherein aus. Der menschliche Körper ist unglaublich. Du kannst viel mehr, als du glaubst. Ich habe schon 60 Jahre alte, stark übergewichtige Menschen gesehen, die sich zu echten Sportskanonen entwickelt haben. Für den Fall, dass du nicht ins Fitnessstudio gehen willst, sind hier 5 Sportarten, die jeder machen kann. Ohne Mitgliedschaften in Vereinen oder spezielle Geräte.

1. Fahrradfahren. Entweder stationär auf einem Fahrrad im Fitnessstudio oder bei gutem Wetter draußen in freier Natur. Beides ist denkbar. Jeder sollte es problemlos schaffen, auf ebenem Weg zu fahren. Interessanter wird es, wenn man auch mal bergauf fährt. Fahrradfahren verbrennt zugegebenermaßen nicht viele Kalorien, aber man bewegt sich. Die Einstiegshürde ist gering und es macht Spaß. Es schult Freude an Bewegung, welche die meisten verlernt haben.

2. Wassergymnastik. Typischerweise für sehr stark übergewichtige Menschen. Das Wasser trägt das Gewicht ein Stück, sodass man sich im Wasser selbst mit 100 Kilo Übergewicht federleicht fühlt. Zugegebenermaßen habe ich es früher immer ein wenig belächelt, aber ich habe meine Meinung geändert. Es ist eine wunderbare Methode, Bewegung zu lernen und Kalorien zu verbrennen. Für Wassergymnastik muss man sich zwar anmelden, aber fast jeder sollte ein Schwimmbad in der Nähe haben, wo das möglich ist.

3. Gehen (mit Steigung). Für Schwergewichte empfehle ich kein Joggen, denn das ist sehr belastend für die Gelenke. Beim Joggen kommt es zu kleinen Sprungbewegungen, sodass das Sprunggelenk mit jedem Schritt das Körpergewicht abfedern muss. Das schadet auf Dauer den Gelenken. Einfaches Gehen ist für viele allerdings zu lasch, daher empfehle ich, bergauf zu gehen. Durch die Steigung erhöhen wir die Intensität. Dadurch verbrennt es ähnlich viele Kalorien wie das Joggen, aber ohne die Gelenkbelastung. Das lässt sich ideal in den Fitnessstudios auf den Laufbändern umsetzen, aber auch an einem Berg in deiner Umgebung.

4. Treppenlaufen. Hast Du eine Treppe mit 15-30 Stufen in Deiner Umgebung? Perfekt, dann hast du ein ideales Trainingsumfeld. Laufe diese Treppe für 30 Minuten auf und ab. Mehr nicht. Man sollte es nicht glauben, aber das ist ein extrem effektives Training. Du wirst Muskelkater in den Beinen haben und viele Kalorien verbrennen. Es kann so simpel und doch so effektiv sein. Ganz ohne Geräte oder komplizierte Trainingskonzepte.

5. Nordic Walking. Auch hier muss ich gestehen, dass ich ein Schmunzeln nicht unterdrücken konnte, sobald ich diese Wanderstöcke sah. Ich muss meine Meinung allerdings korrigieren: Nordic Walking macht Spaß, hält fit und verbrennt viel mehr Kalorien, als gedacht. Es ist eine perfekte Möglichkeit, um sich in der Gruppe wieder mehr zu bewegen und Spaß am Sport zu finden. Es gibt ganze Wandervereine, die sich regelmäßig zum Walken zusammenfinden.

Falls dir nichts zusagt: 10.000 Schritte am Tag. Für diejenigen, die einfach nicht wissen, was sie tun sollen. Viel simpler, als 10.000 Schritte am Tag zu machen, geht es nicht. Kaufe dir einen Schrittzähler, nimm ihn überall mit und mache jeden Tag so viele Schritte, bis die 10.000 voll sind. Wenig Belastung, große Wirkung. Ideal kombinierbar mit ausgiebigen Spaziergängen mit Freunden oder Verwandten.

Wäre es effektiver, wenn du 5 Mal die Woche ins Fitnessstudio gehst? Ja, aber das muss niemand. Die Motivation dafür verfliegt meist schnell. Diese 5 Sportarten sorgen für mehr Bewegung im Alltag – und darauf kommt es an. All diese Sportarten kann man auf Dauer durchhalten, sodass man im Endeffekt auch nicht wieder zunimmt.

WOMIT DU ZU RECHNEN HAST, WENN DU ABNIMMST

Veränderung bedeutet immer Veränderung. Wenn du etwas an deinem Gewicht veränderst, reagiert dein Körper und auch dein Umfeld darauf. In diesem Kapitel möchte ich dich auf ein paar Dinge hinweisen, die fast immer auftreten, wenn man ein paar Pfunde verliert.

Energievampire

Ich hoffe, dass dein Umfeld dir alles Gute wünscht und dich unterstützt. Die Erfahrung zeigt aber leider, dass du beim Abnehmen mit Neid und Missgunst von anderen zu kämpfen hast.

Auf dich werden die üblichen, stichelnden Fragen einprasseln:

- *„Darfst du das überhaupt essen?"*
- *„Wie lange willst du das noch machen?"*
- *„Das schmeckt dir wirklich?"*
- *„Langsam hast du doch genug abgenommen. Willst du nicht mal aufhören?"*
- *„Warum isst du das denn jetzt nicht mit uns?"*

Man könnte sogar das Gefühl bekommen, Freunde oder gar Familie stellen sich gegen einen. Die Mutter scheint dich durch ihre Kochkünste vom Weg abbringen zu wollen, die Arbeitskollegen bestellen häufiger mal Essen und gute Freunde sind enttäuscht, wenn du die Schokolade ablehnst.

Dir muss bewusst sein, dass deine Abnahme ein willkommenes Gesprächsthema für Kollegen, Freunde und Familie ist. Ich kann dir fast garantieren, dass hinter deinem Rücken über dich geredet wird. Behalte immer im Hinterkopf, dass das Lästern der anderen nicht dazu da ist, dich runterzuziehen, sondern sich selbst zu schützen. Die anderen beneiden dich um deinen Mut und deine Disziplin. Um sich nicht eingestehen zu müssen, dass es ihnen selbst an Mut fehlt, werden sie deine Bemühungen klein reden.

Manche Menschen freuen sich für dich und helfen dir, wo sie nur können. Das sind Energiespender. Also Menschen, deren Gegenwart dir Energie verleiht. Man freut sich, sie zu sehen und ist froh, über ihre Bekanntschaft. Es gibt allerdings auch Menschen, deren Gegenwart dir Energie raubt. Das können die Kollegen, Familie oder alte Freunde sein, welche hinter deinem Rücken über dich lästern (und insgeheim hoffen, dass du dein Ziel nicht erreichst). Das sind Energievampire.

Es passiert nicht selten, dass man sich während des Abnehmens von Bekanntschaften trennt, die einem nicht gut tun. Tu dir selbst den Gefallen und schenke den Energievampiren keine Aufmerksamkeit. Verbringe lieber mehr Zeit mit deinen Energiespendern.

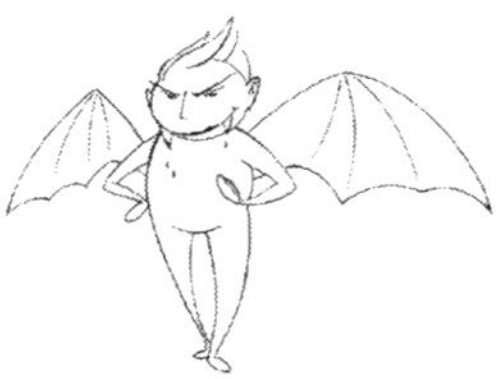

Abzunehmen und gesünder, schlanker und vitaler zu werden, bedeutet Selbstliebe. Jetzt ist nicht die Zeit, sich um andere zu kümmern oder klein beizugeben. Dein Umfeld wird auf die Probe stellen, wie ernst es dir wirklich ist. Lass dich von den Energievampiren nicht unterkriegen. Behalte im Hinterkopf, dass ihre Äußerungen nur dazu dienen, sich selbst zu schützen. Sie reden deine Erfolge nur klein, weil sie so mit ihren eigenen Unzulänglichkeiten zurechtkommen.

Entzugserscheinungen

Schlappheit, Konzentrationsschwäche und der Impuls, sich ein paar Tafeln Schokolade einzuverleiben. Die klassischen Anzeichen eines Zuckerentzugs. Wenn du deine Ernährung umstellst und deinem Körper nicht die gewohnte Menge schnellverfügbaren Zuckers lieferst, reagierst du mit Entzugserscheinungen. Es ist, als höre ein Kettenraucher von heute auf morgen mit dem Rauchen auf.

Die erste Woche deiner Umstellung wird unangenehm sein. Wenn du diese aber überstehst, wird es immer nur besser. Die meisten Menschen kompensieren zu wenig Schlaf und mangelnde Energie mit einer Überdosis Zucker und Koffein. Wenn eine dieser Komponenten wegfällt, ist es nur logisch, dass man sich schlapp fühlt. All das ist normal. Lass dich davon also nicht verunsichern und bleibe am Ball.

Geringere Libido

Die Lust auf Sex wird während einer unterkalorischen Ernährung in Mitleidenschaft gezogen. Der Körper fährt die Libido herunter, weil die Sicherheit der Kinder in Zeiten von geringer Kalorienzufuhr nicht gewährleistet wäre. Dein Körper weiß nicht, dass du jederzeit Zugang zu genügend Lebensmitteln hast. Er denkt, dass Nahrung knapp ist.

Der Körper schlussfolgert: Da du also scheinbar nicht mal dich selbst ausreichend ernähren kannst, kannst du auch kein Kind ernähren. Der Körper will das Überleben deiner Nachfahren sichern, daher sinkt der Drang, sich fortzupflanzen. Aber keine Sorge: Die Libido verschwindet nicht gänzlich und kehrt zurück, sobald du wieder ausreichend viele Kalorien zuführst.

Dir wird kalt sein

Das ist eine Schutzreaktion des Körpers. Genetisch betrachtet, sind wir alle noch in der Steinzeit. Essen wir weniger Kalorien, als wir benötigen, signalisieren wir dem Körper, dass das Überleben nicht vollends gesichert ist. Also ergreift er Maßnahmen, um Kalorien einzusparen. Eine dieser Maßnahmen ist das Beheizen von Extremitäten, also Händen und Füßen. Sei daher nicht besorgt, wenn dir häufiger mal kalt ist. Das ist vollkommen normal und legt sich wieder, sobald du dein Wunschgewicht erreicht hast. Bis dahin musst du auf ein zusätzliches Paar Socken zurückgreifen.

Du brauchst übrigens keine Angst vor einem eingeschlafenen Stoffwechsel zu haben, denn das ist ein Mythos. Aber das nur am Rande.

DIE 9-PUNKTE-CHECKLISTE, WENN DU NICHT ABNIMMST

Irgendwann wird der Tag kommen, an dem du ein Plateau erreichst. Egal, was du zu tun scheinst, das Gewicht will nicht weiter runter.

Was ist passiert? Nun, das kann unterschiedliche Gründe haben. Daher habe ich eine 9-Punkte-Checkliste erstellt, an die du dich in diesem Fall wenden kannst. Wenn du alle 9 Punkte durchgehst, findest du die Ursache für deine Stagnation.

Sei ehrlich zu dir, wenn du die Checkliste abarbeitest. Kehrst du einen der Punkte unter den Tisch, betrügst du dich im Endeffekt nur selbst.

1. **Kenne ich meine Kalorienzufuhr?** Weißt du genau, wie viele Kalorien du jeden Tag zu dir nimmst? Hast du deine Kalorien mit einer App genau aufgezeichnet? Hier ist es wichtig, dass du ausnahmslos alle Kalorien aufzeichnest, die du aufnimmst. Hat es Kalorien und landet in deinem Mund, schreibst du es auf. Keine Ausnahmen. Nur so kannst du sicherstellen, dass du einen genauen Wert errechnest (Stichwort: versteckte Kalorien).
2. **Habe ich meinen genauen Verbrauch mit der Formel im Buch ausgerechnet?** Wenn du deinen Kalorienverbrauch bisher nicht nach meiner Formel ausgerechnet hast, nimmst du vermutlich zu viele Kalorien auf. Kalorienrechner aus dem Internet oder Empfehlungen der Deutschen Gesellschaft für Ernährung sind schlichtweg veraltet.
3. **Esse ich genügend Protein?** Eines der Hauptprobleme, die ich immer wieder diagnostiziere. Mehr Protein hilft dir dabei, schneller

und gesünder abzunehmen. Wenn nicht mindestens 40% deiner Kalorien aus Proteinen stammen, solltest du deine Ernährung dahingehend umgestalten. Das bedeutet vermutlich, dass du Kohlenhydrate ein wenig streichen musst.

4. **Bin ich aktiv genug?** Natürlich kannst du bereits abnehmen, indem du nur die Ernährung umstellst. Irgendwann erreichst du aber einen Punkt, wo du nicht noch weniger essen möchtest oder solltest, da eine Mangelernährung droht. Spätestens dann musst du aktiver werden. Erreichst du jeden Tag deine 10.000 Schritte?
5. **Schlafe ich im Schnitt 7-8 Stunden?** Genügend Schlaf ist für deine Gesundheit und deinen Abnehmerfolg wichtig. Im Schlaf läuft die Fettverbrennung ungestört und der Körper kann sich ausgiebig regenerieren. Menschen, die zu wenig schlafen (4-6 Stunden), neigen dazu, die fehlende Energie mit Zucker und Koffein zu kompensieren. Wenn du bisher nur 5 Stunden geschlafen hast, solltest du dringend länger schlafen.
6. **Trinke ich jeden Tag mindestens 3-4 Liter Wasser?** Mehr zu trinken ist die einfachste Möglichkeit, gesünder zu werden und mehr Gewicht zu verlieren. Den Körper ausreichend zu hydrieren kommt nicht nur der Konzentrationsfähigkeit zugute. Mehr Wasser zu trinken hat unzählige Vorteile. Trinke daher jeden Tag mindestens 3 Liter Wasser.
7. **Habe ich emotionale Probleme, die ich nicht angehe?** Dazu gehört Frust, Stress oder das Aufschieben von Dingen. Wie du schon weißt, unterdrücken wir diese emotionalen Probleme gerne mit Essen, da es uns Trost und Ablenkung spendet. Wer einen emotionalen Essanfall erleidet, nimmt auch zu viele Kalorien auf. Wenn du seit längerem etwas vor dir herschiebst, musst du es irgendwann angehen.
8. **Betreibe ich jede Woche mindestens 2 Mal Sport?** Wenn sich die Zahl auf der Waage über Wochen nicht vom Fleck bewegen will, musst du in den sauren Apfel beißen und deinen Kalorienverbrauch steigern. Das geht durch mehr Sport.
9. **Habe ich diese 8 Punkte mindestens 4 Wochen lang befolgt?** Erst, wenn du über mindestens 4 Wochen lang jeden Tag ausreichend trinkst, genug Sport machst, mehr Protein isst, 7-8 Stunden schläfst etc., solltest du zum Arzt gehen und überprüfen lassen, ob bei dir alles in Ordnung ist. In den allermeisten Fällen liegt das Problem aber irgendwo in den ersten 8 Punkten. Wenn du eine der Fragen mit „nein" beantwortest (bzw. Frage 7 mit „ja"), weißt du, woran es liegt.

DIE WICHTIGSTEN PUNKTE

- Abnehmen ist eine wunderbare Reise mit deinem Körper, kein Kampf gegen ihn. Wenn du es als Kampf ansiehst, schwimmst du immer gegen die Strömung. Irgendwann wirst du dann zwangsweise ermüden und aufgeben.
- Abnehmen ist im Grunde nur Mathematik. Bist du im Kaloriendefizit, nimmst du ab. Jede Diät beruht auf einem Kaloriendefizit.
- Abnehmen ist daher einfach. Die wahre Herausforderung ist es, das Gewicht nicht wieder zuzunehmen. Das funktioniert nur, wenn man an sich arbeitet und die Ernährung von Grund auf umstellt.
- Die einzige Ernährungsform, die für jeden funktioniert, ist eine dauerhafte Ernährungsumstellung, die auf dich individuell angepasst ist.
- Verbote sind verboten. Durch den absoluten Verzicht bestimmter Nahrungsmittel, bauen wir auf Dauer eine gestörte Beziehung zum Essen auf. Schokolade passt hervorragend in deine Ernährungsumstellung, wenn es dir dabei hilft, am Ball zu bleiben. Die Menge macht das Gift.
- Solange 80% deiner Ernährung aus frischen, unbehandelten Lebensmitteln besteht, dürfen 20% deiner Kalorien auf Dinge wie Schokolade, Eis oder dergleichen entfallen.
- Deine Umgebung kann dich bei deinem Vorhaben unterstützen oder

dich sabotieren. Bist du ständig von Keksen, Gebäck oder Süßigkeiten umgeben, steigt die Wahrscheinlichkeit, dass du irgendwann zugreifst. Bewahre Dinge, die du nicht essen solltest, daher außerhalb deines Sichtfeldes auf.

- Vorbereitung ist die halbe Miete. Indem du Essen vorkochst, nimmst du dir selbst die Chance, schwach zu werden. Wenn du eine Alternative dabei hast, musst du dir nicht beim Bäcker unterwegs etwas kaufen.
- Sport ist definitiv empfehlenswert, aber nicht notwendig, um gesund zu werden. Viel wichtiger ist, dass man wie bei der Ernährung, seine grundlegende Haltung zu Bewegung ändert. Ziel ist es nicht, sich für die Phase des Abnehmens zu täglichem Sport zu zwingen, sondern auf Dauer aktiver im Alltag zu sein. Nur so schaffst du es auch, das Gewicht nicht wieder zuzunehmen.
- Es ist der Sport am effektivsten, den du auf Dauer durchhalten kannst. Ausgiebige Spaziergänge sind effektiver als Joggen, wenn du das Joggen als Qual empfindest. Auch, wenn es weniger Kalorien verbrennt. Übe die Art von Bewegung aus, die du kontinuierlich betreiben kannst und die dir Freude bereitet.

TEIL VI: DAS LEBEN DANACH

SIMPLE STRATEGIEN, UM DEINEN NEUEN,
SCHLANKEN KÖRPER AUF DAUER ZU HALTEN.

DAS GEWICHT AUF DAUER HALTEN

Stell dir vor, du hast es geschafft: Du hast dein Wunschgewicht erreicht. Was passiert danach? Wie verhältst du dich, wenn du endlich all das Gewicht verloren hast?

Wie du aber weißt, ist einfach nur abzunehmen gar nicht das große Ziel. Das Ziel ist es, seine Gewohnheiten zu ändern und das Gewicht auf Dauer zu halten. Genau darum geht es in dieser Sektion des Buches. Nur wie schaffst du das?

Indem du mit der Strömung schwimmst, nicht dagegen. Das geht nur, wenn du eine Person geworden bist, die sich gesund ernährt und aktiv ist, weil es ihr tatsächlich wichtig ist, die beste Version ihrer selbst zu sein – nicht, um einem Schönheitsideal hinterherzurennen.

Wenn du gesund leben immer noch als Kampf oder Qual ansiehst, schwimmst du gegen den Strom. Abnehmen ist ein wunderbares Werkzeug, das dir dabei hilft, ein wunderbares Leben ohne Einschränkungen zu führen.

Abnehmen lehrt dir Disziplin, Selbstwert und zeigt dir, dass harte Arbeit sich auszahlt. Du wirst ein zielstrebiger, ambitionierter und gesunder Mensch, wenn du Gewicht verlierst und es auf Dauer hältst. Krafttraining und gesunde Ernährung haben mich mehr geformt, als die Erziehung in der Kindheit, die Schule oder Arbeitsstellen. Ich habe sogar ernsthaft in Erwägung gezogen, nach meiner Abnahme absichtlich wieder zuzunehmen, damit ich noch einmal abnehmen kann. Worauf ich hinauswill: Abnehmen, sein Gewicht zu halten, sich gesund zu ernähren und Sport zu treiben, ist etwas Wundervolles. Genau als das solltest du es auch ansehen. Denn **worauf du dich konzentrierst, das wächst.**

Wenn du ständig in der Angst lebst wieder zunehmen zu können oder dich zum Sport „überwinden" musst, dann wirst du auch wieder zunehmen.

Angst, Sorgen und Zweifel machen dick. Je öfter du an dir zweifelst, dir Sorgen machst und in Angst lebst, desto mehr wirst du wieder zu Person A mit Gewicht A.

Wenn du nicht am Ball bleibst und weiter das tust, was dich erfolgreich gemacht hat, wirst du dich früher oder später wieder am Anfang finden. Person A wird immer wieder nach deinem Arm greifen, um an ihm zu ziehen. Sie wird deine Ängste ausnutzen und für Stillstand sorgen. Und Stillstand bedeutet Rückschritt.

Wenn du immer noch regelmäßig Essanfälle bekommst oder nicht gern Sport machst, hast du dich nicht ausreichend mit dir selbst beschäftigt. Auch, wenn du es befremdlich findest, mit Affirmationen oder einem Mantra-Dokument zu arbeiten, musst du es tun. Auch, wenn du nach der Arbeit spät abends keine Lust mehr hast, in ein Tagebuch zu schreiben, musst du es tun. Indem du für positive Erfahrungen jeden Tag sorgst, verdrängst du Angst, Sorgen und Kummer. Du hast es selbst in der Hand. Mein Rat lautet daher: **Baue Momentum auf und wenn du es erlangt hast, lasse es nie wieder los.**

Du hast nichts zu verlieren, aber eine Menge zu gewinnen. Lasse nicht zu, dass dein altes Ich dich wieder einholt.

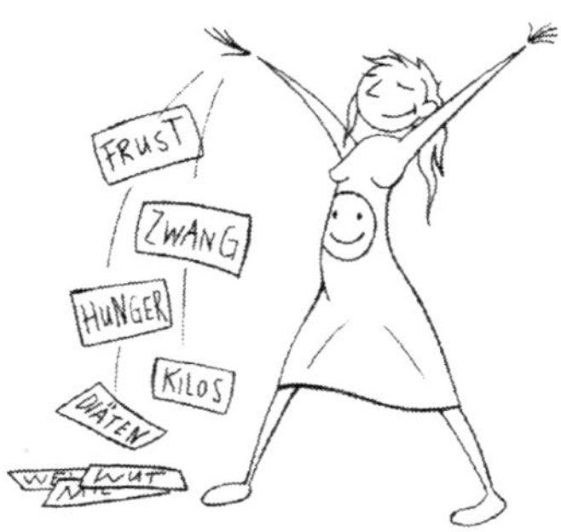

DAUERHAFT AM BALL BLEIBEN

Für die Leser meines ersten Buches hatte ich eine Gruppe auf Facebook eröffnet. Somit stand ich im stetigen Austausch mit ihnen. Über die Zeit konnte ich einige Eigenschaften beobachten, welche all jene teilten, die erfolgreich abgenommen und nicht wieder zugenommen hatten. Gleichermaßen zeichneten sich Muster im Verhalten derjenigen ab, die stetig wieder zunahmen. Ich möchte dir in diesem Kapitel die Eigenschaften der „Gewinner" und „Verlierer" erläutern, die ich feststellen konnte. Das Kennen dieser Eigenschaften wird dir dabei helfen, am Ball zu bleiben.

Menschen, die dauerhaft ihr Gewicht reduzierten…

1. **Übernahmen Verantwortung.** Wenn du ständig andere für deine Misserfolge verantwortlich machst, kann sich auch nichts ändern. Wer die Schuld hat, hat gleichzeitig die Macht, Veränderung zu bewirken. Beschuldige also nicht deine Umstände, sondern frage dich lieber, wie du es trotz deiner Hürden schaffen kannst.
2. **Rückten sich selbst in den Vordergrund.** Es ist wichtig, dass du deine Wünsche und Ziele an erste Stelle stellst. Das bedeutet nicht, dass du rücksichtslos sein sollst. Es bedeutet, dass du deine Prioritäten so legst, dass du dein Ziel tatsächlich erreichst. Du kannst jemand anderem nur die Sauerstoffmaske aufsetzen, wenn du deine eigene zuerst aufsetzt.
3. **Unternahmen Dinge, die sie erfüllen.** Jeder von uns bezieht Erfüllung aus bestimmten Tätigkeiten. Manche Menschen kümmern

sich gern um hungernde Tiere, pflegen ältere Menschen oder malen einfach nur gerne. Was auch immer es ist, woraus du Erfüllung beziehst: Unternimm diese Tätigkeiten regelmäßig!

4. **Formten das Äußere durch Sport.** Die Gewinner scheuten sich nicht davor, neue Sportarten auszutesten, um aktiver zu werden. Dadurch nahmen sie nicht nur schneller ab, sondern hatten auch weniger Schmerzen im Alltag und fanden einen gesunden, neuen Zeitvertreib.
5. **Formten das Innere durch Lesen.** Körper und Geist funktionieren im Einklang. Während der Körper durch Sport geformt wird, wird der Geist durch Weiterbildung geformt. Das kann beispielsweise durch das Lesen von Büchern geschehen. Das Lesen ist im Gegensatz zum Fernsehen niemals Zeitverschwendung und wird deine Persönlichkeit weiterentwickeln.
6. **Konfrontierten Probleme und Konflikte aktiv.** Es mag nicht immer angenehm sein, aber den Stier an den Hörnern zu packen ist wichtig, um nicht wieder zuzunehmen. Ansonsten unterdrücken wir unsere Probleme mit Essen. Wenn dich etwas an deiner Beziehung, deinem Leben oder auf der Arbeit stört, sprich es an!
7. **Bauten Momentum auf.** Es mag manchmal anstrengend sein, mit Affirmationen zu arbeiten oder in ein Tagebuch zu schreiben, aber nur so erhältst du das notwendige Momentum, das du zum Abnehmen benötigst.

Das sind die 7 Eigenschaften derjenigen, die erfolgreich abgenommen und nicht wieder zugenommen haben. Gleichermaßen gibt es 7 Eigenschaften, die du unbedingt vermeiden solltest.

Menschen, die ständig wieder in alte Gewohnheiten verfielen …

1. **Suchten die Schuld bei anderen.** Zu jammern, sich zu beklagen und die Schuld von sich zu weisen, bringt niemanden weiter. Aussagen, wie *„Ich habe das Gefühl, mein Körper ist gegen mich"* oder *„Meine Arbeitskollegen verleiten mich immer zum Essen"* werden dein Gewichtsproblem niemals lösen. Du kannst nur etwas ändern, wenn du dich selbst verantwortlich machst.
2. **Stellten sich selbst hinten an.** Ständig anderen den Vortritt zu überlassen, macht dich vielleicht beliebt, aber leider auf deine eigenen Kosten. Es ist notwendig, dass du ein wenig positiven

Egoismus ausübst. Andernfalls erreicht jeder um dich herum seine Ziele. Nur du nicht.

3. **Nahmen die Dinge einfach hin.** Wenn du mit deiner Situation nicht zufrieden bist, dann unternimm etwas dagegen. Du bist nur machtlos, wenn du wie das Reh im Scheinwerferlicht herumstehst. Gehe keinen Kompromiss ein, wenn es um deine Lebensqualität geht.
4. **Vermieden Sport.** Wenn ich sage, dass man auch ohne Sport abnehmen kann, stimmt das auch. Nichtsdestotrotz habe ich beobachten können, dass diejenigen, die keinen Erfolg hatten, auch wenig bis keinen Sport gemacht haben. In ihrem Kopf haben sie Sport immer noch als Qual angesehen.
5. **Machten zu oft Ausnahmen.** Nur, weil du theoretisch mit Pizza, Burger und dergleichen abnehmen kannst, heißt das nicht, dass du diese Dinge täglich essen solltest. Du wirst träger sein und öfter mit Heißhunger oder Wassereinlagerungen zu kämpfen haben.
6. **Liefen vor Problemen davon.** Sie wussten genau, was sie gerade beschäftigt. Oftmals waren es Probleme in der Beziehung oder eine generelle Unzufriedenheit mit ihrem Leben. Dennoch entschieden sie sich dazu, nichts zu unternehmen und stattdessen zum Essen zu greifen.
7. **Hofften, aus dem Nichts motiviert zu werden.** Motivation findet nicht auf magische Weise zu dir. Du musst sie selbst erschaffen. Du bleibst motiviert, wenn du dein Momentum aufrecht erhältst und Erfolge beim Abnehmen verzeichnest. Wenn man nicht mit Tagebuch, Mantra-Dokument und dergleichen arbeitet, muss man sich nicht wundern, dass man immer wieder in alte Muster verfällt.

Zusammenfassend kann man sagen: Diejenigen, welche die geistige Transformation ernst nahmen, waren auch erfolgreich. Wer an sich selbst arbeitet, sein Warum kennt und aus Selbstliebe handelt, wird sein Ziel auch erreichen.

Wer hingegen blind aus Selbsthass einen neuen Versuch startet und mit dem Brecheisen Sport- und Ernährungsverhalten umstellt, wird scheitern. Wenn man nichts an seinem Ansatz ändert, kann man auch nicht erwarten, dass man ein anderes Resultat erzielen wird.

AUSSERHALB ESSEN: WAS TUN?

Alles läuft gut. Du hast die ersten 5 Kilo verloren und kannst in deinem gewohnten Umfeld das Essen für dich vorbereiten. Du hast eine Routine aufgebaut, da du dein Essverhalten selbst in der Hand hast.

Alles verläuft nach Plan. Wäre da nicht die Geburtstagsfeier der guten Freundin nächstes Wochenende. Da gibt es erfahrungsgemäß immer viel und gutes Essen. Essen, das so gar nicht in deinen Plan passt.

Wie sollst du dich verhalten? Es einfach nicht essen? Das ist auch komisch, wenn du als einzige/r auf einen leeren Teller starren musst, während alle anderen ihr Festmahl genießen. Und dann spricht dich jeder wieder darauf an, warum du denn nichts isst. Nervig.

Und so wird eine eigentlich wunderbare Geburtstagsfeier zu etwas Schrecklichem in deinem Kopf. Statt dich darauf zu freuen, empfindest du regelrechte Angst. Das gleiche Szenario spielt sich ab, wenn man in den Urlaub fährt oder Essen mit den Kollegen bestellt. Auch hier gilt wieder, dass es kein Problem ist, sofern du es nicht zu einem machst.

Das Essen ist nicht das Problem. Das Essen kann dir nichts tun. **Das Problem sitzt wie immer in deinem Kopf.** Erinnerst du dich daran, dass ich zuvor im Buch sagte, dass die Angst vor einem Korb, wenn man als Mann eine Frau anspricht, schlimmer ist, als der Korb selbst? So ähnlich ist es hier. Das Essen ist nicht das Problem, sondern die Angst vor dem ganzen Essen.

Realisiere, dass du die Macht hast, darüber zu entscheiden, was du essen wirst und was nicht. Wenn du nicht willst, musst du keine Sahnetorte oder dergleichen essen. Niemand kann dich dazu zwingen, die Gabel zum Mund zu führen. Du verschlimmerst die Situation nur, indem du dir ausmalst, wie furchtbar es doch werden könnte. Atme daher einmal tief durch. Du kannst tun und lassen, was du möchtest.

Geburtstagsfeiern oder Essen bestellen sind ganz normaler Bestandteil des Lebens. Jeder, der abnimmt, wird früher oder später damit konfrontiert. Es ist verständlich, dass man sich sozial nicht ausgegrenzt fühlen möchte, wenn man Feierlichkeiten beiwohnt. Du hast 2 Optionen, wie du dich in solchen Situationen verhalten solltest:

Option 1: Vorher Kalorien einsparen

Wenn ich beispielsweise abends auf einem Geburtstag eingeladen bin, spare ich tagsüber Kalorien ein, damit ich genügend Kalorien für den Abend übrig habe. So kann ich mit meinen Liebsten zusammen essen, ohne über die Stränge zu schlagen. Konkret sieht das dann so aus, dass ich bis zum Abend fast nur Proteine zu mir nehme. Somit komme ich vorläufig auf 600-700 Kalorien für den Tag. Dadurch habe ich über 1.000 Kalorien frei für den Abend. Somit ist auch ohne Probleme ein Stück Kuchen oder eine Portion Kartoffelsalat (meine Schwäche) vertretbar, ohne meine Kalorien zu sprengen.

Option 2: Es einfach hinnehmen

Genauso, wie niemand von einem Salat schlank wird, wird niemand von einem Stück Kuchen dick. Sofern du es nicht ausufern lässt, ist es kein Problem, wenn du an einem Tag in der Woche ein paar Hundert Kalorien über deinem Budget liegst. Die Dosis macht das Gift.

Falls es dich beruhigt, kannst du am Tag darauf ein paar Kalorien einsparen oder eine extra Sporteinheit einlegen. Wichtig ist nur, dass du solche sozialen Veranstaltungen nicht zu etwas Verbotenem in deinem Kopf machst. Am Tisch zu sitzen und sich die Gedanken darüber zu zerbrechen, ob man den Kuchen jetzt essen soll oder nicht, ist wesentlich schlimmer, als den Kuchen einfach zu essen.

Natürlich muss ich hier an deinen gesunden Menschenverstand appellieren. Das Stück Kuchen wird dich nicht dick machen. Das heißt aber nicht, dass du 2, 3 oder 4 Stücke essen solltest. Erlaube dir etwas, damit du dich nicht ausgegrenzt fühlst, aber hör auch mit dem Essen auf, wenn du angenehm gesättigt bist.

INTUITIVES ESSEN LERNEN

Wie du weißt, empfehle ich, anfangs Kalorien zu zählen. Zumindest für die ersten 3-4 Monate. Das wird dir ein Gefühl dafür geben, wie viele Kalorien du wirklich jeden Tag isst. Nach vielen Jahren intensiver Zusammenarbeit mit übergewichtigen Menschen habe ich eine Gemeinsamkeit zwischen ihnen allen festgestellt: Sie haben alle drastisch unterschätzt, wie viele Kalorien sie essen. Alle.

Daher empfehle ich immer, seine Kalorien zu Beginn sehr detailliert zu dokumentieren. Nur so kannst du später auch tatsächlich abschätzen, wie viele Kalorien du zu dir nimmst. Sobald ich diese Empfehlung ausspreche, erhalte ich oft die Beschwerde, dass man ja nicht den Rest seines Lebens Kalorien zählen könne. Das mache ja wahnsinnig.

Das sehe ich ähnlich. **Eine Art „gesundes, intuitives essen" ist das Endziel einer dauerhaften Ernährungsumstellung, aber nicht der Weg.** Wenn du niemals vorher deine Kalorien für einen bestimmten Zeitraum gezählt hast, wirst du auch keinen Erfolg mit intuitivem essen haben. Die Erfahrung zeigt ganz klar, dass die allermeisten drastisch zu viele Kalorien essen, wenn sie einfach ihrem Gefühl folgen. Das wiederum zeigt sich dann auf der Waage.

Das bedeutet: Nein, du musst und sollst nicht den Rest deines Lebens Kalorien zählen. Wenn du dein Wunschgewicht durch das Zählen von Kalorien erreicht hast, kannst du intuitiv viel besser einschätzen, wie viele Kalorien du tagtäglich zu dir nimmst. Sobald du dieses Gefühl für Kalorien entwickelt hast, kannst du zum intuitiven Essen übergehen. Um mit intuitiven Essen das

Gewicht zu halten oder weiter reduzieren zu können, ist es aber erforderlich, eine Zeit lang Kalorien gezählt zu haben.

Darüber hinaus kannst du deinem derzeitigen Hunger- und Sättigungsgefühl vermutlich nicht trauen. Über die Jahre hat sich der Magen gedehnt und an vollkommen andere Portionen gewöhnt. Bevor man also intuitiv isst, muss man den Körper erst wieder auf „Werkseinstellungen" zurücksetzen, indem man ein gesundes Gewicht erreicht und einige Zeit hält.

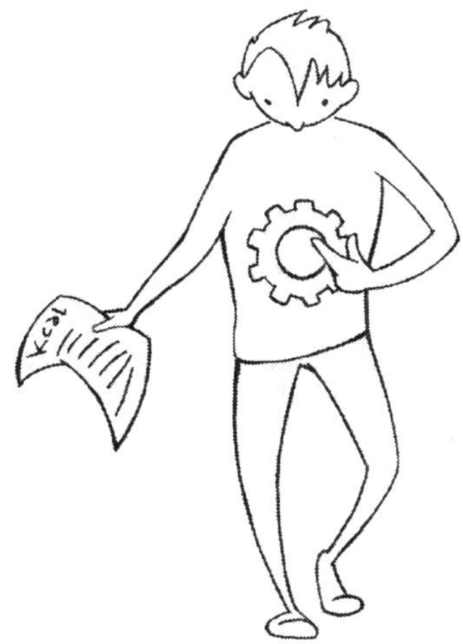

Auch, wenn du es als nervig empfindest: Zähle zumindest zu Beginn deine Kalorien, ehe du zum intuitiven Essen übergehst. Sobald du dein Wunschgewicht erreicht hast (und idealerweise auch schon 3-4 Monate hältst), kannst du mit dem Zählen aufhören.

WAS ZU TUN IST, WENN MAN WIEDER IN ALTE GEWOHNHEITEN VERFÄLLT

Niemand ist perfekt. Erfahrungsgemäß wird auch bei dir einmal die Zeit kommen, in der du nach anfänglich Erfolgen *„nicht mehr reinkommst"* oder *„keinen Anfang mehr findest"*. Typischerweise nimmt man ein paar der bereits verlorenen Kilos wieder zu und man fängt an, sich dafür selbst zu verurteilen. Man macht sich selbst Druck, weil man es nicht schafft, am Ball zu bleiben.

In früheren Kapiteln habe ich bereits erwähnt, dass sowas ganz normal ist. Niemand wird sein Wunschgewicht erreichen, ohne zwischendurch auch mal wieder zuzunehmen. Wer Fahrrad fahren lernen will, wird auch mal hinfallen. Wichtig ist nur, dass man wieder aufsteht und weiterfährt.

Für solche Fälle habe ich eine simple 5-Schritte-Formel erstellt, um wieder einen Anfang zu finden.

Schritt 1: Innehalten. Atme einmal tief durch und pausiere. Wenn du bis jetzt wieder mit Essanfällen zu kämpfen hattest (oder wieder zugenommen hast), dann halte inne und realisiere, dass du jetzt etwas ändern musst, ehe es ausufert.

Schritt 2: IST-Situation analysieren. Sobald du dich beruhigt hast und nachdenken kannst, analysiere einmal die IST-Situation. Was passiert gerade? Warum hast du wieder mit dem Essen angefangen? Was sorgt dafür, dass du wieder zugenommen hast? Welche guten Gewohnheiten hast du schleifen lassen? Welche schlechten Gewohnheiten haben sich wieder eingeschlichen?

Schritt 3: SOLL-Situation bestimmen. Nachdem du deine IST-Situation kennst, musst du die ideale SOLL-Situation festlegen. Welche Gegebenheiten müssen vorliegen, damit du dein Ziel erreichst? Beispielsweise: Regelmäßiges Essverhalten, Essen vorkochen und dergleichen. Male dir deinen perfekten Tag aus, um abzunehmen.

Schritt 4: Von IST zu SOLL. Frage dich, welche Dinge du tun musst, um von deinem IST- zum SOLL-Zustand zu gelangen. Falls du derzeit ohne Plan isst, solltest du vielleicht einen Ernährungsplan erstellen. Falls du derzeit viel unterwegs oder beim Bäcker isst, solltest du wieder anfangen, vorzukochen. Falls du derzeit keinen Sport machst, solltest du dich wieder mehr bewegen.

Schritt 5: Stolperfallen ausfindig machen und loslegen. Es gibt Situationen, die uns dazu verleiten, wieder in alte Gewohnheiten zu verfallen. Ich weiß von mir beispielsweise, dass kein Eisbecher vor mir sicher ist. Wenn ich ihn in der Tiefkühltruhe lagere, wird er gegessen. Am selben Tag des Einkaufs. Meist innerhalb der nächsten Stunden (wenn ich ehrlich bin: innerhalb der nächsten Minuten). Da ich es einfach nicht schaffe, Eis für später aufzubewahren, kaufe ich es nur ein, wenn ich mich dafür entschieden habe, jetzt ein Eis essen zu wollen. Auch du hast vermutlich solche Stolperfallen. Schreibe dir auf, was dazu führen könnte, dass du wieder in alte Gewohnheiten verfällst. Wenn du diese Dinge kennst, kannst du sie auch umgehen.

Nun hast du eine Auflistung der Dinge, die du tun solltest, um von IST nach SOLL zu kommen. Alles, was du jetzt noch tun musst, ist genau diese Dinge zu tun. Klingt lustig, ist aber so. Und hilft tatsächlich.

MEIN ZIEL FÜR DICH

Du bist jetzt am Ende des Buches angelangt. Ich wünsche mir für dich, dass die Informationen dir helfen werden, dein Wunschgewicht zu erreichen und dauerhaft zu halten. In diesem letzten Kapitel möchte ich dir noch mitgeben, was mein persönliches Ziel für dich ist.

Bevor ich darauf eingehe, möchte ich dir erst einmal verdeutlichen, was definitiv *nicht* Ziel des Buches ist. Es ist nicht Ziel des Buches, dass du ein Mensch wirst, der von der Zahl auf der Waage kontrolliert wird und nur noch „gesund" isst, ohne sich hin und wieder etwas zu gönnen. Auf das eine Leben im Extrem (starkes Übergewicht, kein Sport und viel Fast-Food) folgt meist direkt das andere Extrem (Verlangen nach immer weniger Gewicht, exzessiver Sport und nur noch gesunde Nahrung). Oftmals glauben Menschen, die viel abgenommen haben, dass sie im Schlanksein Glückseligkeit finden. Deshalb hüten sie das erreichte Idealgewicht durch viel Sport und noch mehr Verzicht bei der Ernährung, wie ihren Augapfel.

Ich bin fest davon überzeugt, **dass du nicht glücklich sein wirst, wenn du schlank bist, sondern schlank sein wirst, wenn du glücklich bist.** Die geistige Transformation ist viel wichtiger, als die körperliche.

Als ich noch persönliche Betreuung anbot, arbeitete ich mehrfach mit Menschen zusammen, die sich in ihrem Leben einer Operation unterzogen hatten, um den Magen zu verkleinern. Von Magenballon über Schlauchmagen oder Magenband war alles dabei.

Sie waren extrem unzufrieden mit ihrem Gewicht und glaubten, es nicht durch Ernährung und Sport in den Griff bekommen zu können. Eine solche

Operation schien die ideale Lösung. Wie erwartet, verloren sie alle viel Gewicht. Teilweise 80 Kilo. Und wie erwartet, nahmen sie auch das Gewicht wieder zu, obgleich ihr Magen der Größe eines Tischtennisballs entsprach.

Über die Zeit schafften sie es, den Magen wieder so weit zu dehnen, dass sie problemlos die üblichen 4.000 - 5.000 Kalorien täglich essen konnten. Als ich einen der Klienten fragte, warum er glaubte, dass das passiert ist, antwortete er nur: *„Man kann den Magen operieren, aber nicht den Kopf."*

All das verlorene Gewicht nutzt dir nichts, wenn du es nicht auf Dauer halten kannst. Wenn du nicht lernst, mit deinen Emotionen umzugehen und mehr Selbstwert aufbaust, wirst du wieder zunehmen und unglücklich sein.

Natürlich musst du am Ende des Tages weniger essen und dich mehr bewegen, um abzunehmen. Aber das Ernährungs- und Sportverhalten umzustellen, ist nur Symptombehandlung. Wenn du gleichzeitig nicht die Ursache angehst, wirst du immer wieder zunehmen. Daher lautet mein Ziel für dich:

Werde zu einem Menschen, dem es wirklich wichtig ist, sich um sich zu kümmern. Habe ein Ziel im Leben. Sei etwas egoistischer und investiere in dich selbst. Übernimm Verantwortung für dein Leben und nimm es nicht einfach hin, wenn du unzufrieden bist. Gehe Probleme an, statt sie zu verdrängen.

Arbeite lieber daran, dein Leben in Ordnung zu bringen. Wenn dich dein Beruf stresst, dann scheue nicht davor, eine neue Richtung einzuschlagen. Wenn du unzufrieden mit deiner Beziehung bist, dann beende sie. Verharre nicht in einer unbefriedigenden Beziehung, nur weil irgendeine Beziehung besser ist, als gar keine. Du hast mehr verdient. Betrachte ein schlankeren Körper als Nebenprodukt eines besseren Lebens.

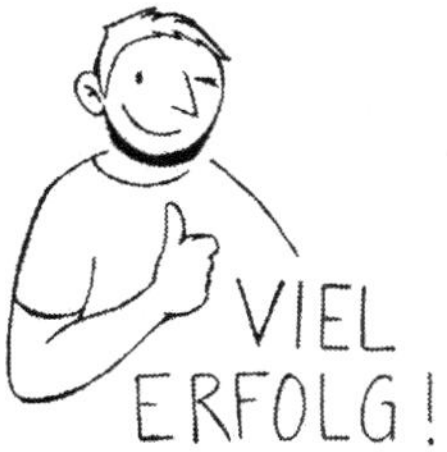

Ich wünsche dir viel Erfolg bei deiner Transformation.
Tim

DIE WICHTIGSTEN AUSSAGEN DES BUCHES

- Du verlierst das Gewicht, indem du dein Ess- und Sportverhalten änderst. Du hältst es aber auf Dauer, indem du dich selbst änderst.
- Es gibt einen „alten" und „neuen" Weg, um abzunehmen. Beim alten Weg hat man sich nur darauf konzentriert, eine körperliche Veränderung durch radikale Diäten zu erzwingen. Die Folge davon ist, dass man sein Wunschgewicht zwar erreicht, aber immer wieder zunimmt, weil man nichts an seinen Essgewohnheiten ändert. Der neue Weg sieht neben der körperlichen auch eine geistige Transformation vor. Um dauerhaft abzunehmen, muss man sich auch geistig verändern, sprich: Eine neue Person werden, indem man an seinen Überzeugungen, Glaubenssätzen und Gewohnheiten arbeitet.
- Essen ist eine Möglichkeit, sich nicht mit dem beschäftigen zu müssen, was einen bedrückt. Die meisten Menschen stopfen ihren Kummer und Sorgen im wahrsten Sinne des Wortes in sich hinein.
- Wenn du immer wieder das tust, was du immer schon getan hast, dann wirst du immer wieder das bekommen, was du immer schon bekommen hast.
- In dir gibt es 2 Personen: Person A und Person B. Person A ist das, was du jetzt im Spiegel siehst. Person B ist die Version von dir, die du gerne wärst.
- Person A hat gewisse Ansichten, Glaubenssätze und Wertvorstellungen, die zu dem geführt haben, was du jetzt im

Spiegel siehst. Die Gesamtheit deiner Werte und Ansichten führen zu einem bestimmten Gewicht bzw. zu einer bestimmten Lebenslage. Dein Gewicht ist also nur eine logische Konsequenz aus dem, was du denkst und tust.

- Menschen nehmen immer wieder zu, weil sie das Gewicht von Person B haben wollen, aber Person A bleiben. Du kannst durch strikte Diät und eiserne Disziplin kurzzeitig Gewicht B erreichen, aber niemals erhalten.
- 2 Menschen stehen zur Wahl. Beide kandidieren für den Posten des Kanzlers. Der große Unterschied zu einer herkömmlichen Wahl ist, dass nur du abstimmst. Du hast aber nicht nur eine Stimme, sondern hunderttausende. Du gehst auch nicht zur Wahlkabine, sondern wählst mit deinen Handlungen. Jede Aktion von dir ist eine Stimme für Person A oder Person B. Du wirst die Person, welche am Ende der Wahl mehr Stimmen bekommen hat.
- Nur wer Verantwortung übernimmt, hat auch die Macht, etwas zu ändern. Wenn du die Schuld für dein Übergewicht beispielsweisen Medikamenten, Krankheiten oder anderen Personen überträgst, gibst du gleichzeitig die Macht ab, etwas zu ändern.
- Wer will, findet Wege. Wer nicht will, findet Gründe. Du kannst Ausreden oder Ergebnisse haben, aber nicht beides. Statt dich auf Probleme zu fixieren, solltest du nach Lösungen suchen, um trotz deiner Umstände dein Ziel zu erreichen. Es gibt immer jemanden, der mit mehr Problemen zu kämpfen hatte und es trotzdem geschafft hat, abzunehmen.
- Zeit hat man nicht. Zeit nimmt man sich für die Dinge, die einem wichtig sind.
- Fast immer sitzt das eigentliche Problem zwischen deinen Ohren. Die Angst, von einer hübschen Frau einen Korb zu bekommen, ist wesentlich schlimmer, als der Korb selbst. Die Angst zu versagen, macht uns oftmals handlungsunfähig. Sport ist in den allermeisten Fällen nicht das Problem, sondern die selbsterzeugte Angst, dass wir es nicht schaffen könnten. Mit Selbstzweifeln, Ängsten und den negativen Selbstgesprächen paralysieren wir uns.
- Essen ist überall verfügbar und liefert gute Gefühle auf Knopfdruck. Es ist somit der perfekte Begleiter bei Frust, Kummer und Sorgen.
- Wenn du heute einen Hähnchenbrustsalat statt der Pizza isst, macht das morgen kaum einen Unterschied auf der Waage. Vielleicht nicht mal eine Woche später. Wenn du aber kontinuierlich über 90 Tage

den Hähnchenbrustsalat isst, wirst du einen großen Unterschied feststellen. Jede gesunde Mahlzeit ist ein Teil der 90, ohne die es nicht funktionieren wird. Du musst bereit sein, kurzzeitig auf Genuss oder Glücksgefühle zu verzichten, um langfristig dein Ziel zu erreichen.

- Essen ist ein Ventil für Stress, Frust oder sonstige Emotionen. Die meisten Essanfälle entstehen nicht durch eine falsche Ernährungsweise, sondern durch emotionalen Stress. Um diese Essanfälle zu beseitigen, muss man die Quelle des Problems angehen. Das Essen ist lediglich eine Reaktion auf Probleme, Frust oder Stress, die an die Oberfläche kommen.
- Ist Hunger nicht das Problem, ist Essen nicht die Lösung.
- Abnehmen ist eine wunderbare Reise mit deinem Körper, kein Kampf gegen ihn. Wenn du es als Kampf ansiehst, schwimmst du immer gegen die Strömung. Irgendwann wirst du dann zwangsweise ermüden und aufgeben.
- Verbote sind verboten. Durch den absoluten Verzicht bestimmter Nahrungsmittel, bauen wir auf Dauer eine gestörte Beziehung zum Essen auf. Schokolade passt hervorragend in deine Ernährungsumstellung, wenn es dir dabei hilft, am Ball zu bleiben. Die Menge macht das Gift.
- Vorbereitung ist die halbe Miete. Indem du Essen vorkochst, nimmst du dir selbst die Chance, schwach zu werden. Wenn du eine Alternative dabei hast, musst du dir nicht beim Bäcker unterwegs etwas kaufen.
- Sport ist definitiv empfehlenswert, aber nicht notwendig, um gesund zu werden. Viel wichtiger ist, dass man wie bei der Ernährung, seine grundlegende Haltung zu Bewegung ändert. Ziel ist es nicht, sich für die Phase des Abnehmens zu täglichem Sport zu zwingen, sondern auf Dauer aktiver im Alltag zu sein. Nur so schaffst du es auch, das Gewicht nicht wieder zuzunehmen.
- Der Sport, den du auf Dauer durchhalten kannst, ist am effektivsten. Ausgiebige Spaziergänge sind effektiver als Joggen, wenn du das Joggen als Qual empfindest. Auch, wenn es weniger Kalorien verbrennt. Übe die Art von Bewegung aus, die du kontinuierlich betreiben kannst und die dir Freude bereitet.
- Werde zu einem Menschen, dem es wirklich wichtig ist, sich um sich zu kümmern.
- Du wirst nicht glücklich sein, wenn du schlank bist, sondern schlank sein, wenn du glücklich bist.

DIE „KLICK IM KOPF“ PRODUKTE

Niemand sollte sich in seinem Körper eingesperrt fühlen. Niemand sollte auf Grund seines Gewichts an alltäglichen Dingen oder der Verwirklichung seiner Träume gehindert werden. Niemand sollte sich wegen der Zahl auf der Waage selbst hassen.

Meine Mission ist es, dir dabei zu helfen, die schlanke und gesunde Version deiner selbst zu werden, die in dir schlummert. Dazu habe ich ergänzend zum Buch ein „Klick im Kopf“ Tagebuch und Rezeptbuch entwickelt, das sich auf deiner Reise zum Wunschgewicht begleitet.

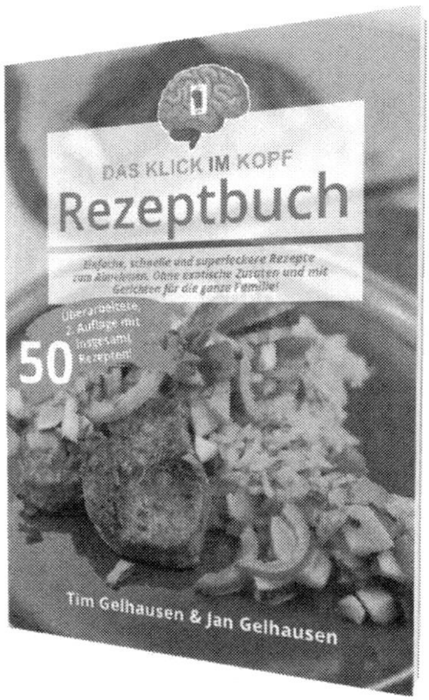

Das Klick im Kopf Rezeptbuch ist nicht nur eine Ansammlung von Rezepten, sondern eine echte Hilfe bei der körperlichen Transformation. Es beinhaltet 50 Rezepte, die allesamt superlecker, schnell zubereitet und für die ganze Familie geeignet sind.

Ich habe darauf geachtet, dass keinerlei exotische Zutaten notwendig sind. Falls du öfter nicht weißt, was du essen sollst um abzunehmen, ist es perfekt für dich!

Meine persönliche Empfehlung: Der falsche Käsekuchen.

Darüber hinaus findest du im Klick im Kopf Rezeptbuch viele vegetarische Rezepte und auch kalorienarme Alternativen für Gebäck, Kuchen und dergleichen. Perfekt für Familienfeiern und um den Hunger nach Süßem zu stillen.

Mehr Informationen auf: https://www.xxl-helden.de/rezept

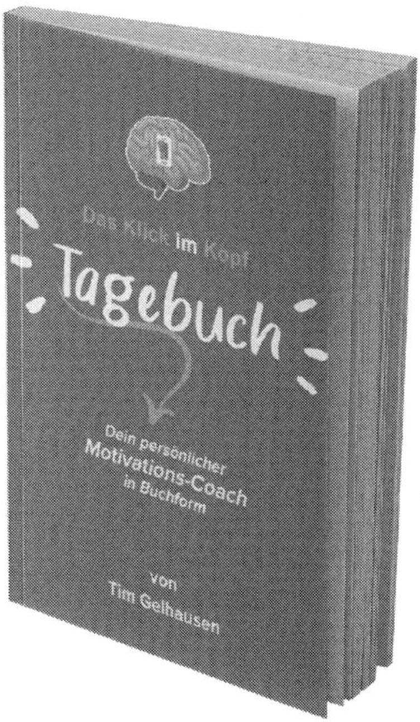

Das Klick im Kopf Tagebuch ist dein persönlicher Motivations-Coach in Buchform. Es unterstützt dich bei der geistigen Transformation und sorgt dafür, dass du am Ball bleibst, statt ständig neu anzufangen.

Mit dem Tagebuch wirst du deine Gedanken ordnen, dich auf das Positive im Leben konzentrieren und nie wieder in alte Gewohnheiten verfallen.

Mehr Informationen auf: https://www.xxl-helden.de/tagebuch

Printed in Germany
by Amazon Distribution
GmbH, Leipzig

22673016R00146